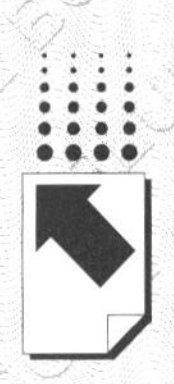

权威·前沿·原创

皮书系列为

“十二五”“十三五”国家重点图书出版规划项目

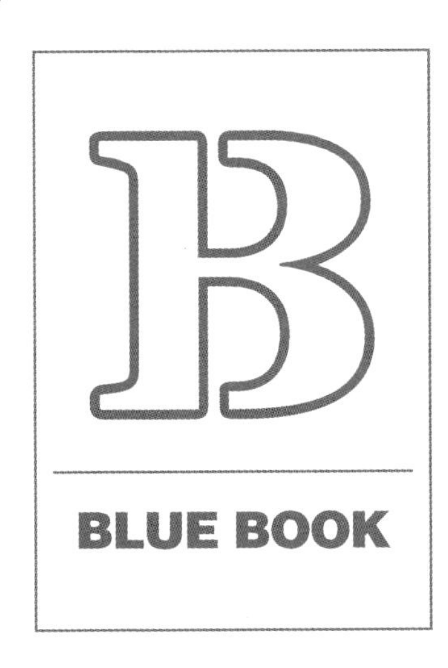

智库成果出版与传播平台

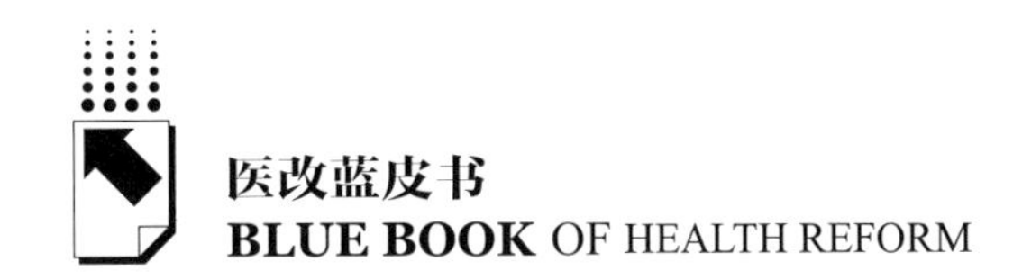

中国医改发展报告（2021）

DEVELOPMENT REPORT ON HEALTH REFORM IN CHINA (2021)

中国医学科学院 / 研　创
主　编 / 许树强　王　辰　姚建红
副主编 / 池　慧　薛海宁

社会科学文献出版社
SOCIAL SCIENCES ACADEMIC PRESS (CHINA)

图书在版编目(CIP)数据

中国医改发展报告.2021/许树强，王辰，姚建红主编.--北京：社会科学文献出版社，2021.12
（医改蓝皮书）
ISBN 978-7-5201-9176-0

Ⅰ.①中… Ⅱ.①许… ②王… ③姚… Ⅲ.①医疗保健制度-体制改革-研究报告-中国-2021 Ⅳ.①R199.2

中国版本图书馆CIP数据核字（2021）第259132号

医改蓝皮书
中国医改发展报告（2021）

主　　编／许树强　王　辰　姚建红

出 版 人／王利民
组稿编辑／周　丽
责任编辑／王玉山　张　丽
文稿编辑／李惠惠　刘　燕　王小翠
责任印制／王京美

出　　版／社会科学文献出版社·城市和绿色发展分社（010）59367143
地址：北京市北三环中路甲29号院华龙大厦　邮编：100029
网址：www.ssap.com.cn
发　　行／市场营销中心（010）59367081　59367083
印　　装／天津千鹤文化传播有限公司

规　　格／开　本：787mm×1092mm　1/16
印　张：21　字　数：314千字
版　　次／2021年12月第1版　2021年12月第1次印刷
书　　号／ISBN 978-7-5201-9176-0
定　　价／168.00元

本书如有印装质量问题，请与读者服务中心（010-59367028）联系

医改蓝皮书编委会

主　　编　许树强　王　辰　姚建红

副 主 编　池　慧　薛海宁

编写成员　（按姓氏笔画排序）

王　芳　王　坤　王　栋　王天培　王红波
王贤吉　王燕森　叶　程　申屠正荣　田淼淼
冯芮华　冯佳园　付　晨　刘　勇　刘晓云
汤仲夷　杜君莉　李　坤　李　建　李　珍
李亚子　杨闽红　吴士勇　吴春峰　冷熙亮
宋大平　宋树立　张玉琼　张福弟　陈晋阳
武瑞仙　罗雅双　周小园　赵　君　赵　锐
胡红濮　胡宗兰　饶克勤　贾　梦　贾存波
顾亚明　徐旭亮　高　辉　高洁鸿　郭珉江
黄佛生　黄璐琦　梅翠竹　曹晓琳　脱军运
董　黎　傅　卫　褚湜婧　翟晓辉　潘　君

主编简介

许树强 国家卫生健康委员会体制改革司司长，医学硕士、法学博士、经济学博士后，教授，主任医师，博士生导师。第十一、十二届全国政协委员及科教文卫委员会委员。2013 年入选“国家百千万人才工程”，国家有突出贡献中青年专家，享受国务院政府特殊津贴专家。曾任中日友好医院院长兼党委副书记、主任医师、教授，国家卫生健康委员会卫生应急办公室（突发公共卫生事件应急指挥中心）主任等职务。

王　辰 呼吸病学与危重症医学专家。中国工程院院士，美国国家医学科学院外籍院士，中国医学科学院学部委员。中国工程院副院长，中国医学科学院院长，北京协和医学院校长。国家呼吸医学中心主任。世界卫生组织结核病战略和技术咨询专家小组成员，全球抗击慢性呼吸疾病联盟副主席，全球慢病联盟董事会成员。《柳叶刀》（*The Lancet*）新冠肺炎委员会成员。长期从事呼吸与危重症医学临床、教学与研究工作，主要研究领域包括呼吸病学、公共卫生和卫生政策等。在 *The New England Journal of Medicine*、*The Lancet* 等国际权威期刊发表论文 250 余篇。

姚建红 中国医学科学院党委书记，医学博士。历任北京胸科医院医师、医务科医师，卫生部办公厅干部、副主任科员，卫生部基层卫生与妇幼保健司副主任科员、主任科员，卫生部农村卫生管理司主任科员、副处长、处长，卫生部药物政策与基本药物制度司副司长，国家卫生和计划生育委员会体制改革司副司长、卫生计生监察专员（正司局长级），国家卫生健康委员会体制改革司卫生健康监察专员（正司局长级），曾挂职陕西省人民政府副秘书长（正厅级）。

摘 要

中国医学科学院以科学性、严谨性和代表性为原则，组织有关专家、地方卫健委以2020年医改主要进展和现阶段医改重点领域、重点问题为主要内容，编写本书，基于事实证据对医改进行客观分析，提出“十四五”时期政策建议，为进一步深化医改提供有益支撑。

2020年，我国医改坚持以人民为中心的发展思想，坚持保基本、强基层、建机制，统筹推进深化医改与新冠肺炎疫情防治相关工作，把预防为主摆在更加突出的位置，聚焦重点领域和关键环节，推进关键体制机制改革并引领新制度建设，紧抓试点地区示范引领作用，稳步推进基本医疗卫生制度建设。区域内资源同质化水平和服务效率不断提升、党委领导下现代医院管理制度建设稳步推进、医疗保障制度制定总体改革框架、药品供应保障全流程机制持续优化、医疗卫生行业综合监管制度化建设不断推进、初步形成全民健康信息化标准体系等。面向“十四五”时期，深化医改仍面临新形势、新任务和新要求，应进一步增强医药卫生体制改革全局性、集成性和有效性，推动建立更加优质高效的医疗卫生服务体系，不断提高卫生健康事业治理现代化水平，逐步形成多级防控有序就医的新发展格局，绘就新阶段卫生健康事业高质量发展愿景。

本书包括总报告、专题报告和地方经验与案例三个部分。总报告梳理2020年医改进展，分析医改阶段性成果在疫情防控和健康扶贫中的积极作用，并面向“十四五”时期提出展望。专题报告围绕公共卫生体系、基本医疗卫生制度、卫生人事薪酬制度等现阶段医改重点领域和重点问题，从专

家视角进行系统分析，希望能给读者带来启发和思考。地方经验与案例部分选取部分改革进度较快且改革成效有所显现的典型地区，对其医改经验进行总结，为推动全国医改向纵深发展提供借鉴和启示。

关键词： 医改　基本医疗卫生制度　医疗保障体系　健康中国

目 录

Ⅰ 总报告

Ⅱ 专题报告

Ⅲ 地方经验与案例

皮书数据库阅读**使用指南**

总 报 告

General Report

B.1 2020年中国医改进展与展望

中国医学科学院医学信息研究所*

摘　要：　2020年，新冠肺炎疫情给卫生系统带来巨大挑战，党和国家坚持人民至上的理念，最大限度保护了人民生命安全和身体健康，深化医改成果在疫情防控中得到充分显现，健康优先的医改理念助力抗疫统一领导的贯彻落实。2020年，深化医改始终坚持以人民为中心的发展思想，呈现三大工作特点：强化以人民健康为中心的理念，统筹做好常态化疫情防控和深化医改工作；聚焦重点领域和关键环节，推进关键体制机制改革和引领新制度建设；注重发挥试点地区示范引领作用。医改核心领域关键环节取得关键性进展：区域内资源同质化水平和服务效率不断提升，党委领导下的现代医院管理制度建设稳步推进，医疗保障制度制定总体改革框架，持续

* 执笔人：池慧、王芳、李建、田淼淼、贾梦、李亚子、郭珉江、王珅、胡红濮、赵君、冯芮华、曹晓琳。

优化药品供应保障全流程机制，推进医疗卫生行业综合监管制度化建设，初步形成全民健康信息化标准体系等。面向"十四五"时期高质量发展要求，深化医改仍面临新形势、新任务和新要求，应进一步增强医药卫生体制改革全局性、集成性和有效性，推动建立更加优质高效的医疗卫生服务体系，不断提高卫生健康事业治理现代化水平，逐步形成多级防控有序就医的新发展格局，绘就新阶段卫生健康事业高质量发展愿景。

关键词： 医改 高质量发展 基本医疗卫生制度

2020年，是我国历史上极不平凡的一年。面对错综复杂的国际形势、艰巨繁重的国内改革发展稳定任务、新冠肺炎疫情带来的严重冲击，在以习近平同志为核心的党中央坚强领导下，全国人民齐心协力，迎难而上，经过艰苦努力，疫情防控取得重大战略成果。在全球主要经济体中率先实现经济正增长，达到3.2%，脱贫攻坚取得全面胜利，全面建成小康社会取得伟大历史性成就，改革开放深入推进，"十三五"圆满收官，"十四五"全面擘画。

截至2020年12月31日，新冠肺炎疫情肆虐全球200多个国家和地区，累计确诊病例8300多万人，死亡180多万人。[①] 疫情对世界经济社会发展产生严重冲击，给全球卫生系统带来巨大挑战。

党和国家坚持人民至上的理念，把人民生命安全和身体健康放在首位。坚定不移地做好疫情防控的各方面工作。举全国之力，快速有效调动全国资源和力量，不惜一切代价维护人民生命安全和身体健康，建立起高位推动、

① 《新型冠状病毒肺炎疫情实时大数据报告》，百度网，2020年12月31日，https://voice.baidu.com/act/newpneumonia/newpneumonia/?from=osari_aladin_banner#tab4。

政府主导的疫情防控领导体系，由国家卫生健康委员会牵头建立应对新型冠状病毒感染的肺炎疫情联防联控工作机制，32个部门共同参与，形成多部委协同推进工作态势；坚持内防扩散、外防输入的防控原则，全面构筑群防群控的严密防线，形成全社会动员风险防范化解机制。在抗击新冠肺炎疫情的关键时刻，广大医务工作者不负党和人民的重托，白衣为甲，逆行出征，舍生忘死，奋力抗战，用血肉之躯筑起抗击病毒的钢铁长城，用实际行动诠释了医者仁心和大爱无疆，也充分展现了推进医药卫生体制改革的丰硕成果。

2020年深化医药卫生体制改革坚持以人民为中心的发展思想，坚持保基本、强基层、建机制，深化医疗、医保、医药联动改革，年度医改工作呈现以下特点：一是强化以人民健康为中心的理念，统筹做好常态化疫情防控和深化医改工作，把预防为主摆在更加突出的位置；二是坚持目标导向，紧抓重点问题，聚焦重点领域和关键环节，推进关键体制机制改革和引领新制度建设，着力加强公共卫生体系建设，深入实施健康中国行动，深化公立医院综合改革，深化医疗保障制度改革，健全药品供应保障体系和统筹推进分级诊疗、医学信息化、综合监管制度等改革进程；三是注重发挥试点地区示范引领作用，阶段性总结11个综合医改试点省（区、市）改革进展，形成了一批可推广可借鉴的典型经验做法。

在全面建设社会主义现代化国家、向第二个百年奋斗目标进军的新发展阶段，我国发展环境仍面临深刻复杂变化，发展不平衡不充分问题仍然突出，重点领域关键环节改革任务仍然艰巨，对深化供给侧结构性改革提出更高要求，而且人民对健康生活的需求也不断提升，进一步凸显了卫生健康事业发展的责任感和紧迫感。虽然“十三五”时期我国医改全力推进从以治病为中心向以健康为中心转变，居民主要健康指标和健康素养水平明显提升，基本建立起中国特色的基本医疗卫生制度，但在2020年新冠肺炎疫情防控常态化、国家迈向新发展阶段的现实背景下，人民群众多层次多样化的健康需求持续快速增长，强化推进卫生健康系统高质量发展，以人民健康为中心，补短板、堵漏洞、强弱项，深化医药卫生体制改革的重要性更加突出。

基于2020年深化医改工作面临的新形势和新特点，本报告以2020年深化医改五项制度建设重点推进内容为核心，分析医改进展对新冠肺炎疫情防控和健康扶贫工作的助力作用，从体制机制建设和改革发挥作用的维度客观、科学评价医改进程，为“十四五”时期推进医改高质量发展奠定坚实的理论基础。

一　基本医疗卫生服务制度建设取得明显进展

2020年全国统筹推进深化医改与新冠肺炎疫情防治相关工作，把预防为主摆在更加突出的位置，着力推动从以治病为中心转变为以人民健康为中心。以“健康中国”建设为导向，探索构建分级诊疗服务体系，提升整合型医疗卫生服务能力。医疗、医保、医药联合发力，致力于减轻群众看病就医费用负担。重点领域和关键环节改革持续深化，着力提升基本医疗卫生服务的公平性和可及性，构筑起保护人民群众健康和生命安全的有力屏障。

（一）推进分级诊疗制度建设

1. 国家医学中心和国家区域医疗中心建设持续推进，推动优质医疗资源扩容和均衡分布

国家医学中心和国家区域医疗中心承担建成与国际接轨的医学高峰的重担。2017年，国家医学中心和国家区域医疗中心规划设置工作启动，各地结合实际和医院发展现状，制定委省共建方案，组织符合设置标准的医院进行申报。2020年，各地已完成了心血管、癌症、老年、儿童、创伤、重大公共卫生事件等类别的国家医疗中心设置工作。[①] 2020年5月1日，国家卫生健康委印发《关于加快推进国家医学中心和国家区域医疗中心设置工作的通知》，公布了国家级中心的设置名单并进一步明确其重要职责任务。

① 《国家卫生健康委办公厅关于加快推进国家医学中心和国家区域医疗中心设置工作的通知》，国家卫生健康委员会网站，2020年5月8日，http：//www. nhc. gov. cn/yzygj/s3594q/202005/2be4a1f2707645489f30681e735057b4. shtml。

2019年发布的《区域医疗中心建设试点工作方案》要求试点省区的重点病种治疗水平与输出地医院差距缩小，跨省、跨区域就医减少。目前，国家区域医疗中心建设试点的各项工作正紧锣密鼓地推进。2020年虽受疫情影响严重，但8个试点省区和北京、上海等地的输出医疗机构按照工作方案要求，结合本地区实际研究制定了项目建设方案。2020年上半年，国家发改委对试点省区项目建设方案进行集中评审，已批复10个项目建设方案，按程序已安排中央预算内投资给予支持。①

2. 多种形式医疗联合体建设持续推进，推动医疗资源整合和分工协作

国家卫生健康委卫生发展研究中心公布的数据显示，截至2020年底，我国共建成城市医疗集团1659个、县域医共体3627个、专科联盟3795个、远程医疗协作网3848个，“倒三角”的资源配置方式正在逐步改变，② 城市医疗集团和县域医共体作为整合医疗模式，形成了区域之间分工协作和资源共享的协作布局。其目的是逐步实现区域内的资源同质化以及效率提升，将优质资源在整个体系内进行有效的分配，带动基层能力的提升。2020年是《关于推进医疗联合体建设和发展的指导意见》提出探索医联体建设，推动形成基层首诊、双向转诊、急慢分治、上下联动的分级诊疗模式的重要时间节点。7月，国家卫生健康委与国家中医药管理局（简称“国家中医药局”）联合印发《医疗联合体管理办法（试行）》，通过将各地成熟的经验形成制度加以固化，明确了医联体“谁来建”“如何建”“如何联”“如何考核”等重点问题，为促进医联体管理的进一步规范化和精细化及各地医联体建设进一步明确了方向。第三方评估数据显示，2020年11月全国80%的试点城市已经全面推进了网格化布局，60%的试点城市政府部门对医联体建设提供了专项资金支持，其中，东部省份医联体建设进展较快。③

---

① 《国家发改委：10个区域医疗中心项目建设方案已获批》，中国新闻网，2020年7月28日，https：//www. chinanews. com/sh/2020/07 －28/9250017. shtml。

② 《东部省份进展快，下转比率已达标……解读分级诊疗第三方评估结果》，中国医疗网，2020年11月20日，http：//med. china. com. cn/content/pid/217810/tid/3。

③ 《东部省份进展快，下转比率已达标……解读分级诊疗第三方评估结果》，中国医疗网，2020年11月20日，http：//med. china. com. cn/content/pid/217810/tid/3。

2020年国家进一步深入推进紧密型县域医共体试点建设。山西、浙江两个试点省出台促进医共体发展有关文件，各试点县从完善县域医疗卫生服务体系、改革治理体制和运行机制、健全保障措施等方面入手，抓重点、补短板、破难题，在完善医共体建设体制机制方面取得积极成效。浙江省在县域医共体探索中建立了明确的管理新体制和运行新机制，以地方立法形式将改革实践经验固化，推动县域医共体建设成熟定型。全国其他试点地区在医共体建设核心机制和改革侧重点上各有特点，医共体模式及运行效果呈现一定的差异性，因而在试点基础上，国家卫生健康委与国家医疗保障局、国家中医药局于下半年联合印发《紧密型县域医疗卫生共同体建设评判标准（试行）》《紧密型县域医疗卫生共同体建设监测指标体系（试行）》，进一步完善医共体管理制度，定期监测各地县域医共体建设的进展和成效，保障以紧密型县域医共体建设为抓手引导资源向基层下沉的工作目标得到强化。

3. 县级医院服务能力和基层“健康守门”能力持续提升，为实现分级诊疗筑牢基础

2020年，在全国整体县级医院服务能力建设方面，85.8%的县级医院达到服务能力基本标准，29.8%的县级医院达到推荐标准。2020年稳步推进“优质服务基层行”活动，新增1738家和7623家基层机构分别达到服务能力推荐标准和基本标准，分别累计达到2655家（占6.02%）和13060家（占29.6%）。将达到“优质服务基层行”服务能力推荐标准的机构优先作为社区医院试点，推动社区医院建设工作从试点向全面推开。以《社区医院基本标准（试行）》《社区医院医疗质量安全核心制度要点》等政策规范为基础，国家卫生健康委进一步印发《关于全面推进社区医院建设工作的通知》（国卫基层发〔2020〕12号），强调坚持防治结合的功能定位，狠抓医疗服务能力提升。2020年共新建成社区医院681家，全国累计达到1297家，带动区域基层医疗服务能力全面提升的功能开始发挥。

家庭医生签约服务从200个公立医院改革试点城市逐步向全国推广，

2019年实现家庭医生签约服务制度全覆盖，到2020年，全国共组建近43万个家庭医生团队。以强化签约服务规范化、不断丰富服务内涵为工作重点，2020年，全国重点人群签约率达69%，签约服务质量进一步提升，覆盖面稳步扩大。同时，签约服务激励机制进一步完善，27个省（区、市）出台了签约服务费政策，为签约服务提供了有力的资金保障。以高血压、糖尿病等慢性病管理为突破口，通过家庭医生签约服务逐步强化基层医防融合，推动服务模式实现从以治病为中心向以健康为中心的转变。

（二） 建立健全现代医院管理制度

我国于2010年启动公立医院改革试点工作，2018年底启动现代医院管理制度改革试点工作，全国共有148家医院作为建立健全现代医院管理制度的试点医院，各地根据实际扩大试点范围。2020年持续加强现代医院管理制度建设，各地根据公立医院章程范本，加强制度建设；推进公立医院综合改革示范工作，开展绩效评价，制定公立医院高质量发展政策文件，不断完善公立医院治理体系和治理机制，深入推进全国公立医院党建和行政领导人员职业化建设，提高治理能力。

1. 推进党委领导下的院长负责制改革

为继续推进现代医院管理制度改革试点工作，国家卫生健康委于2019年12月印发了《公立医院章程范本》。各地积极推进相关试点工作，加强制度建设，截止到2020年底，湖南省185家、江苏省42家、陕西省54家现代医院管理制度改革试点医院全面落实党委领导下的院长负责制、制定医院章程；[①] 安徽省85%以上的二级公立医院建立党委领导下的院长负责制[②]。为深入推进全国层面公立医院党的建设和行政领导人员职业化建设，2020

---

① 《国家卫生健康委员会2020年11月17日专题新闻发布会文字实录》，中国政府网，2020年11月17日，http://www.nhc.gov.cn/xcs/s3574/202011/be8f9f0874b5463abf6bdf30f582ed7c.shtml；《国家卫生健康委员会2020年12月8日专题新闻发布会文字实录》，中国政府网，2020年12月8日，http://www.nhc.gov.cn/xcs/s3574/202012/349ba94951b84aa4bd5f4b1d6a2f91b3.shtml。

② 《国家卫生健康委2020年11月26日专题新闻发布会文字实录》，中国政府网，2020年11月26日，http://www.nhc.gov.cn/xcs/s3574/202011/1bef26a4cbac4e97b7c8afb92b71636c.shtml。

年10~11月，国家卫生健康委组织2期全国县级公立医院党务干部培训班和5期公立医院行政领导人员职业化培训班，来自全国县级卫生健康委（局）分管党建工作的负责人、县级公立医院党组织负责同志、三甲医院和委属委管医院院长共800余人参加了培训。①

2. 完善公立医院运行新机制

继续推动公立医院建立新的运行机制，对符合区域卫生规划的公立医院，落实政府基本建设和设备购置等六项投入政策，不断加大政府财政对中医医院、传染病医院的投入力度。公立医院、中医医院、传染病医院财政补助占机构收入比例持续提高，2019年分别达到9.69%、10.93%、23.85%（见图1）。

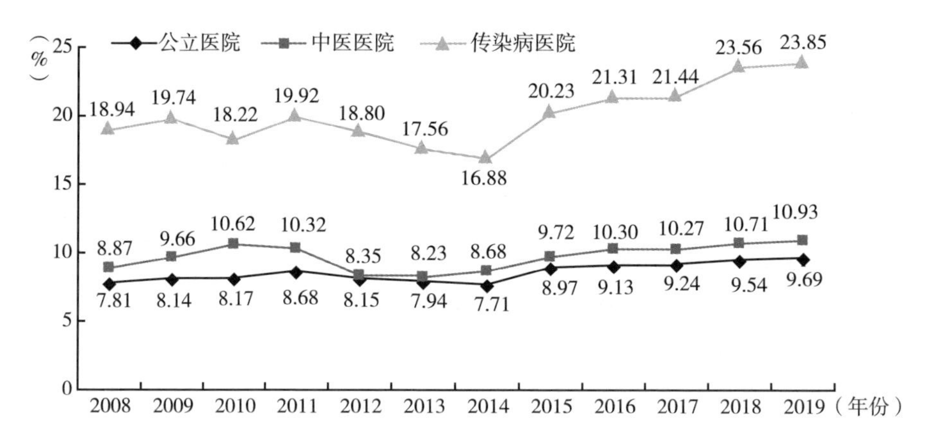

图1 2008~2019年公立医院、中医医院和传染病医院财政补助占机构收入比例

资料来源：历年《中国卫生健康统计年鉴》。

在继续扩大药品耗材集中招标采购范围和数量、不断降低药品耗材价格、全面推进零差率管理、适时调整医疗服务价格的基础上，2020年重点

① 《全国县级公立医院党务干部第一、二期培训班在成都举办》，中国政府网，2020年10月30日，http：//www.nhc.gov.cn/jgdw/s7967/202010/6a2d061037a64af6b8adbcc9a4759078.shtml；《国家卫生健康委举办2020年公立医院行政领导人员职业化培训班》，中国政府网，2020年11月30日，http：//www.nhc.gov.cn/renshi/jydt/202011/6e5886c79216453daca6a37d026366ef.shtml。

加强药品、耗材的合理使用，促进合理医疗检验检查。国家卫生健康委于1月制定了第一批18类国家高值医用耗材重点治理清单；8月制定了药事管理和护理专业医疗质量控制指标；12月国家卫生健康委等8部门印发《关于进一步规范医疗行为促进合理医疗检查的指导意见》，提出进一步规范医疗行为、促进合理检查、降低医疗费用等措施，不断提升医疗质量管理的科学化和精细化水平。各地以药品耗材治理改革为契机，实施新一轮医疗服务价格调整工作。例如浙江省宁波市于2020年7月调整了13项医疗服务价格，更好地体现技术劳务价值。另外，加强公立医院全面预算管理、建立健全内部预算制约机制，公立医院的收入结构不断改善，2019年技术劳务收入占总收入的比例达到18.66%（见图2）。各地改革同样取得积极进展，2020年青海省市州和县级公立医院医疗服务收入占比分别为35.93%和30.58%；四川省达到42.53%；[①] 福建省调整了省属公立医院64项中医医疗服务项目的价格，各设区市结合实际做出调整，医疗服务收入占比达到

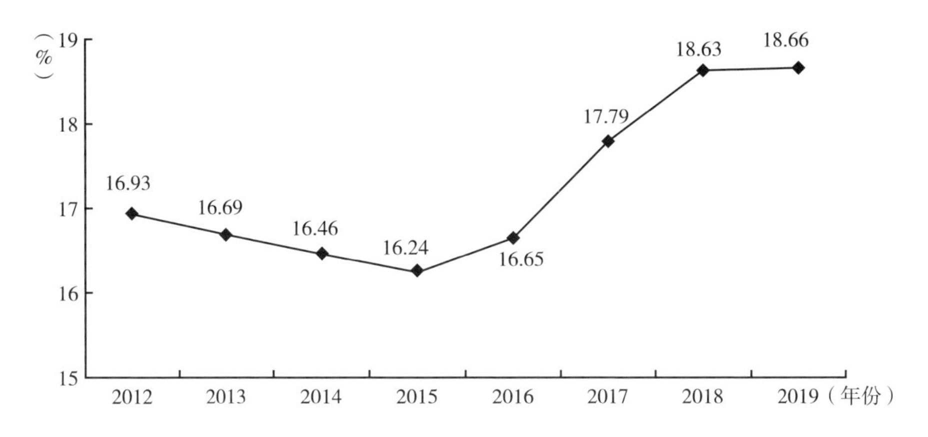

图2　2012～2019年公立医院技术劳务收入占总收入的比例

说明：技术劳务收入包括挂号费、治疗费、手术费、护理费。
资料来源：历年《中国卫生健康统计年鉴》。

① 《国家卫生健康委员会2020年12月8日专题新闻发布会文字实录》，中国政府网，2020年12月8日，http://www.nhc.gov.cn/xcs/s3574/202012/349ba94951b84aa4bd5f4b1d6a2f91b3.shtml。

30.3%，其中三明市已达40%[①]。

3. 深化薪酬制度和编制管理改革

为落实习近平总书记在2020年护士节、中国医师节做出的重要指示精神，国家卫生健康委和国家中医药局提出了进一步加强护士队伍建设和医务工作者队伍建设的意见，要求完善医务工作者队伍激励保障机制、营造全社会尊医重卫的良好氛围等。各地积极落实相关政策，继续推进薪酬制度改革。江苏省将公立医院绩效工资调控水平提高到事业单位平均值的190%，此外增加10%～15%绩效工资总量，用于支付医务人员值班等正常工作时间之外的劳动报酬。福建省公立医院薪酬制度改革实现全覆盖，在岗医务人员人均工资性收入年均增幅约为9.7%。湖南省在101家医院开展了薪酬制度改革试点，全省公立医院人员经费支出占业务支出的比例达38.36%，高于2019年全国36.54%的平均水平（见图3）。宁夏回族自治区公立医院新增备案人员从改革前的1.9万名增加到2020年12月的4.2万名。安徽省为199家公立医院核定周转池编制5.4万名，有效缓解了医疗机构人员短缺的问题。[②]

4. 持续提高医疗服务质量，改善服务方式

为有效应对新冠肺炎疫情、适应人民群众健康需求发展的新趋势新变化，国家卫生健康委深入改善医疗服务质量，创新服务方式。2020年1～8月，国家卫生健康委集中出台多份文件，加强预检分诊和发热门诊管理，切实做好医院感染防控；提高抗菌药物合理使用水平和感染性疾病诊疗水平；加强产科专业医疗质量安全管理；加强医疗机构护理工作，保证医疗机构高质量完成常规医疗和新冠肺炎疫情紧急救治工作；印发《第一批日间手术病种手术操作规范（试行）》，截止到7月，全国超过1200家医院

① 《国家卫生健康委员会2020年11月17日专题新闻发布会文字实录》，中国政府网，2020年11月17日，http://www.nhc.gov.cn/xcs/s3574/202011/be8f9f0874b5463abf6bdf30f582ed7c.shtml。

② 《国家卫生健康委员会2020年12月8日专题新闻发布会文字实录》，中国政府网，2020年12月8日，http://www.nhc.gov.cn/xcs/s3574/202012/349ba94951b84aa4bd5f4b1d6a2f91b3.shtml；《国家卫生健康委2020年11月26日专题新闻发布会文字实录》，中国政府网，2020年11月26日，http://www.nhc.gov.cn/xcs/s3574/202011/1bef26a4cbac4e97b7c8afb92b71636c.shtml。

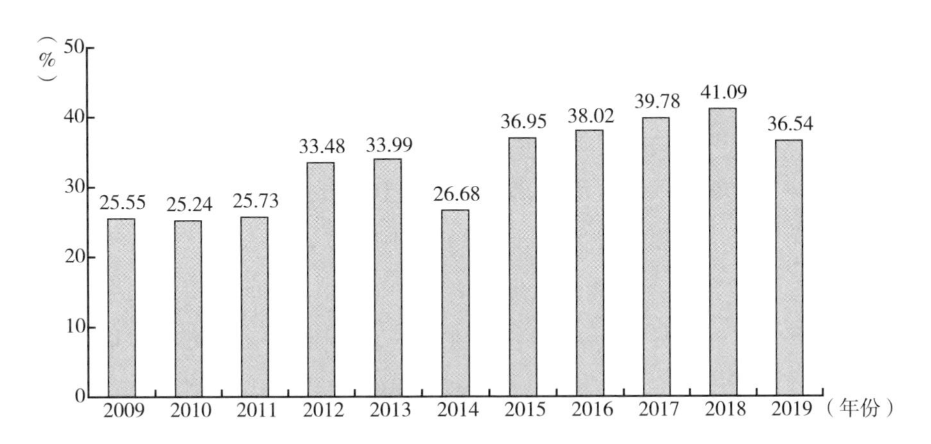

图3 2009～2019年全国公立医院人员经费支出占业务支出的比例

资料来源：历年《中国卫生健康统计年鉴》。

开展日间手术；进一步推动互联网医疗服务发展和规范管理，做好疫情防控中互联网诊疗咨询服务、新冠肺炎重症危重症患者国家级远程会诊等，全国5500多家二级以上医院提供线上服务，9100多家医院开展远程医疗，三级医院预约诊疗率超过50%，及时满足了人民群众特殊时期的就医用药需求。①

5. 健全公立医院监督评价考核机制

为深入贯彻以患者为中心的工作理念，弘扬职业道德、传承抗疫精神，2020年继续加强医疗行业作风建设，大力弘扬、树立医务人员正面形象，倡导行风建设，引导医疗领域深入塑造良好的行业形象。加强医疗机构及其从业人员执业行为监管，规范医疗机构及其从业人员廉洁从医行为，坚决查处诱导消费和不合理诊疗行为。严肃查处医药产品生产、经营企业的经销人员在医疗机构内的违规营销行为。全面推进以质量为核心、公益性为导向的绩效考核机制建设，2020年6月国家卫生健康委启动了新一轮全国二、三级医院绩效考核数据采集工作，主要包括医疗质量、运营效率、持续发展、

① 《国务院政策例行吹风会》，中国政府网，2020年7月28日，http：//www.gov.cn/xinwen/2020zccfh/18/index.htm。

满意度评价等4个方面。2018年全国2398家三级公立医院绩效考核结果显示，医疗服务质量不断改善，医院管理水平持续提升，基本建立了维护公益性、调动积极性的新运行机制，提高了公立医院的可持续发展能力。[①] 为适应现代医院管理制度改革发展要求，体现时代特征，2020年12月，国家卫生健康委印发《三级医院评审标准（2020年版）》，吸收了《基本医疗卫生与健康促进法》等近年来颁布实施的法律、条例、规章等相关内容；增加客观定量评价指标，评审标准的科学性进一步增强；梳理简化实地评审条款，评审的可操作性进一步提升；充分借鉴国际、国内医院评价体系的先进理念和经验，评价的包容性和领先度进一步提高。公立医院绩效监督考核工作充分发挥指挥棒作用，促进各地政府落实办医职责，引导公立医院发展方向，提高质量效率，实现高质量发展。

（三）深化医疗保障制度改革

2020年3月5日，《中共中央　国务院关于深化医疗保障制度改革的意见》（以下简称《意见》）正式发布，绘制了中国特色医疗保障制度的宏伟蓝图，明确了2025年和2030年医疗保障制度的改革目标。到2025年，医疗保障制度更加成熟定型，基本完成待遇保障、筹资运行、医保支付、基金监管等重要机制和医药服务供给、医保管理服务等关键领域的改革任务；到2030年，全面建成以基本医疗保险为主体，医疗救助为托底，补充医疗保险、商业健康保险、慈善捐赠、医疗互助共同发展的医疗保障制度体系，待遇保障公平适度，基金运行稳健持续，管理服务优化便捷，医保治理现代化水平显著提升，实现更好保障病有所医的目标。《意见》的出台标志着我国医疗保障制度建设由分散发展、增量补充进入统筹发展、提质增效的新阶段，是实现《“健康中国2030”规划纲要》的重要政策部署。2020年是“十三五”收官之年，新冠肺炎疫情的有效防控彰显了我国医疗保障制度的

① 《国家卫生健康委办公厅关于2018年度全国三级公立医院绩效考核国家监测分析有关情况的通报》，中国政府网，2020年7月1日，http：//www.nhc.gov.cn/yzygj/s3593g/202006/863717ce64af4372a737048cf500eb3d.shtml。

突出作用。

1. 基本医疗保障水平稳步提高，筹资待遇保障机制逐步完善

城乡居民医保财政补助标准持续提高。2020 年城乡居民医保人均财政补助标准提高 30 元，达到每人每年不低于 550 元；个人缴费标准同步提高 30 元，达到每人每年 280 元。打破户籍区域限制，对持居住证参保的人员，由各级财政按当地居民相同标准给予补助。

基本医疗保障水平不断提升。一是城乡居民医保住院，政策范围内支付比例达到 70%。大病保险起付线降低并统一至居民人均可支配收入的 50%，政策范围内支付比例提高到 60%，鼓励有条件的地区探索取消封顶线。二是强化门诊共济保障。全面落实高血压、糖尿病门诊用药保障机制，规范简化门诊慢特病保障认定流程。

改革城镇职工个人账户，探索建立门诊共济保障机制。2020 年 8 月 26 日，国家医疗保障局就《关于建立健全职工基本医疗保险门诊共济保障机制的指导意见（征求意见稿）》向社会公开征求意见，提出建立完善普通门诊医疗费用统筹保障机制，提高个人账户资金的利用效率，实现更好的互助共济。

特殊群体特殊疾病待遇保障机制不断完善。一是继续加大对贫困人口的倾斜支付，农村建档立卡贫困人口起付线较普通参保居民降低 50%，支付比例提高 5 个百分点，取消封顶线。二是保障新冠肺炎确诊和疑似患者及时就医。新冠肺炎疫情发生后，国家医疗保障局、财政部、国家卫生健康委等出台了一系列政策措施，在医疗费用的保障方面，提出“两个确保”，确保患者不因费用问题影响就医，确保收治机构不因支付政策影响救治。

2. 多元复合式医保支付方式有序推进，推动建立管用高效的医保支付机制

疾病诊断相关分组（DRG）付费和按病种分值（DIP）付费支付方式改革稳步开展。DRG 付费国家试点取得了实质性进展。国家医疗保障局自 2018 年底正式启动按疾病诊断相关分组付费相关工作，于 2019 年 5 月公布 30 个 DRG 付费国家试点城市名单。根据医保研究院发布的《2020 年三季度疾病诊断相关分组（DRG）付费国家试点监测评估报告》，截至 2020 年第

三季度，各试点相比2019年有明显进展，30个试点城市中29个城市进度基本符合国家部署要求，具备了模拟运行的条件。国家医疗保障局印发《关于印发区域点数法总额预算和按病种分值付费试点工作方案的通知》，明确了上海、天津、广州等71个城市作为DIP付费国家试点城市，阐明了病种组合及分值付费原理与方法，以及数据基础及适用条件、目录组合的策略与方法、病种分值的形成、分值付费标准测算、细则制定与实施、监管考核与评价等。

紧密型县域医共体支付方式改革快速推进。为了更好地适应新的组织形式和服务模式，较早实施医共体的安徽实施了统一打包付费（按人头总额预付）的支付方式改革，云南、浙江和四川等地对医共体采用了人头打包和总额预算的思路。特别是2019年5月国家卫生健康委、国家中医药局《关于推进紧密型县域医疗卫生共同体建设的通知》的出台，使总额预算和结余留用的支付方式在紧密型县域医共体中得到了更快的发展。

总额控制下的多元复合医保支付方式有序推进。截至2019年底，97.5%的统筹地区开展医保总额控制，17%的统筹地区探索了总额控制点数法，86.3%的统筹地区开展了按病种分值付费，75.1%的统筹地区付费病种超过100个。另外，66.7%的统筹地区对于精神病、安宁疗护、医疗康复等需要长期住院治疗且日均费用较稳定的疾病开展按床日付费，62.3%的统筹地区开展按人头付费。①

3. 医保基金监管和公共服务提供双管齐下，提高医保公共管理服务能力

（1）全面推行医疗保障系统行政执法，促进医疗保障基金监管制度体系改革

2020年7月，国家医疗保障局印发《医疗保障系统全面推行行政执法公示制度执法全过程记录制度重大执法决定法制审核制度实施办法（试行）》，提出在医疗保障系统全面落实“三项制度”，确保行政许可、行政检

① 《国家医疗保障局对十三届全国人大三次会议第5468号建议的答复》，国家医疗保障局网站，2020年11月13日，http：//www.nhsa.gov.cn/art/2020/11/13/art_26_3963.html。

查、行政强制、行政处罚等行为规范有效。8月，国家医疗保障局印发《医疗保障行政执法事项指导目录》，明确了各地医保部门行政执法权责和法律依据，提升了医保行政执法的权威性。为持续巩固医保基金监管，国家医疗保障局深入开展打击欺诈骗保专项治理和飞行检查，落实线索移交举报奖励措施，向社会曝光重大案情。据统计，2020年共检查定点医药机构62.74万家，占全国所有定点医药机构数量的99.84%，处理违法违规医药机构40.07万家，追回医保资金223.11亿元，实现了对各类欺诈骗保违约违规行为的高压震慑，形成了监管示范效应。

2020年6月，国务院办公厅印发了《关于推进医疗保障基金监管制度体系改革的指导意见》，12月，国务院第117次常务会议通过《医疗保障基金使用监督管理条例》，为医保基金监管奠定了法律基础。对于促进“管好用好”医保资金、维护群众医疗保障合法权益具有重大意义，也是我国医保现代化治理的重要抓手。

（2）优化医疗保障公共服务

扩大门诊费用跨省异地结算。2019年异地就医门诊费用直接结算初具成效，2020年进一步加快落实异地就医结算制度。截至2020年4月底，京津冀、长三角、西南五省跨省异地就医门诊费用累计直接结算103万人次，医疗总费用2.41亿元，医保基金支付1.41亿元。[①] 在试点探索的基础上，国家医疗保障局、财政部印发《关于推进门诊费用跨省直接结算试点工作的通知》，将北京、天津、河北等12个省（区、市）作为门诊费用跨省直接结算试点地区，进一步扩大门诊费用跨省直接结算试点地区、定点医药机构覆盖范围和门诊结算范围，规范全国门诊费用跨省直接结算试点政策和经办规程，探索全国统一的门诊费用跨省直接结算制度体系、运行机制和实现路径。

大力支持“互联网+”医疗服务模式创新，在满足人民群众对医疗服

① 《国家医疗保障局　财政部关于推进门诊费用跨省直接结算试点工作的通知》，中国政府网，2020年10月2日，http://www.gov.cn/zhengce/zhengceku/2020-10/02/content_5548965.htm。

务便捷性需求的同时，提高医保精细化管理水平。2020 年 11 月，《国家医疗保障局关于积极推进“互联网 +”医疗服务医保支付工作的指导意见》，明确“互联网 +”医疗服务医保支付工作要遵循“便民惠民”“稳步拓展”“线上线下一致”的基本原则，并在做好“互联网 +”医保协议管理、完善医保支付政策、优化医保经办管理服务、强化监管措施等方面提出了建设性的指导意见。

（3）推动医疗保障信息化标准化融合发展

扩大医保电子凭证的全国推广。打通参保人、经办人员、医护人员、定点医药机构、医药企业等医保相关方信息，助力互联网医保服务无卡办理、医保脱卡结算。截至 2020 年 11 月底，医保电子凭证累计全渠道用户量超过 3 亿人，河北、上海等 29 个省（区、市）医保电子凭证已在医院、药店开通使用，接入定点医疗机构超过 2.6 万家，定点药店超过 7 万家。①

制定医保信息业务编码标准。启动医保疾病诊断、手术操作分类与代码，医疗服务项目分类与代码，医保药品分类与代码，医保医用耗材分类与代码 4 项业务编码，以及定点医疗机构、定点零售药店等 11 项医保信息业务编码的制定工作，② 目前各地在积极推进医保编码贯标应用。这 15 项编码标准是医保标准化的新引擎和里程碑，实现编码标准化能够推动地区间、医疗机构间的医疗费用数据比较，促进信息公开透明。

（四）持续完善药品供应保障制度

2020 年，《基本医疗卫生与健康促进法》（以下简称《促进法》）和《药品管理法》（2019 年修订版）正式施行。其中，《促进法》在总结新医改以来改革成效和国内外经验的基础上，将药品供应保障制度归纳为四项子制度（基本药物、药品审评审批、全流程追溯、医药储备）和两个体系

① 《医保电子凭证全渠道用户量超过 3 亿》，人民网，2020 年 11 月 26 日，http：//health.people.com.cn/n1/2020/1126/c14739－31945805.html。

② 《一图读懂国家医疗保障 15 项信息业务编码标准》，国家医疗保障局网站，2019 年 10 月 8 日，http：//www.nhsa.gov.cn/art/2019/10/8/art_38_1838.html。

（价格监测、供求监测）。《药品管理法》则深入论述了相关的法律规定。两项法律的正式施行，为药品供应保障制度建设提供了相对完善的法制框架和法制保障，有助于在保障药品安全、有效、可及的基础上，进一步发挥药品供应保障制度在“三医”联动中的助推作用。

1. 完善药品审评审批制度，推动提高药品质量

为落实《促进法》和《药品管理法》的相关规定，国家药监局组织开展了对药品注册办法的修订工作。2020 年 1 月 15 日，国家市场监督管理总局审议通过《药品注册管理办法》，该次修订在药品监管理念方面进行创新，引入药品全生命周期管理理念，加强对从药品研制上市、上市后管理到药品注册证书注销等各环节全过程、全链条的监管，以满足公众对新药、好药的需求，同时响应党中央和国务院确立的“创新驱动”战略，推动我国医药产业快速升级。并且，为进一步推动仿制药替代使用，加速制药产业更新迭代，国家药监局于 2020 年 5 月 12 日印发了《关于开展化学药品注射剂仿制药质量和疗效一致性评价工作的公告》，在化学药品口服固体制剂仿制药质量和疗效一致性评价工作的基础上，启动了化学药品注射剂仿制药质量和疗效一致性评价工作。与此同时，国家卫生健康委联合科技部、国家医疗保障局、国家药监局等 12 个部门组织专家对专利即将到期的药品进行遴选论证，发布《鼓励仿制药品目录建议清单》，两批共遴选出 52 种鼓励仿制的药品。

2. 逐步提升药品保供稳价能力

药品保供稳价是健康事业的压舱石。在保障供应方面，我国建立的短缺药品监测预警信息系统发挥了重要作用。截至 2020 年 8 月，全国共有约 63. 4% 的公立医疗机构登录使用直报系统，国家、省、地市、县四级卫生健康行政管理部门对短缺信息应对处置率达 80. 3% ，省、地市、县三级处置应对比例达到 99. 4% ，较好地保障了群众基本用药需求。针对在地方采取应对措施后仍然供应不足或不稳定的药品，我国于 2020 年 4 月印发《国家短缺药品清单管理办法（试行）》，组织建立了短缺药品清单管理制度，并于 2020 年 12 月发布《国家短缺药品清单》，其中国家短缺药品清单共 6 个

品种，侧重于从生产供应端入手解决短缺问题；国家临床必需易短缺药品重点监测清单共57个品种，侧重于通过常规监测掌握药品供应和使用情况，及早预警并采取措施。

在平稳价格方面，促进药品价格回归临床价值是药品供应保障制度建设中满足疾病防治基本用药需求、维护人民健康权益的核心要义之一。一方面，针对部分专利药品、独家药品定价过高的问题，2020年我国继续开展医保药品价格谈判工作，并对医保目录进行调整。此次调整将119种药品调入目录，将29种药品调出目录，调入目录的品种平均降价50.64%。同时，为使目录调整工作有章可依，2020年7月国家医疗保障局印发《基本医疗保险用药管理暂行办法》，旨在建立医保目录调整常态化工作机制。

另一方面，国家对通过一致评价的药品进行药品集中带量采购。自2019年以来，“4+7试点”打响了国家组织药品集中带量采购的第一枪，该工作呈常态化稳步推进。2021年1月，国务院办公厅发布《关于推动药品集中带量采购工作常态化制度化开展的意见》，从明确覆盖范围、完善采购规则、强化保障措施、完善配套政策、健全运行机制等五方面做出了部署安排。药品集中带量采购工作不仅对企业兑现了“带量”的承诺，群众的用药负担也相应下降。截至2020年12月，国家已开展三批国家组织药品集中带量采购且全部落地，涉及112个药品品种，平均药价降幅为54%，按约定采购量计算，每年采购费用节省539亿元，按报销比例60%计算，可为患者节省216亿元，为医保基金节省323亿元。[①] 此外，国家选取冠状动脉支架作为试点耗材采取集中带量采购。2020年11月5日开标，产生拟中选产品10种，支架价格从均价1.3万元左右下降至700元左右，降幅达94.6%。

针对医药领域给予回扣、垄断控销等妨碍药品和医用耗材价格回归价值的行为，我国于2020年8月印发《国家医疗保障局关于建立医药价格和招采信用评价制度的指导意见》（医保发〔2020〕34号），提出要依托药品和

① 《第三批国家组织集采药品已在全国落地，更多降价药品在路上》，新华网，2020年12月3日，http://www.xinhuanet.com/2020－12/03/c_1126818549.htm。

医用耗材招标采购平台，系统集成守信承诺、信用评级、分级处置、信用修复等机制，建立权责对等、协调联动的医药价格和招采信用评价制度，促进各方诚实守信，切实保障群众利益和医保基金安全。

3. 构建药物合理使用机制

药品的使用是药品供应保障全链条中的终端环节，也是决定性环节。近年来，我国由点及面地构建了较为完善的药物合理使用机制。一方面，对不合理用药问题突出的个别品种进行重点监控，并出台相应的管理政策。如针对易过量使用的抗菌药品，2020 年 7 月，国家卫生健康委印发《关于持续做好抗菌药物临床应用管理工作的通知》（国卫办医发〔2020〕8 号），提出要持续提高感染性疾病诊疗水平；落实药事管理相关要求；强化感染防控；加强检验支撑，促进抗菌药物精准使用；依托信息化建设，助力抗菌药物科学管理；加强培训考核，全面推进抗菌药物管理。而针对易滥用的药品，2019 年 6 月，国家卫生健康委、国家中医药局印发《第一批国家重点监控合理用药药品目录（化药及生物制品）》，指出各省级卫生健康行政部门要会同中医药主管部门在该目录基础上，建立重点监控合理用药药品管理制度，加强目录内药品临床应用的全程管理。

另一方面，为全面提升合理用药管理水平，我国正在积极构建系统的药物合理使用机制，从国家层面，围绕国家基本药物目录制度，组织《药品临床综合评价管理指南》的撰写工作，旨在为临床的合理用药提供权威的指导与规范。从医疗机构层面，2020 年 2 月，国家卫生健康委会同教育部、财政部、人力资源和社会保障部、国家医疗保障局、国家药监局印发《关于加强医疗机构药事管理促进合理用药的意见》，从医疗机构药品配备管理、强化药品合理使用、拓展药学服务范畴及加强药学人才队伍建设、完善行业监管及强化组织实施等多角度出发，系统地提升医疗机构的合理用药水平。

（五）持续完善医疗卫生综合监管制度与机制建设

全面落实《国务院办公厅关于改革完善医疗卫生行业综合监管制度的

指导意见》（国办发〔2018〕63号），聚焦综合监管中存在的突出问题，完善各项制度与机制，加强部门协调联动，加大督察力度，创新监管方式，提升监管效能，促进医疗卫生行业综合监管制度化、规范化、常态化。

1. 加强新冠肺炎疫情防控监督和消毒产品监管

在新冠肺炎疫情防控中，综合监管制度发挥了重要作用，有效推动了疫情防控各项措施落地见效。各地卫生监督部门按照《传染病防治法》《传染病防治卫生监督工作规范》等法律法规和相关规定，加强对医疗机构、学校托幼机构、公共场所、消毒产品经营单位落实新冠肺炎疫情防控措施的监督检查。根据疫情形势变化，及时迅速调整消毒产品监管措施，保障消毒产品的供应与质量，在2020年初疫情形势严峻，部分地区消毒产品供应紧张时，印发《国家卫生健康委办公厅关于部分消毒剂在新型冠状病毒感染的肺炎疫情防控期间紧急上市的通知》，允许消毒产品经产品责任单位检测（或委托检测）符合相关卫生标准后紧急上市，同时按规定进行检验和备案；在疫情防控由应急状态转为常态化，部分地区消毒产品供应紧张问题得到缓解的情况下，发布《国家卫生健康委办公厅关于进一步加强新冠肺炎疫情防控期间消毒产品监管工作的通知》，停止前一阶段的紧急上市措施，加强消毒产品监管。在冷链物品引发新冠肺炎疫情时有发生后，及时印发《国家卫生健康委办公厅关于印发低温消毒剂卫生安全评价技术要求的通知》，明确低温消毒产品的检验项目、评价标准和技术要求，确保低温消毒效果。

2. 完善医疗卫生行业综合监管协调与督查机制

在国家层面，由国家卫生健康委牵头，建立起与公安、市场监管、药监、医保等相关部门间的协同监管机制，在国家卫生健康委内部成立医疗卫生综合监管领导小组，部门间以及部门内相关单位加强协调配合，强化监管结果的多方面应用。在地方层面，各地通过整合监督资源、部门间信息通报、多部门联合监督执法和联合惩戒等建立部门间协调机制。如上海建立由市卫生健康行政部门牵头，市发展改革、经济信息化、公安、司法行政、财政、人力资源和社会保障、市场监管、医保、药品监管等部门为主要成员单位的医疗卫生行业综合监管会商机制，并建立多部门联合执法和综合治理机制，整合医疗机构依法执业、传染病管理、中医药管理、放射管理、妇幼保健等内容，试点启动一支执法队伍进医院的多部门联合抽查，并加强综合监管结果协同运用。

为推动各地有关部门贯彻落实相关政策，2019 年在国家层面建立了医疗卫生行业综合监管督察机制，国家卫生健康委会同有关部门连续两年对各省（区、市）开展督察，并对督查情况进行通报和反馈，各省（区、市）根据通报和反馈意见制定整改方案并进行公示，设置时间节点落实整改措施，有力推动了综合监管制度的落实和完善。各地也建立起医疗卫生行业综合监管督察机制，以督察整改为手段，促进医疗卫生行业综合监管制度建设各项工作落实到位。

3. 全面推进医疗服务多元化监管机制建设

在前期部分地区试点工作的基础上，国家卫生健康委发布《关于开展医疗服务多元化监管工作的通知》（国卫办监督函〔2021〕150 号），在全国范围内推动开展医疗服务多元化监管工作。一是推进医疗机构主体责任落实，发布《医疗机构依法执业自查管理办法》（国卫监督发〔2020〕18 号），要求医疗机构定期开展依法执业自查，切实履行主体责任。二是发挥行业组织作用，以美容医疗机构、非公立医疗机构等为重点，选取当地相关行业组织通过制定行业规范标准、开展行业信用评价等推动行业自律。三是创新政府监管手段，包括协同监管、智能化监管、信用监管等。四是建立社会监督机制，推动普法教育，落实院务、政务公开，畅通投诉举报渠道，探索医疗服务社会监督员制度，支持社会各界参与医疗服务监督。

4. 创新以信用为基础的综合监管机制

2020 年，国家卫生健康委在全国启动“信用 + 综合监管”试点工作，开展事前、事中、事后信用监管措施探索。其中，事前环节主要包括开展市场主体诚信教育和书面的信用承诺，事中环节主要包括归集信用信息的类别和方式、探索信用评价和信用分级分类监管措施，事后环节主要包括建立失信联合惩戒机制和行政处罚信息信用修复制度。各省级卫生健康委确定试点地市，启动建立信用监管规则与标准，推动事前、事中、事后信用监管。

（六）推进全民健康信息化建设

1. 信息化标准建设不断夯实

2020年，国家卫生健康委印发《关于加强全民健康信息标准化体系建设的意见》，明确了全民健康信息基础设施、数据库、新兴技术应用、网络安全标准化4项重点任务，全面指导了今后一段时期全民健康信息标准化工作。针对我国公共卫生发展需要，国家卫生健康委办公厅、国家中医药局办公室印发了《全国公共卫生信息化建设标准与规范（试行）》，对未来5~10年全国公共卫生信息化建设、应用和发展提出了基本内容和建设要求，强调要加快信息技术与公共卫生融合应用，提升公共卫生信息化“平战结合”能力，推动公共卫生服务与医疗服务高效协同。截至2020年8月，现行有效的卫生健康行业信息化标准为227项，[①] 基本形成了全民健康信息化标准体系，有力支撑了卫生健康事业发展。

2. 信息化支撑便民惠民持续深入

全国各地医疗机构坚持以患者为中心，充分发挥信息化在医疗、管理、服务三个方面的赋能作用，3680多家医院提供了智能导医分诊、就诊提醒、检查检验结果推送等服务。7800多家医院开展了门诊移动支付、一站式结算，便民、惠民效果显著。国家卫生健康委等部门要求各地深入推进“一体化”共享服务、“一码通”融合服务、“一站式”结算服务、“一网办”政务服务、“一盘棋”抗疫服务，不断促进“互联网+医疗健康”便民惠民服务取得实效。信息化促进全生命周期健康管理，部分地区探索实施电子健康档案与电子病历数据库互联互通，全方位记录管理居民全生命周期健康信息，实现“院前—院中—院后”一体化的协同医疗服务模式，使居民健康管理逐步迈向个性化、精确化、自主化，真正发挥家庭医生的健康“守门人”作用。多地利用平台拓展移动端优势，促进健康教育资源下沉至县市，

① 《国家卫生健康委提出“全民健康信息标准化体系建设的意见”，明确未来工作重点》，《中国数字医学》2020年第10期。

扩散至当地居民乃至流动人口之间。北京市积极推进“智慧健康处方”活动，社区医生通过信息平台为居民提供营养膳食、心理减压、有氧运动等八类智能化的健康处方，并根据健康风险因素“四级预警”，对居民进行个性化的健康指导。福建省厦门市通过“美丽厦门·智慧健康”微信公众平台进行健康教育普及。

3. “互联网+政务服务”持续推进

国家积极探索利用“互联网+”推进放管服改革，简化办事流程和材料，让数据多跑路、让百姓少跑腿，切实减轻人民群众负担。国家已建成“互联网+政务服务”平台，打造行业“互联网+政务服务”枢纽，为“双随机、一公开”监管提供有力平台支撑，推进义诊活动备案、生育登记、再生育审批“跨省通办”，政务数据共享，有效支撑互联网医疗审批等政务服务对身份核验、学历核验的需求。国家卫生健康委印发《关于加快推进卫生健康行业电子证照建设与应用的指导意见》，明确总体框架、工作目标和重点任务。依托全国一体化在线政务服务平台做好出生医学证明电子证照应用推广。

4. 新一代信息技术与卫生健康融合发展

人工智能应用不断向卫生健康服务渗透。人工智能医学影像分析技术助力医生筛查食管癌、肺结节、糖尿病视网膜病变、结直肠肿瘤、乳腺癌、宫颈癌等疾病，促进疾病早筛早诊工作的实施。5G技术为远程医疗服务搭建高效便捷平台。广医一院钟南山院士通过5G技术开展远程查房示教、远程会诊。① 稳步推进健康医疗大数据中心建设，积极发挥其在推进卫生健康事业发展中的支撑引领作用。山东省政府印发《山东省健康医疗大数据管理办法》，对健康医疗大数据的概念、范围、开放、获取、服务模式等进行了规范，山东省负责建设的健康医疗大数据北方中心已通过国家评估，获得国家授权。

---

① 《广东移动携手广医一院打造跨省医疗帮扶“5G样本”》，中国新闻网（广东），2019年5月15日，http：//www. gd. chinanews. com/2019/2019－05－15/2/403093. shtml。

二 医改阶段性成果在疫情防控和健康扶贫中发挥了积极作用

（一）医改阶段性成果在疫情防控中充分显现

突如其来的新冠肺炎疫情成为新中国成立以来发生的传播速度最快、感染范围最广、防控难度最大的公共卫生事件；在疫情防控过程中，全国各部门、各行业坚决贯彻党中央、国务院的决策部署，坚持群防群控、联防联控，[①] 充分体现了我国强大的制度优势，加强健康治理体系和治理能力现代化建设等改革成果在应对疫情过程中得到了检验和提升。

1. 完善健康治理，确保疫情防控战的阶段性胜利

健康优先医改理念助力抗疫统一领导的贯彻落实。我国始终坚持高位推进、综合施策，党委、政府主要负责同志领衔医改工作。2016 年，实施健康中国战略，把人民健康放在优先发展的战略地位，坚信没有人民健康就没有全面小康，各级党委、政府增加卫生健康事业投入、防范重大公共卫生风险，卫生健康服务体系基础设施和服务水平不断提高，为应对新冠肺炎疫情奠定了坚实的基础。疫情发生后，各级政府严格按照习近平总书记“人民至上、生命至上”[②] 的防控理念，不惜一切代价救治患者、开展大规模人群筛查，坚决做到应收尽收、应治尽治，遏制疫情蔓延，卫生健康事业在经济社会可持续发展中的作用更加突出。

推进健康融入所有政策，保证联防联控的协调一致。习近平总书记强调要将健康融入所有政策，推进健康中国建设。[③] 相关部门共同参与、协同治理，努力营造健康、卫生、安全的环境；积极提升群众防病能力和健康素

---

① 《2020 年 8 月 19 日新闻发布会文字实录》，中国政府网，2020 年 8 月 19 日，http://www.nhc.gov.cn/xcs/s3574/202008/ceaddd24067640fca0073b3bfd838bbd.shtml。

② 郝永平、孙林：《切实坚持人民至上生命至上》，《党建》2020 年第 7 期。

③ 杨金侠：《人民日报新论：把健康融入所有政策中》，《人民日报》2016 年 11 月 3 日，第 9 版。

养；深入开展病媒生物的防治；完善全面社会健康管理机制。上述举措为应对此次疫情积累了丰富的协同治理经验。在国务院联防联控机制的协调下，卫生健康部门积极参与交通、海关口岸、文化和旅游等部门的疫情应对策略制定，航空部门采取航班熔断措施；[①] 海关部门实行“人物同防”；外交部门紧缩疫情高发国家签证政策，[②] 筑牢“外防输入”战线；文化和旅游部门科学动态调整防控措施，明确旅游景区、文化经营场所等最大承载量[③]。健康融入所有政策在疫情防控中得到全面贯彻落实，也在疫情防控中得到进一步完善和强化。

坚持共建共治共享促进新冠群防群控全面深入。在医改过程中，始终坚持以人民为中心，动员全社会参与，推动自我健康管理，共建共享。社会各界主动参与自身健康维护、提高健康素养，广大居民的传染病防控能力大大提高。疫情发生以来，广大人民群众做好个人防护，积极参与疫情防控，不分男女老幼，不论岗位分工，投身疫情防控阻击战；400 万名社区工作者、881 万名志愿者奋战在全国 65 万个城乡社区中，尽职尽责，守好疫情防控“第一关口”。[④] 全国各族人民众志成城、同舟共济，共同应对新冠肺炎疫情的治理模式，为下一步卫生健康事业发展指明了方向、明确了道路：只有充分调动全体人民的积极性、主动性、创造性，才能更好地建设健康中国、应对公共卫生危机、维护经济社会可持续发展。

2. 公共卫生体系建设在实战中加速推进，有力支撑疫情防控工作

（1）公共卫生体系建设不断加强，在疫情防控中发挥重要作用

《中共中央　国务院关于深化医药卫生体制改革的意见》（中发〔2009〕

① 《国务院联防联控机制 2020 年 12 月 3 日新闻发布会文字实录》，中国政府网，2020 年 12 月 3 日，http://www.nhc.gov.cn/xcs/yqfkdt/202012/faf830f4de6e4eaaa28bb5a14ae240e4.shtml。

② 《国务院联防联控机制 2020 年 11 月 12 日新闻发布会文字实录》，中国政府网，2020 年 11 月 12 日，http://www.nhc.gov.cn/xcs/yqfkdt/202011/aef83713637b4335b26f924be2334828.shtml。

③ 《2020 年 9 月 29 日新闻发布会文字实录》，中国政府网，2020 年 9 月 29 日，http://www.nhc.gov.cn/xcs/s3574/202009/57a59a655b734e239f767e3a1bd92567.shtml。

④ 《2020 年 8 月 19 日新闻发布会文字实录》，中国政府网，2020 年 8 月 19 日，http://www.nhc.gov.cn/xcs/s3574/202008/ceaddd24067640fca0073b3bfd838bbd.shtml。

6号）提出要全面加强公共卫生体系建设。2008～2019年，我国社区卫生服务中心（站）增加近1.1万家，乡镇卫生院减少近3000家，村卫生室增加近7000家。经过10多年的建设发展，我国公共卫生体系的硬件设施状况有了较大改善，财政公共卫生服务支出持续增长，初步搭建了“国家公共卫生服务项目—公共卫生服务体系—公共卫生筹资机制”的制度框架，财政公共卫生服务支出从2008年的200亿元增长到2018年的约2000亿元。

党的十八大以来，党中央明确了新时代党的卫生健康工作方针，把为群众提供安全、有效、方便、价廉的公共卫生和基本医疗服务作为基本职责，成功防范和应对了甲型H1N1流感、H7N9、埃博拉出血热等突发疫情，主要传染病发病率显著下降。党的十九届四中全会提出“强化提高人民健康水平的制度保障”的要求，将加强公共卫生服务体系建设、及时稳妥处置重大新发突发传染病作为治理体系和治理能力现代化的重要目标和任务；强调预防为主，加强公共卫生防疫和重大传染病防控，稳步发展公共卫生服务体系。[①]我国公共卫生服务体系在2020年新冠肺炎疫情防控中虽然存在一些薄弱环节，但总体上对疫情有效防控以及对各级政府以联防联控为基础的公共卫生应急管理工作起到了核心支撑作用，确保了我国疫情总体得到有效控制。

（2）疾病预防控制能力及传染病监测预警系统建设大力推进，筑牢防疫屏障

2008年4月，国家传染病自动预警系统在全国31个省（区、市）上线运行，建立自动预警和响应机制，2020年已实现39种传染病的监测数据自动分析、时空聚集性实时识别、预警信号发送和响应结果实时追踪等功能，处于世界领先水平。以疾病预防控制体系为核心的国家公共卫生体系，在我国历次重大传染病疫情和突发公共卫生事件中发挥了不可替代的作用，为我国健康事业做出了重要贡献。新医改以来，我国疾控体系的疾病预防控制能力进一步提升，突发应急处置水平全面提高。在新冠肺炎疫情防控中，传染

① 《习近平：构建起强大的公共卫生体系　为维护人民健康提供有力保障》，“人民网”百家号，2020年9月15日，https://baijiahao.baidu.com/s?id=1677883944740867458&wfr=spider&for=pc。

病监测预警体系及能力建设也很好地支撑了疫情溯源工作的持续稳步推进，及时控制了疫情的传播与蔓延。

我国采取的积极主动发现病例的措施，确保关口前移，对全国各级疾控中心的应急检验及处置能力是一次大考。全国疾控体系积极应对，核酸检测能力和检测效率不断提升。截至2021年2月1日，全国每天单管核酸检测能力已经提高到每天1600万份，已经比2020年3月的每天126万份提高了11倍多。[①] 华大基因的气膜舱“火眼”实验室，以及各种应用于机场、室外的移动方舱实验室，使我国核酸检测能力迅速提升，为疫情防控工作提供了有力的支撑。

（3）公共卫生突发应急相关法治建设快速完善，积极保障疫情防控工作有序实施

我国公共卫生突发应急法治建设不断完善，尤其是在2003年SARS疫情后，已逐步形成涵盖应急准备、监测、预警、报告、应急处置、救治等各方面应对措施的专业性法律、法规、规章及公共性法律条款。截至2020年6月，在国家层面上，与公共卫生突发应急相关的法律法规主要包括《传染病防治法》《突发公共卫生事件应急条例》《突发事件应对法》等。在地方层面上，各地方立法机关和工作部门依据国家法律法规框架，结合本地突发事件实际情况，制定了相应的地方性法规、政府规章及其他规范性文件，进一步细化了突发公共卫生事件应急处置制度。这些法律法规不断修订与完善，共同构成了我国突发公共卫生事件应急管理的法律规范体系，为公共卫生法治建设打下了坚实的基础。

2020年，部分省市在完善本地的公共卫生突发应急相关法律保障方面进行了积极的探索和实践。经济、社会及技术的发展，传染病疫情防控工作模式的转变以及在新冠肺炎疫情中出现的问题和总结到的经验，都在各地条例编制的思路和框架中得到了体现。2020年8～10月，深圳经济特区、北

① 《国务院联防联控机制2021年2月4日新闻发布会文字实录》，中国政府网，2021年2月4日，http：//www.nhc.gov.cn/xcs/s3574/202102/e2d48b7fcb4f4313985c63162ed6fce7.shtml。

京市和上海市陆续审议通过了各自的公共卫生应急管理条例。各地对条例的完善具有一些共性特点：一是立法高度的拓展，明确立法核心理念及原则，突出党的领导作用；二是立法覆盖宽度的拓展，明确四方责任，要求各级各类组织、机构广泛参与，强调社会动员机制对违法主体及行为范畴的拓展；三是立法深度的拓展，涵盖专业能力建设及储备，突出监测预警作用及地位，关注新兴技术及科学辅助。

（4）国家基本公共卫生服务项目的实施奠定了良好的居民健康监测及服务基础，夯实了基层疫情防控网底

从2009年起，国家逐步向城乡居民统一提供疾病预防控制、健康教育、妇幼保健等基本公共卫生服务，服务内容从2009年的9大类41项增加至2020年的14大类55项；实施国家重大公共卫生服务项目，有效预防控制重大疾病及其危险因素，进一步提高突发重大公共卫生事件处置能力。[①] 基本公共卫生服务项目实施10余年来，一直努力实现目标人群全覆盖，为居民提供公平可负担、一体化、连续性的整合型卫生与健康服务。全国第六次卫生服务统计结果显示，计划免疫及儿童青少年健康服务进一步提高，5岁以下儿童预防接种建卡率稳定在99%以上；54.8%的18岁及以下儿童青少年近1年接受过各类健康体检；腹泻、肺炎等儿童常见疾病得到较好的治疗。孕产妇健康管理与服务持续提升，孕产妇产前检查率为99.2%，5次及以上产前检查率为88.2%，产后访视率为74.6%，住院分娩率为98.6%，比2013年均有所提高。[②] 基本公共卫生服务经费补助标准从2009年的人均15元提升至2020年的人均74元，2020年新增的5元经费全部落实到乡村和城市社区，统筹用于社区卫生服务中心（站）、乡镇卫生院和村卫生室等基层医疗卫生机构开展新冠肺炎疫情防控的人员经费、公用经费等支出，加

---

① 《国务院办公厅关于印发医药卫生体制五项重点改革2009年工作安排的通知》，中国政府网，2009年7月23日，http://www.gov.cn/zwgk/2009-07/23/content_1372946.htm。

② 《我国城乡居民医疗卫生服务可及性提高——〈全国第六次卫生服务统计调查报告〉发布》，中国政府网，2021年1月27日，http://www.nhc.gov.cn/mohwsbwstjxxzx/s2908/202101/0838723e3f3a4adb835d970abd551665.shtml。

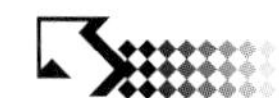

强基层疫情防控经费保障和提高疫情防控能力，强化基层卫生防疫。①

基层医疗卫生机构是卫生健康服务体系的网底，对于做好新冠肺炎疫情的社区防控和关口前移具有重要基础作用。国家卫生健康委要求基层医疗卫生机构在疫情防控中发挥重要作用，主要体现在做好发热患者筛查工作、加强对密切接触人员的管理、广泛动员和宣传，结合各地传染病防控和群众实际医疗需求，在有条件的乡镇卫生院和社区卫生服务中心设置发热诊室。所有基层医疗卫生机构均应当严格落实预检分诊并实现“哨点”功能。② 新冠肺炎疫情发生以来，全国基层医疗卫生机构充分发挥在疫情防控中的网底作用，积极配合相关部门落实各项防控措施，同时结合基本公共卫生服务项目的网格化管理和电子健康档案信息平台优势，发挥“守门人”作用，筑牢抗击疫情的“防护墙”。

3. 公立医院成为应对新冠肺炎疫情的主力军和先锋队

在应对新冠肺炎疫情的过程中，全国的公立医院经受住了考验，为打赢新冠肺炎疫情防控阻击战、保卫战发挥了极其重要的作用。各级医疗机构把人民生命安全和身体健康放在第一位，坚决做到应收尽收、应治尽治。

（1）毫不动摇坚持公益属性，汇聚战胜新冠肺炎疫情的强大力量

公立医院改革始终坚持和维护公益属性，全国政府投入总量由2009年的660亿元增长到2019年的3061亿元左右，增长了近3.6倍。持续加强党的建设和人才培养，医务团队政治素质过硬、技术素养扎实，人员总量由2009年的310万人增加到2019年的600万人，增长了93.6%。面对来势汹汹的新冠肺炎疫情，党员发挥先锋模范作用，广大医务人员逆行出征，义无反顾地冲在第一线，在湖北保卫战、武汉保卫战的关键时期，346支国家医疗队4.26万名医务人员和960多名公共卫生人员驰援湖北，保障了新冠肺

① 《关于做好2020年基本公共卫生服务项目工作的通知》，国家卫生健康委员会网站，2020年6月16日，http：//www.nhc.gov.cn/cms-search/xxgk/getManuscriptXxgk.htm？id=619506aa0fd14721b7e5711d389c323f。

② 《关于加强基层医疗卫生机构发热诊室设置的通知》，国家卫生健康委员会网站，2020年12月7日，http：//www.nhc.gov.cn/cms-search/xxgk/getManuscriptXxgk.htm？id=20049f0fe43a4d1588acf7088255048a。

炎疫情阻击战的胜利。全国各地公立医院坚持应收尽收、应治尽治，2000余家定点医疗机构和重症治疗医院、1万余家发热门诊在非常时期冲锋陷阵，[①] 为全国人民构筑了一道坚实的生命安全防线。

（2）全面加强能力建设，保证紧急救治的高效及时

不断提高公立医院紧急救治能力和服务水平，大力加强胸痛、卒中、创伤中心等建设。截至2020年9月底，全国31个省（区、市）的2700余家医院建立了卒中中心，“一小时急救圈”覆盖超过全国60%的居民。4000多家医院设置重症医学科，执业医生达到6万多人，执业护士达到10万多人。重症医学科的质控指标逐步改善，医疗安全水平稳步提高，与欧美发达国家不相上下。我国公立医院强大的急救能力为打赢武汉保卫战、湖北保卫战奠定了坚实的基础。在驰援湖北的4.26万名医务人员中，重症专业医务人员达到1.9万名，[②] 保证了紧急救治精准高效。全国新冠肺炎治愈率达到94.3%，[③] 有力捍卫了人民的健康权益。

（3）提高政府投入和政策支持力度，奠定抗疫胜利的坚实基础

我国不断提高公立医院的基础设施建设和质量管理水平，2019年全国医院万元以上设备数量达到641万台，共建立了40余个国家级、1400余个省级质控中心，1500余个临床重点专科，制定发布了一系列临床诊疗指南、规范、标准、临床路径。公立医院强大的基础设施储备和严格的质量管理措施为打赢抗疫斗争奠定了坚实的基础。截至2020年4月30日，全国紧急调配20033台全自动测温仪、1065台负压救护车、17655台呼吸机、15746台心电监护仪等重点医疗物资支援湖北省和武汉市，为满足战时需求发挥了极大的作用。在湖北抗击疫情过程中，4.26万名医务人员无一感染，方舱医

---

① 《国务院联防联控机制2020年6月7日新闻发布会文字实录》，中国政府网，2020年6月7日，http：//www.nhc.gov.cn/xcs/s3574/202006/b3f90c68198b4680998db9b3d06ec4d8.shtml。

② 《国家卫生健康委员会2020年10月16日例行新闻发布会文字实录》，中国政府网，2020年10月16日，http：//www.nhc.gov.cn/cms-search/xxgk/getManuscriptXxgk.htm？id=e9b313092c724ed3a6e5d0ccea510d5b。

③ 《国务院联防联控机制2020年6月7日新闻发布会文字实录》，中国政府网，2020年6月7日，http：//www.nhc.gov.cn/xcs/s3574/202006/b3f90c68198b4680998db9b3d06ec4d8.shtml。

院做到了零死亡、零感染、零回头。① 截止到 2020 年 12 月，全国二级以上综合医院建设完成发热门诊 7000 多个，新冠肺炎、常规发热病人和其他传染病病人的诊治体系更加完善可靠。②

4. 基层卫生健康服务体系发挥社区防控和关口前移的重要作用

（1）基层医疗卫生机构发挥体系健全优势，通过加强网底布局助力新冠肺炎分级诊疗的实现

2009 年以来，国家始终将“保基本、强基层、建机制”作为深化医改的工作路径，中央财政投资近 500 亿元支持县级医院和基层医疗卫生机构基础设施建设，基本实现乡乡有卫生院、村村有卫生室，每个街道有社区卫生服务中心，80% 以上的居民 15 分钟内能够到达最近的医疗点。调查显示，2020 年 2 月，92.2% 的基层医疗卫生机构的日常诊疗正常开展，其中半数以上机构开设了发热门诊，超过八成开展了预检分诊服务。③ 基层医疗卫生机构不仅通过设立发热哨点、预检分诊、入户排查、公共场所发热筛查和流行病史询问等履行了基层首诊的功能，同时，有序分诊和转诊机制也为提高医疗体系救治效率提供了支撑。

（2）家庭医生通过主动服务模式转变发挥健康“守门人”作用，提高城乡社区防控精准化精细化水平

基于基层卫生综合改革的探索实践，我国自 2016 年起着力推进家庭医生签约服务建设，通过“签约一人、履约一人”的工作机制，家庭医生同社区居民建立起较为稳定的签约服务关系。“小病在基层”“居民是健康第一责任人”的理念不断强化，家庭医生作为居民健康“守门人”的功能基本建立，并在疫情防控中发挥了重要的作用。通过创新工作机制，将健康“守门人”的职能融入强化疫情防控居家隔离观察对象管理的各方面，保障

① 《国务院联防联控机制 2020 年 6 月 7 日新闻发布会文字实录》，中国政府网，2020 年 6 月 7 日，http://www.nhc.gov.cn/xcs/s3574/202006/b3f90c68198b4680998db9b3d06ec4d8.shtml。

② 《国务院联防联控机制 2020 年 12 月 3 日新闻发布会文字实录》，中国政府网，2020 年 12 月 3 日，http://www.nhc.gov.cn/xcs/yqfkdt/202012/faf830f4de6e4eaaa28bb5a14ae240e4.shtml。

③ 《“抗疫在基层”地方在行动》，国家卫生健康委员会网站，2021 年 3 月 2 日，http://www.nhc.gov.cn/jws/s3582k/202003/c13303ef5da1475d8c92afb7499d230b.shtml。

了城乡社区防控精准化精细化水平的提高。家庭医生通过电话、微信、视频等多种途径有针对性地对签约居民推送健康教育和疫情防控信息，对居家隔离对象进行分类评估以及落实随访等。农村地区村医作为家庭医生团队的主要成员，充分发挥“熟村情、熟村民”的桥头堡作用，挨村巡逻值守，战斗在疫情防控的“最后一公里”。

（3）紧密型医联体高效运转发挥整合优势，提升区域统筹疫情防控效能

2016 年以来，国家卫生健康委将医联体建设作为构建分级诊疗制度的重要抓手加快推进。调查显示，2019 年双向转诊患者中 46.9% 为医联体内转诊，高于其他转诊方式。[①] 整合医疗模式促进了优质医疗资源下沉和区域内资源共享，在强化区域分级防控的策略部署下，紧密型医联体、县域医共体充分发挥其在统一管理、资源共享等方面的优势，统筹调配区域内的医疗卫生资源、防疫物资，整合公共卫生和医疗救治服务，提升基层疫情应对处置能力，关口前移，减轻上级医疗机构的防控压力，[②] 为提升区域统筹疫情防控效能起到积极作用。

5. 全民医疗保障网助力新冠肺炎疫情防控取得战略性成果

经过 20 多年的发展，我国医保制度改革不断深化，我国基本建立起了世界上规模最大的覆盖全民的基本医疗保障网。2020 年底，我国基本医保参保人数已经超过 13.54 亿人，参保覆盖面稳定在 95% 以上，为疫情防控、安定民心、解除患者就医和医疗机构救治的后顾之忧提供了重要保障，发挥出医保制度在民生健康、社会和谐和经济发展中的重要基础性作用。

（1）全民医疗保障网创新性地发挥了医保在应对重大公共卫生事件中的稳定器作用

新医改以来，医疗保障筹资稳步提高，政府财政投入力度不断加大，基

① 《〈医疗联合体管理办法（试行）〉解读》，2020 年 7 月 17 日，国家卫生健康委员会网站，http://www.nhc.gov.cn/yzygj/s3594r/202007/0f58f93e3f5a4a26ab9079f78bf2dca5.shtml。

② 《国务院深化医药卫生体制改革领导小组简报（第 120 期）高位推进　攻坚克难　综合医改试点省份推动医改取得新实效》，2020 年 8 月 19 日，国家卫生健康委员会网站，http://www.nhc.gov.cn/tigs/ygjb/202008/6c52fc116cd4494aad8688c969dd754c.shtml。

金收支规模不断扩大。2019 年底，全国基本医保基金总收入和累计结余（统筹基金）分别达到 24421 亿元和 19270 亿元，医保基金抗风险能力和保障水平显著提高。第一，医保基金的积累和支付能力，保证了医疗机构先救治后收费，不因支付政策而影响救治，推动实行了早发现、早报告、早隔离、早治疗。第二，将新冠肺炎诊疗方案中的药品和诊疗项目纳入临时目录，制定了新冠肺炎出院患者康复治疗项目支付政策。第三，保障新冠肺炎患者医疗救治费用及时到位，对确诊和疑似患者开展免费救治，相应的医疗费用在基本医保、大病保险、医疗救助等按规定支付后，个人负担部分由财政资金兜底。第四，全力支持复工复产，减免参保单位参保费用，为促进复工复产、保持就业稳定提供了强有力的政策保障。第五，人民群众免费接种疫苗，医保基金和财政共同负担，建立了有史以来全球最大的免疫接种计划。

（2）医保管理精细化和经办手段的信息化等不断创新，助力疫情发生后经办服务高效有序

随着大数据、人工智能、“互联网＋”等信息技术不断应用于医保精细化管理和经办，疫情发生后医保经办部门创新医保经办方式，提升了医保经办效率。医保经办部门按照“不见面、少走动”的疫情防控原则，实行“不见面办”、紧急事项“及时办”、特殊事项“便民办”、非急事项“延期办”、消除隐患“放心办”等“五个办”举措，深化了网络在线办事模式，优化了经办流程，深受广大参保群众的欢迎。新冠肺炎疫情发生后，互联网医疗服务减少了人群聚集和交叉感染风险，医保经办机构对符合规定的“互联网＋”医疗服务、在线处方药费等实行在线医保结算，开通“互联网＋医保服务”，支持长处方，全力保障群众就医购药，为参保人员和医药机构开辟了“互联网＋”信息化通道，解决慢性病患者在疫情最关键时期的取药问题。

6. 创新引领，药品供应保障助力疫情防控

（1）科技研发实力持续提升，助力疫苗快速研发

新医改以来，围绕国家科技创新大战略以及人民群众的健康需求，医学

科技研发投入持续加大，药物创新体制机制日益完善，创新药物综合技术平台、验证和服务单元技术平台、资源性平台等布局全面深化，研发实力持续提升。《“十三五”卫生与健康科技创新专项规划》特别提出通过“科技创新2030－重大项目”和国家科技重大专项、国家重点研发计划、基地与人才专项等国家科技计划（专项、基金）的实施，加强基础研究和医学前沿技术研究，组织重大疾病防治、重点人群健康保障和健康风险控制技术研发，研制新型药物和医疗器械，促进科技成果转化，开展卫生与健康科技保障示范，为新冠肺炎疫情发生后疫苗等创新药物的研究奠定了坚实基础。

在全球新冠肺炎疫情蔓延的背景下，我国迅速组织了国内12个优势团队进行联合攻关，灭活疫苗、重组蛋白疫苗、腺病毒载体疫苗和减毒流感病毒载体疫苗和核酸疫苗五个技术路线并行，并严格按照相关法律法规的要求，在不减少程序、不降低标准、保证安全的前提下，规范有序地开展研发工作。截至疫情发生后10个月，已有13个疫苗进入了临床试验，4个疫苗已进入Ⅲ期临床，[①] 且阿联酋、巴林、埃及、约旦、伊拉克、塞尔维亚、摩洛哥、匈牙利和巴基斯坦等多国已批准并订购了我国自主研发的新冠病毒疫苗。

（2）改革审评审批机制，加快疫苗审批速度

针对早期在预防接种环节发生的疫苗过期、调包等事件，2019年6月29日，第十三届全国人大常委会第十一次会议通过《疫苗管理法》，明确要求国家实行疫苗全程电子追溯制度，基本实现了对上市疫苗的全程追溯管理。新冠肺炎疫情发生之际，基于此前打下的追溯基础，国内疫苗生产企业和进口疫苗通过自建的追溯系统或者第三方平台实行了全程追溯，[②] 助推疫苗加速审批。2019年8月，为了加强药品管理，我国修订通过了《药品管

① 《国务院联防联控机制2020年10月20日新闻发布会文字实录》，国家卫生健康委员会网站，2020年10月20日，http：//www.nhc.gov.cn/xcs/fkdt/202010/a95d956c39cf4393b400b42aa8433033.shtml。

② 《国家药监局：已建设疫苗信息化追溯体系　基本实现了对上市疫苗的全程追溯管理》，央广网，2021年1月10日，http：//hn.cnr.cn/hngbxwzx/20210110/t20210110_525387321.shtml。

理法》，明确规定“对临床急需的短缺药品、防治重大传染病和罕见病等疾病的新药予以优先审评审批”，为我国疫苗快速过审提供了法律支撑。

国家药监局在疫情发生初期，即建立起疫苗药品研发服务和应急审评审批机制，采取研审联动、滚动审评，确保申报资料符合上市要求，采取审评、核查、检验实行并联等一系列方法，确保上市申请受理时，研发、核查和检验等各项工作同步完成。结合第三方专家组对附条件上市申请的评估意见和建议，以及药审中心专家咨询会议的意见，经过一系列依法依程序的严格审查、审评、核查、检验和数据分析后，国家药监局于 2020 年 12 月 30 日批准了国药中生北京公司新冠病毒灭活疫苗附条件上市。[①]

（3）集中采购机制的不断完善提高了检测试剂的可及性

国家医疗保障局自 2018 年成立以来，便致力于以量换价，压缩医药市场水分，建立一套符合我国国情的集中采购机制。新冠肺炎发生初期，由于检测试剂有限、检测条件不足、经费不足等多重因素，大量处在疫情中心的湖北省患者无法得到及时检测，也因此无法得到有效治疗。为应对上述情况，国家有关部门及时展开相关工作。2020 年，国家医疗保障局印发《国家医疗保障局办公室关于配合做好进一步提升新冠病毒检测能力有关工作的通知》（医保办发〔2020〕30 号），对做好新冠病毒检测的挂网采购、价格管理和医保支付工作做出明确规定。通过督促各地普遍开展公开挂网采购与鼓励开展集中采购，完善省级集中采购平台之间的信息共享、价格联动机制，提高检测试剂的可及性，新冠病毒检测逐渐常态化。

7. 信息化筑就线上“战疫”阵地

（1）信息化体系的建设成果为疫情防控快速响应奠定了坚实基础

在新冠肺炎疫情发生的第一时间，各级卫生健康委和医疗机构针对防控工作的不同应用场景需求，快速推动医疗和健康数据汇聚工作，通过对既有平台和系统的改造，实现相关核心信息快速报送和业务协同。健康码作为疫

① 《新冠疫苗审批，审的什么？如何保障疫苗安全？专家详解》，央广网，2021 年 1 月 16 日，http：//news. cnr. cn/native/gd/20210116/t20210116_ 525392216. shtml。

情防控特殊时期居民个人出行的电子凭证，通过整合移动通信数据、疾控部门确诊或疑似病例信息、公安部门等人员信息，生成不同风险等级的提示码，实现了个人身份的智能识别、快速核验，并对人员流动进行了精确管控。江苏、厦门等地着力加强推进电子健康档案的开放共享与应用，利用电子健康档案进行治疗用药提醒、检验检查结果共享，方便不同医院的医师调阅患者在其他医院的历史报告，实现报告互认，减少重复检查。

（2）“互联网+健康医疗”服务有效地缓解了线下诊疗压力

便捷居民线上诊疗，减少交叉感染风险。疫情发生后，互联网诊疗成为医疗服务的一个重要组成部分，截至2020年10月，全国已经有900家互联网医院，5500多家二级以上医院可以提供线上服务。[①] 2020年1~2月，国家卫生健康委委属（管）医院互联网诊疗服务量比2019年同期增加了17倍。[②] 此外，依托“一带一路”医学人才培养联盟网站，搭建面向海外的互联网健康咨询服务平台。

智慧医院的深入发展，为“非接触式”就诊服务提供条件。通过智能辅助问诊，提高了新冠肺炎预检和疑似病例筛选效率；通过自助机，实现了就诊签到、门诊缴费等一站式自助服务；通过刷脸支付、无感支付、全流程线上支付等功能，实现脱卡支付，进一步减少了患者排队等候时间；通过创新运用人工智能“送餐机器人”，降低了医患交叉感染等。

助力专家资源下沉，提升疫情防控能力。疫情发生后，国家卫生健康委搭建了国家级远程会诊平台，承担新冠肺炎重症、危重症患者国家级远程会诊任务，并联合各地中医、心理等学科专家为湖北医务人员在线提供包括新冠肺炎的线上咨询会诊、中医的传统辨证论治、在线心理培训等服务，通过全国优质医疗资源的“云集结”，驰援湖北。

---

① 《国家卫健委：全国远程医疗协作网覆盖所有地级市2.4万余家医疗机构》，“中新经纬”百家号，2020年12月23日，https：//baijiahao.baidu.com/s？id=1686840406978553513&wfr=spider&for=pc。

② 《国家卫健委：委属管医院互联网诊疗比去年同期增加17倍》，人民网，2020年3月20日，http：//health.people.com.cn/n1/2020/0320/c14739-31641811.html。

（3）大数据分析支撑科学防治与精准施策

大数据汇聚和分级授权使用，有效辅助了疫情研判。国家卫生健康委通过整合新冠肺炎确诊病例、疑似病例、县域风险等级数据，向各地授权用户开放，[①] 有力支撑了政府精准决策，并充分保障了人民的知情权。通过汇集交通、医疗、通信等疫情相关数据，实现疫情信息联动，实时追踪疫情发展，支撑密切接触者以及有风险人群的查找及监测。[②]

疫情防控决策支持系统，为疫情监测预警与应急指挥提供支撑。通过融合疫情、医疗资源、公安、应急调度等政务数据，实现疫情态势感知、疫情风险评估、防控力量预警等多项辅助决策功能。

8. 充分发挥中医药诊疗技术的助力作用

中医药抗疫彰显传承精华、守正创新，在我国新冠肺炎疫情防治中发挥了特殊的重要作用。中医药深度介入，全程救治，在不同阶段都取得了成效，为打赢疫情防控的人民战争、总体战、阻击战贡献了中医力量。[③]

（1）中医药服务体系建设的不断健全在新冠肺炎救治中发挥重要作用

近年来，本着中西医并重的发展理念，我国中医药服务体系日益完善，为疫情防控贡献了重要力量。至 2019 年末，全国中医类医疗卫生机构总数达 65809 个，中医类医疗卫生机构床位数为 132.9 万张，中医药卫生人员总数达 76.7 万人，较 2018 年增加 5.2 万人，增长 7.2%。

完善的中医药服务体系提高了中医医院疫情防控应急和救治能力。国家卫生健康委与国家中医药管理局共同发布具有中西医结合特色的第三版至第八版国家诊疗方案，指导临床一线开展中医药诊疗服务。先后组建了 5 批国家中医医疗队，整建制接管武汉市金银潭医院、雷神山医院、湖北省中西医结合医院 8 个病区和江夏方舱医院，开展临床救治和科学研究，探索中医药

---

① 周光华、胡建平、徐向东：《基于国家全民健康信息平台的疫情防控数据接口服务实践》，《中国卫生信息管理杂志》2020 年第 5 期。

② 国家卫生健康委办公厅：《国家卫生健康委办公厅关于加强信息化支撑新型冠状病毒感染的肺炎疫情防控工作的通知》，《中国护理管理》2020 年第 2 期。

③ 余艳红、于文明：《充分发挥中医药独特优势和作用为人民群众健康作出新贡献》，《求是》2020 年第 16 期。

特色凸显的中西医结合诊疗模式。

（2）中医药科技创新能力的不断提高赋能疫情防控

加强中医药应对突发公共卫生事件的能力，发挥中医药临床科研一体化支撑作用，不断改进诊疗方案和筛选有效方药。在国务院联防联控机制科研攻关组的部署下，积极推进中医药科研创新：首先，通过设立重点专项推进科研攻关，有力支撑临床救治；其次，启动应急研究专项遴选有效方药，并纳入国家诊疗方案；最后，对中医药诊疗方案进行临床疗效观察和评价。

（3）中医预防保健服务前移把好疫情防控关口

努力发挥中医药在治未病中的主导作用，前移疫情防控关口。探索并推广武昌中医药防控模式经验，服用中医药能够提高医学观察期人群的免疫力。中药早服、应服、尽服能够有效减少方舱医院轻症患者由轻症向重症发展。中西医结合治疗能够减缓重症患者向危重症方向发展，最大限度地提高救治效果。中医康复“套餐”能够加快出院恢复期人群的机体恢复。全国92%的确诊病例接受了中医药救治服务，中医药为全国疫情防控取得重大战略成果贡献了力量。

（二）医改阶段性成果在健康扶贫中作用凸显

2020年是我国全面建成小康社会收官之年，也是脱贫攻坚战决胜之年。“没有全民健康，就没有全面小康”，健康扶贫是脱贫攻坚战的重要一环。在健康扶贫攻坚路上，不断推动健康扶贫、深化医改和医疗服务体系建设工作齐头并进、融合发展，取得了明显成效。

1. 健全医疗保障制度，缓解因病致贫、返贫

（1）完善多层次医疗保障体系，减轻贫困人口医疗费用负担

对贫困人口实行应保尽保。贫困人口参加基本医保个人缴费部分由财政通过医疗救助给予补贴，将全部贫困人口纳入基本医保、大病保险、医疗救助三重保障制度覆盖范围，初步形成参保缴费有资助、基本保障有标准、补充保障有倾斜、医疗救助能托底、管理服务更高效、费用结算更便捷的综合保障格局。

通过构建三重综合保障制度梯次减负。首先，通过城乡居民医保解决贫困人口基本医疗保障问题，实际报销比可达60%；其次，推进居民高血压、糖尿病的门诊用药保障机制，实行大病保险补偿政策倾斜，贫困人口起付线降低50%，报销比例提高5个百分点，建档立卡贫困人口封顶线全面取消；最后，夯实医疗救助托底保障功能。通过三重综合保障制度，相对于一般人口，贫困人口报销比提高10个百分点左右，住院总体报销比可达约80%。

提高大病专项救治保障水平。为持续推进农村贫困人口大病专项救治工作，助力脱贫攻坚全面收官，国家卫生健康委、民政部、国务院扶贫办和国家医疗保障局联合印发《关于进一步扩大农村贫困人口大病专项救治病种范围的通知》（国卫办医函〔2020〕338号），大病专项救治病种扩大到30个，农村贫困人口大病救治和兜底保障制度基本建立。

（2）加强医保公共管理服务，增强贫困人口就医获得感

实行县域内住院先诊疗后付费和“一站式”即时结算，减轻贫困患者资金压力。实现每个贫困地区至少有一个县级医院纳入国家异地就医结算平台，并优化异地就医备案手续。国家医疗保障局通过完善“互联网+”医疗服务价格和医保支付政策，有力支撑“互联网+”医疗服务开展，提高医疗资源匮乏地区医疗卫生服务的可及性。同时，对因为本地医疗资源不足，在省域范围内异地就医的贫困人员，给予医保报销优惠政策，视同本地就医。

2. 全面提升县域医疗卫生服务能力，保障贫困人口享有基本医疗卫生服务

新医改通过着力加强县医院能力建设、“县乡一体、乡村一体”机制建设、乡村医疗卫生机构标准化建设，提升县域医疗卫生服务能力，全面解决贫困人口的基本医疗保障问题。

（1）加强县级医院能力建设，提高贫困地区综合医疗服务水平

县级医院是县域医疗卫生服务体系的龙头，承担着农村居民看病就医的重任。新医改十年全面提升县级医院综合能力，加大县级医院投入力度，进行全民健康保障工程建设；发挥对口支援优势，根据当地疾病谱有针对性地开展临床专科建设；开展远程医疗服务，有效促进优质医疗资源下沉，实现

所有国家级贫困县县级医院全覆盖，进一步延伸到乡和村一级，以提高危重症和疑难复杂疾病诊疗水平，进一步提高卫生服务的公平可及性。通过县级医院综合能力全面提升工程，实现了832个贫困县至少有1家公立县级医院，其中580家县级医院达到了二级医院水平，超过560家县级医院获评为二级甲等医院，45家县级医院被评为三级医院。贫困县县级医院收治病种数目的中位数已达到全国县级医院平均水平的90%，为解决贫困人口看病就医问题，建立防止因病致贫、返贫长效机制提供了有力保障。

（2）推进乡村医疗卫生机构标准化建设，提升贫困地区基层医疗服务水平

按照预防为主、关口前移的思路，着力加强县级及以下的基层医疗卫生机构能力建设。“十三五”以来，累计安排中央投资约780亿元，重点支持2000多个县级医院、2200多个乡镇卫生院（村卫生室）等项目建设。自2017年起，乡镇卫生院和村卫生室项目相关建设资金由地方政府负责筹集。2019~2020年，国家卫生健康委积极协调中央财政安排17亿元专项资金，用于支持贫困县实施乡村两级临床服务能力提升项目。按照填平补齐的原则，引导贫困地区根据地方财政状况增加投入，全面完成乡村两级医疗卫生机构的基础设施建设和医疗设备的合理配置。加强乡镇卫生院中医药科建设和村卫生室中医药设备配置。提升了乡村两级诊疗能力，推动了基层医疗服务能力和服务效率提升。人民群众在基层获得预防保健、疾病诊治的可及性大大提高，健康获得感显著提升。

（3）强化农村医疗卫生人才队伍建设，补齐贫困地区医疗卫生服务短板

新医改期间，加强乡村医生培养和培训，落实待遇保障，完善准入退出机制。通过农村订单定向医学生免费培养、“县聘县管乡用”、全科医生特岗计划和从县医院选派等方式，解决乡镇卫生院缺医问题。通过“乡聘村用”，解决村卫生室缺乏合格医生的问题。在脱贫攻坚中，中央财政按照6000元/（人·年）（2015年起8000元）的标准进行补助，已累计为贫困县各级医疗卫生机构免费培养5.6万余名本科定向医学生，其中已有2.4万

名定向医学生赴各乡镇卫生院履约。中央财政每人每年补助 5 万元，通过倾斜实施全科医生特岗计划，已累计为贫困地区招聘 3000 名全科医生。2019 年，贫困地区从县医院向乡镇卫生院派驻 4.8 万人，所有乡镇卫生院至少有 1 名合格医生，贫困地区基层医疗卫生服务能力薄弱的状况得到缓解。

3. 全面提升公共卫生防控能力，推动健康扶贫关口前移

（1）完善公共卫生服务体系，提升贫困人口疾病防控效能

新医改期间初步建成了以疾病预防控制、妇幼保健、精神卫生、采供血、应急救治、健康教育、计划生育和卫生监督等专业公共卫生机构为主体，基层医疗卫生机构为基础，各类专病垂直防控为脉络的公共卫生服务体系。

政府对于专业公共卫生机构的投入绝对数量不断增加，由 2009 年的 328.5 亿元增加到 2019 年的 1353.1 亿元。2009～2019 年专业公共卫生机构的总收入呈逐年上升趋势，2019 年达到 3017.6 亿元。2019 年我国专业公共卫生机构中卫生技术人员为 70.0 万人，比 2010 年增长了 43.7%。完善的公共卫生服务体系有效支撑了贫困地区坚持预防为主，实施重大传染病、地方病、尘肺病防治攻坚行动。

（2）实施公共卫生服务项目，改善贫困人口重点人群健康

持续扩大基本公共卫生服务覆盖面、优化服务内涵、提高服务质量，有效提升基本公共卫生服务均等化水平。深入实施农村妇女“两癌”（宫颈癌和乳腺癌）检查、增补叶酸预防神经管缺陷等公共卫生项目，并率先在贫困地区以县为单位实现全覆盖，累计惠及超过 2 亿人次。实施贫困地区新生儿疾病筛查项目，开展出生缺陷干预救助，努力提高出生人口素质。为贫困地区量身定制儿童营养改善项目。

（3）开展爱国卫生运动，确保贫困人口“少得病”

爱国卫生运动一直是我国卫生防病的重要法宝。新医改以来，我国广泛发动群众，深入开展爱国卫生运动，特别是党的十八大以来，爱国卫生运动进一步强化党和政府的领导，组织发动群众开展了一系列活动，强化环境卫生整治，实施贫困地区健康促进行动，提高贫困地区村民和全体中小学生健

康素养基本知识和技能。2019 年农村健康素养水平达到 15.67%，较 2018 年提升 1.95 个百分点，农村健康素养水平稳步提升。

三 “十四五”时期医改面临的形势与问题

“十三五”时期卫生健康事业加速发展，医疗卫生资源总量不断增加、结构持续改善、质量快速提升，卫生健康治理能力和水平不断提高，主要健康指标居于中高收入国家前列，人民群众获得更多健康实惠，健康中国建设实现良好开局；“十四五”时期，深化医药卫生体制改革仍面临新形势、新任务和新要求。

（一）“十四五”时期医改面临的机遇与形势

1. 人民群众多层次多样化需求提出的新要求

伴随社会经济发展进入新阶段，人民生活水平和健康素养不断提高，卫生健康需求日益增长。城镇化建设和大规模的人口流动对均衡区域卫生健康资源配置，提高基本医疗卫生服务的公平性、可及性和便捷性提出更高的要求。同时，老龄化社会的迅速到来、慢性病服务需求的快速增加等多重复杂的健康挑战，对我国卫生健康服务模式也提出新的挑战。

2. 卫生健康事业高质量发展提出的新方向

高质量发展是“十四五”时期我国各项事业发展的总要求，是助力我国实现跨越式发展的关键。在医学科技的快速发展、居民对获得更高安全感和方便快捷的健康服务的客观需求以及卫生健康系统提质增效发展的现实背景下，卫生健康事业作为重要的民生工程，增加优质服务供给，提高卫生体系整体服务质量，是社会发展的形势所趋和民心所向。

3. 解决发展不平衡不充分提出的新任务

“健康中国”建设是我国全面建设社会主义现代化国家的重要组成部分，将健康融入所有政策，体现了以习近平同志为核心的党中央对保障人民健康的决心。而卫生健康事业面临的突出问题集中体现在发展不平衡不充分上，资源总量仍然不足，卫生健康资源分布不均衡，区域发展不协调，城乡卫生服务能力差距较大以及公共卫生体系建设薄弱等问题仍然影响着人民群众的获得感。着力解决发展不平衡不充分问题是现阶段卫生健康事业发展面临的重要形势。

（二）“十四五”时期医改面临的问题与挑战

构建新型卫生健康服务体系需要进一步深化体制机制改革，现阶段深化医改仍面临制约体制机制改革的关键问题和挑战。

1. 医药卫生体制改革的整体性系统性协同性不足

注重系统性、整体性、协同性是全面深化医药卫生体制改革的内在要求，也是推进改革的重要方法。医药卫生体制改革的整体性系统性协同性不足主要体现在以下几点。

一方面，医疗、医保和医药的协同性有待进一步提高，从医药卫生体制改革的整体目标来看，需要提高居民的健康水平，由以治病为中心转向以健康为中心，但是相关的医疗保障支付制度等仍以控制医疗费用为核心，预防性的健康服务尚未纳入保障范围。2020 年为应对新冠肺炎疫情，将新冠疫苗费用纳入保障范围，开启了有益探索，但在上述方面仍需要制度性安排和探索。随着大范围药品和耗材集中招标采购和零差率销售，药品和耗材价格降低，医疗服务价格需要相应调整，药品耗材的合理使用也应同步推进，但是相关改革尚未完全实现联动，改革措施难以形成合力。医疗服务和公共卫生服务体系的协同性不足，专业公共卫生机构、综合和专科医院、基层医疗卫生机构“三位一体”的协作机制尚未完全建立，医疗和预防机构配合不默契，服务整合度不高，信息不畅通，尚不能提供以健康为中心的整合服务。基层医疗卫生机构医疗服务能力弱化，开展公共卫生服务的能力相对不足，居民对其缺乏信任；疾病预防控制机构对基层医疗卫生机构预防保健和公共卫生工作指导不够、疾病综合防控工作落实不到位等。

另一方面，我国医疗卫生服务体系内部改革的系统性不足，医疗资源配置向大医院集中的趋势仍未改变。从医院床位数量看，由 2008 年的 288. 29

万张迅速扩张至2019年的686.65万张，增长了138.18%。而基层医疗卫生机构的床位数量增长幅度相对较小，由2008年的97.10万张增加到2019年的163.11万张，增长了67.98%，基层医疗卫生机构床位数量占总床位数的比例从24.1%下降到18.52%，下降了5.58个百分点。资源配置的不均衡导致分级诊疗难以实现，近年来基层医疗卫生机构、二级医院的服务量占比总体呈下降趋势。

2. 落实新卫生工作方针、实现健康中国的短板较为明显

贯彻预防为主、以基层为重点的卫生工作方针是我国卫生健康事业长期以来的基本原则，但是从政府投入的方向和力度看，公共卫生体系和基层医疗卫生机构尚未成为重点。公共卫生机构的财政拨款收入占医疗卫生机构财政拨款总收入的比例由2010年的23.73%下降到2019年的20.09%，疾病预防控制中心的财政投入总量占医疗卫生机构财政投入总量的比例由2009年的12.74%下降到2019年8.57%，说明公共卫生工作尚未得到充分的重视。我国公共卫生人员数量仅占全国卫生人员总数的6.93%。[①] 2009~2018年，疾病防控系统从业人员数量减少4.5%，不足2004年总量的90%。2008年，我国每个卫生监督技术人员需要监督的机构数量为16.51个，2019年增加到20.90个。不同类型的公共卫生机构人力短缺问题较为明显。

健康融入所有政策是我国新时期卫生工作方针的重要转变，注重建立大卫生、大健康的管理机制和治理体系，全方位防控疾病风险是未来卫生健康治理的重要特点。从目前健康中国建设的情况看，有效的多部门协调机制尚未建立，特别是在推进健康优先发展战略过程中，全面改变相关部门的基本观念，提高其对卫生健康事业的重视程度，仍需要长时间的探索和完善。新冠肺炎疫情防控树立了多部门协作开展健康治理的典范，但是相关制度性、长期性的政策措施和协调机制尚未建立，需要在未来建设健康中国的过程中，着眼于大健康、大卫生，与交通、环境、教育等更多部门开展广泛合

① 国家卫生健康委员会编《中国卫生健康统计年鉴（2020）》，中国协和医科大学出版社，2020。

作，明确相关的协作机制，有效推动健康中国建设。

3. 推进卫生健康事业高质量发展的制度体系仍需完善

建立以健康为核心的发展机制，提高可持续发展能力，对于维护卫生健康体系的活力、发展至关重要。我国医药卫生体制改革过程中，制度体系的关键环节仍存在诸多不合理的制度要素需要进一步改革与完善。

价格机制是推动卫生健康事业可持续发展的关键，也是医疗保障制度制定支付标准的基本依据。医疗价格的扭曲和不合理，必然会导致医疗服务行为的变化。中国医药卫生体制改革将调整医疗服务价格作为核心工作之一，各地积极探索，稳步推进，寻找破解医疗服务价格运行困境的方式。从整体上看，建立公益性的、基于医疗服务价值的价格体系尚处于初步探索阶段，价格与成本的关系、调整机制等一系列问题尚未完全明确。研究表明，基层医疗卫生机构提供的大部分服务项目（包括临床诊疗、护理、中医康复等）的均衡价格（市场供给量与需求量处于均衡状态下的价格）比实际价格高，最多高 1.5 倍，[①] 目前服务价格难以真实反映医务人员的技术劳务价值。

能否建立符合行业特点的薪酬机制，充分体现医疗劳务价值，形成合理的利益驱动机制，调动医务人员的积极性，影响医药卫生体制改革的成效。“两个允许”政策能极大地调动医务人员的工作积极性，但作为公益性事业单位，政府办医疗机构在严格的预算管理下实施“两个允许”政策存在困难，特别是基层医疗卫生机构实施公益一类管理措施，限制了薪酬的整体水平，需要进一步明确“两个允许”政策在基层医疗卫生机构以及公共卫生机构中的实施路径。在薪酬筹资来源尚未明确、难以突破的情况下，公立医院大多将医务人员的个人收入与医院的经济收入挂钩，基层医疗卫生机构缺乏有吸引力的薪酬政策支撑，符合行业特点、体现医务人员劳务价值的薪酬体系政策仍未完全建立，特别是对于薪酬水平、资金来源、增长机制等关键问题，尚未形成统一的政策或认识。

从我国医疗卫生机构的筹资机制看，政府投入重点满足 6 项基本发展

---

① 王俊、朱静敏：《基层医疗服务价格怎么调》，《中国卫生》2017 年第 3 期。

需求尚未落实到位、医疗服务定价尚未完全体现劳务价值、医保按病种以及 DRG 支付等方式无法摆脱以治病为中心的筹资机制。医疗卫生机构不合理的筹资机制导致了一系列问题，包括大处方、大检查等。药品耗材等流通领域改革，实施零差率销售，进一步压缩了医疗机构的筹资来源，迫切需要改革相应的政策措施以满足医疗卫生机构正常运营需求。未来的改革，需要以筹资机制改革为核心，进一步推动医防融合、贯彻预防为主。在更好地应对公共卫生危机、提高健康水平方面，建立以健康绩效为核心的筹资机制至关重要，包括政府投入、公共卫生资金、医疗保险资金等多种筹资来源的有效整合与综合补偿机制等，只有实现补偿与健康水平的变化有机结合，才能充分调动医疗卫生机构的积极性和主动性，更好地护佑健康。

4. 以人民为中心的发展思想贯彻落实尚不彻底

在防控新冠肺炎疫情的过程中，我国坚持人民至上、生命至上，制定了一系列有效的措施，体现了社会主义制度的优越性。新一轮医药卫生体制改革坚持以人为本的发展理念和思想，不断提高居民的获得感、安全感和幸福感，但改革工作仍存在较大的提升空间。从居民以及医务人员的实际感受情况来看，公共卫生服务等医药卫生体制改革成果给居民带来的实际感受不明显，对于居民健康档案、家庭医生签约服务等是否真正解决了居民的医疗服务需求还有待于进一步考证。2018 年全国三级公立医院考核结果显示，作为医改的主力军，医务人员满意度仍然不高，尚未切实感受到医改带来的好处，特别是在薪酬福利、工作内容和环境等方面，医务人员的积极性还需进一步调动。

在破解看病难看病贵方面，成效还不够明显。2011 年后，我国卫生总费用的增长率均高于我国人均 GDP 增长速度，且高于 10%。卫生总费用高于政府卫生投入增长和经济发展水平增长，对于居民来说，医疗费用增长速度超过收入增长。为破解看病贵问题，需要采取更加有效的措施。开展药品耗材集中招标采购后，大大降低了药品耗材费用，部分抗肿瘤等高价值药品纳入医保药品目录，但是由于保障能力有限、受医保总额限制等因素，部分医疗机构使用国家谈判药品和高值药品的积极性不高，同时医保支付适应症等限制，可能影响居民的实际感受。

总体来看，我国医药卫生体制改革仍存在一定的问题和挑战，改革工作将是长期性、系统性工程，需要长远谋划、做好顶层设计，加强制度建设，推进系统改革，大力推进多部门合作，保证医药卫生体制改革工作完成既定目标，惠及亿万群众。

四 “十四五”时期医改展望

随着新医改的深化，加强医疗卫生服务体系建设的路径也需结合新阶段新任务新要求进行有序调整和稳步实施，基于“全面推进健康中国建设”重大任务，“十四五”时期深化医改的使命是扎实推进新发展阶段卫生健康事业高质量发展，均衡推进各项改革措施，推动优质医疗资源扩容和均衡布局，不断提高居民获得感和满意度，积极应对人口老龄化、新冠肺炎疫情防控任务以及居民对卫生健康服务日益增长的需求等客观现实，着力在体制机制上深化改革进程。

（一）进一步改善医药卫生体制改革全局性、集成性和有效性

“三医”联动协同推进医药卫生体制改革工作力度不断加强。卫生健康和医保部门、药品生产和流通部门相关政策、改革措施同步推进，协同发力，更好地发挥政策合力，深入推进医药卫生体制改革工作。围绕卫生健康事业筹资补偿机制、利益驱动机制，协同推进多领域、全方位、系统性改革措施，整合政府投入机制、医疗保障战略购买机制、药品集中招标采购等流通领域改革，加强监管推进医疗服务行为合理化，调整医疗服务价格以及绩效考核转变补偿方式等制度措施，形成医疗卫生机构补偿合理、运行良好、医务人员积极性高、更加关注居民健康的良性利益驱动机制，推动卫生健康事业可持续发展。医药卫生体制改革措施执行效率大幅度提高，改革成效不断显现，有效提高人民群众的获得感。

卫生健康服务供给侧结构性改革的集成性、有效性不断提高。卫生健康服务体系全面贯彻预防为主的工作方针，为人民群众提供全方位、全生命周期的医疗、公共卫生和健康管理服务。公共卫生服务体系与医疗卫生服务体系有效联动，协同推进，针对妇幼人群、老年人群、残疾人群等的心理健康、心脑血管疾病、肿瘤等社会普遍关注的问题，采取更加有效的综合防控措施，提高早防早诊早治水平，有效防范重大疾病风险，卫生健康体系的整体效率大幅度提高。不断充实和丰富卫生健康服务内涵、扩展服务内容，在做好公共卫生服务项目的基础上，推进医养结合、医体结合、医教结合等，提高医疗卫生健康服务的全面性、系统性、有效性，满足人民群众的健康需求。充分利用社会资源，完善长期护理、康复服务、临终关怀等服务体系，形成政府与市场相结合、公立与民营互为补充、专业机构和非专业机构分工协作的全方位、全周期健康服务模式，更好地推进健康中国建设。

（二）推动建立更加优质高效的医疗卫生服务体系

积极发展高质量高水平医疗服务高地。通过大力推进国家医学中心和国家区域医疗中心建设，医疗卫生服务体系服务质量和服务能力得到全面提升。特别是针对中西部医疗卫生资源相对薄弱、高技术服务能力不足的地区，加强国家层面的投入和技术援助力度，提高疑难重症治疗水平和诊疗能力。大力发展国家级、世界级医学高峰，提高国家医学中心、国家区域医疗中心的科研能力、创新能力，围绕医疗器械、药品、疫苗等“卡脖子”医疗技术难题，联合各种资源，开展科研攻关，推进技术创新，力争进入全球卫生科技创新前沿，引领全球医学发展。国家区域医疗中心服务能力和水平不断提高，进一步提高医疗服务的同质化、均衡化水平，特别是提高心脑血管疾病、肿瘤、重症急救水平等，有效解决当地居民的医疗服务需求。

有效补齐公共卫生与基层医疗服务体系短板。不断加大政府投入和人才建设力度，建设强大的公共卫生服务体系。明确政府投入向公共卫生机构倾

斜的政策导向，实验室等基础设施建设水平大幅度提高。破除束缚卫生人才队伍发展的体制机制，营造调动卫生人才积极性的政策环境，加快建立与现代化疾病防控体系相适应的人才培养与使用、激励机制，[①] 及早补齐公共卫生人才发展短板，[②] 特别是病原学鉴定、实验室检测、流行病学、现场调查等专业人才。公共卫生机构的运行效率不断提高，活力不断增强，专业技术水平有效改善，具备防控重大公共卫生危机风险的能力。大力推进医联体、医共体等建设力度，吸引大医院医生参与家庭医生签约、家庭医生团队建设，协同提供居民所需的基本医疗和公共卫生服务。基层医疗卫生机构通过平台化建设模式，不断推进基层医疗卫生机构服务价格、技术设施、诊疗项目的同质化、均衡化，服务内容更加丰富，服务模式不断创新，服务质量充分保证，有效提高基层服务能力和水平。

推动完善更加高效顺畅的医疗卫生体系、体制机制。建立以维护公益性和健康为核心的补偿机制，整合政府投入、医保支付、价格调整等体制机制，统筹政府财政投入、公共卫生资金、医保资金等，建立以健康绩效、健康水平改善为核心的投入机制，通过经济激励，推动医疗机构、公共卫生机构以及养老、体育等组织协同运作、有效合作，为居民提全方位、全周期的健康服务。建立基于医疗服务成本的价格体系，深入开展成本核算，实时调整医疗服务价格或医疗保障支付标准，维护医疗卫生机构基本运行和正常发展需要。针对医疗卫生服务机构、公共卫生机构，加强绩效考核和监督，将提高医疗服务质量和水平、防控公共卫生风险、扩大和提高公共卫生服务普及面和有效性等作为核心予以考核评价，建立适宜的薪酬激励制度。在维护医疗卫生机构公益性的基础上，充分调动公共卫生人员和医务人员的积极性、主动性、创造性。医疗卫生机构充满活力，更加主动地维护居民健康。

---

① 《对医师队伍管理情况和执业医师法实施情况报告的意见和建议》，中国人大网，2019 年 5 月 14 日，http://www.npc.gov.cn/npc/c22242/201905/14c2aa6cad8a4945a2b1019dd9a3a062.shtml。

② 《习近平：构建起强大的公共卫生体系　为维护人民健康提供有力保障》，中国政府网，2020 年 9 月 15 日，http://www.gov.cn/xinwen/2020-09/15/content_5543609.htm。

（三）不断提高卫生健康事业治理现代化水平

更好地落实和执行卫生健康优先发展战略。大力推进健康中国建设，有效实施健康融入所有政策等卫生工作方针，推动各部门协作；围绕提高群众健康水平，建立制度化、法治化的健康风险评估机制，不断推进风险评估机制落实到位；有效防控来自各个方面的健康风险，推进烟草控制、食品安全和营养、大气污染防治、体育设施配置、绿地公园规划、交通事故防范、工业设施健康影响等领域的健康风险和影响评估。加强部门协作和沟通，不断提高相关部门对健康影响、健康风险防控的重视程度，特别是烟草行业、酒精行业、食糖行业等，推进相关干预措施落实到位。结合新冠肺炎疫情防控中的健康治理经验，不断提高卫生健康部门在社区治理、公共治理中的作用和地位，落实健康优先的发展策略，不断提高全社会健康治理水平。

人民群众积极参与自身健康管理，健康素养不断提高。鼓励和推动人民群众参与个人自身健康管理，为自身健康负责。大力实施健康教育和健康促进，建立完善的补偿机制和绩效考核机制，针对青少年、职业人群、老年群体等，开展更加深入、全面、有效的健康教育和健康促进活动，不断提高居民的健康素养。探索适宜的经济激励机制等，例如针对不吸烟、进行良好的体育锻炼等健康行为生活方式，探索降低保险费用缴费额度、发放健身券等，鼓励居民养成良好的行为生活方式，形成鼓励个人健康投入的激励机制等，建设全民共建共享的卫生健康管理模式。

更加充分合理地应用大数据等新技术。充分运用互联网、物联网、5G、大数据等新技术手段，不断提高卫生健康服务现代化水平。互联网医疗更加规范，应用更加充分，有效提高了卫生健康服务的便利化、全面化、系统化水平。充分运用信息化、大数据手段开展更有针对性的健康教育和健康促进，实施更加有效的健康管理，疾病干预措施的全面性、深入性、普及性不断提高。充分利用大数据开展风险预警，监测范围、监测准确性、智能性不断提高，有效防范不同领域的公共卫生风险。有

效整合各个领域的卫生健康大数据信息，实时评估政策实施效果以及存在的问题，不断提高卫生健康循证决策能力，全面提高卫生健康治理水平和能力。

（四）推动形成多级防控、有序就医的新发展格局

卫生健康服务供给侧发展模式发生深刻变革。逐步实现以治病为中心向以健康为中心转变，通过实施健康融入所有政策，多部门合作、联动，多级防控体系充分发挥作用，建立了更加全面有效的多级疾病防控和健康干预模式。通过筹资机制、绩效考核机制改革，加强战略规划和顶层体制机制改革，医疗卫生机构积极参与疾病的早期预防和早期诊治，转变依靠治疗病人获得收益的运行模式，投入和考核以提高居民健康水平为核心。公共卫生机构全面参与健康风险防控，针对各个生命周期的重点健康问题和风险因素，采取一系列干预措施，不断提高风险干预的广度和深度，实现多级、多层、全面的健康风险防控，医疗卫生服务体系的服务模式实现根本性转变。

推动形成分级诊疗、有序就医的发展格局。不断加强宏观规划和协调，持续推进体制机制改革，促进优质医疗资源下沉，破除人事、薪酬制度制约，充分激发基层医疗卫生机构活力，不断提高医务人员的积极性，显著改善基层医疗卫生机构服务能力，切实满足居民的医疗服务需求。同时，完善医保战略购买、政府投入机制等分级诊疗政策支撑环境建设，推动医保支付制度改革向门诊统筹机制和医联体总额付费转变，助力分级诊疗目标实现。以发展 DRG 付费、DIP 付费和创新慢性疾病康复、护理服务支付方式为重点，推进急慢分开。[①] 分级诊疗综合改革措施成效逐步显现，有序就医格局逐步形成。

---

① 《国务院深化医药卫生体制改革领导小组简报（第 129 期）以医保支付方式改革为抓手推进分级诊疗制度建设》，中国政府网，2020 年 12 月 4 日，http://www.nhc.gov.cn/tigs/ygjb/202012/40b881b0cfe44deb91c113c048a99d46.shtml。

（五）新阶段卫生健康事业高质量发展愿景绘就

充分贯彻落实以人民为中心的发展理念。人民群众的获得感、幸福感作为检验医药卫生体制改革成效的金标准，在改革的各个领域、各个环节得到充分贯彻和落实。不断提高医疗服务的质量和水平，切实提高解决疑难重症、急症的能力，有效满足居民医疗服务需求。切实控制医疗费用增速，转换医疗卫生服务体系筹资机制，加大药品耗材集中招标采购力度，降低价格，同时加强医疗服务合理使用监管，有效控制医疗费用增长。不断提高卫生健康服务的智能化、便利化水平，切实改善服务感受。

不断提高卫生健康事业公益属性。切实执行各项医改政策要求，确保政府卫生投入按预算执行到位，综合考虑期望寿命、患病率及死亡率、公共卫生风险防控需求等因素，明确政府卫生投入的适宜标准，科学合理地加大政府卫生投入水平。更加注重公共卫生服务项目、预防保健机构的投入水平，加大疾病预防控制机构、卫生监督机构的投入力度。建立合理的财政分担机制，各级政府卫生投入责任更加明确，中央和地方支出责任更加合理，建立事权和财权相匹配的卫生健康投入机制。持续推进医疗卫生机构财务管理制度改革，实施更加合理的预算管理制度，提高医疗卫生机构的自主性和主动性，在不断提高医疗卫生机构活力和效率的基础上，切实维护卫生健康事业的公益性。

显著改善卫生健康事业发展的公平性。不断优化不同地区之间的优质医疗卫生资源配置，通过医联体、医共体、互联网医疗等措施，显著提高城乡之间优质医疗卫生资源配置的均衡性。不断完善医疗保障制度建设，针对妇幼、老年、残疾等弱势群体，制定差异性保障措施，包括减少缴费、提高补偿水平、建立多层次保障体系等，有效防范因病致贫、因病返贫。不断提高居民健康水平，不断提高社会满意度。

有效防范公共卫生危机，推动经济社会可持续发展。社会各界积极参与健康中国建设，普遍重视卫生健康事业发展，转变发展理念，相关责任主体明确应对公共卫生风险和事件的基本责任，具备相应的能力，准确高效地处理行业风险因素和公共卫生事件，危害社会安全的健康风险因素得到有效防控。公共卫生社区治理水平不断提高，居民参与意识和基本知识技能水平不断提高，公共卫生风险群防群控落实到位，社会培训演练等有序开展，全社会卫生应急能力不断提高。

专题报告

Special Topics

B.2
关于加强公共卫生防护体系建设的问题与对策研究

饶克勤*

摘　要：新冠肺炎是近百年以来人类遭遇的最为严重的公共卫生危机，对全球公共卫生、社会和经济造成了破坏性影响。本报告从充分认识织牢国家公共卫生防护网的重大意义出发，系统总结了我国公共卫生体系的发展及其对国民健康改善的贡献，深入分析了当前我国公共卫生体系面临的公共卫生体系发展滞后、疾病预防控制机构功能定位尚需优化、疫情监测预警和应急反应能力有待加强、医防服务体系融合及公共卫生体系内激励约束机制有待完善等主要问题与短板，进而以问题为导向，提出建立健全"国家基本公共卫生制度"、贯

* 饶克勤，教授、全国政协委员、政协科教卫体委员会委员、中国卫生经济学会会长、第二十五届中华医学会副会长，清华大学、北京大学特聘教授，研究生导师，主要研究方向为生物统计流行病学、卫生经济学、卫生信息学、公共卫生管理和卫生政策研究。

彻落实健康融入所有政策、明确各级公共卫生机构功能定位、提高公共卫生服务覆盖范围和水平、加强基层卫生组织能力建设、强化公共卫生体系建设保障机制等六大织牢国家公共卫生防护网的总体目标和改革完善疾病预防控制体系、加强监测预警和应急反应能力、健全重大疫情救治体系、完善公共卫生法律法规、发挥科技在重大疫情防控中的支撑作用等五大当前织牢国家公共卫生防护网的主要任务，为推进健康中国建设，切实维护国民健康夯实根基。

关键词：　公共卫生体系　防护网　健康中国

2020 年 6 月 2 日，习近平总书记在北京主持召开专家学者座谈会并发表重要讲话。总书记强调："只有构建起强大的公共卫生体系，健全预警响应机制，全面提升防控和救治能力，织密防护网、筑牢筑实隔离墙，才能切实为维护人民健康提供有力保障。"[①] 十九届五中全会通过的《中共中央关于制定国民经济和社会发展第十四个五年规划和二〇三五年远景目标的建议》提出：全面推进健康中国建设。把保障人民健康放在优先发展的战略位置，坚持预防为主的方针，深入实施健康中国行动，完善国民健康促进政策，织牢国家公共卫生防护网，为人民提供全方位全周期健康服务。[②] 织牢国家公共卫生防护网，是践行生命至上和国家安全的重要基础，是实施健康中国战略的重要支撑，也是新冠肺炎疫情防控取得战略性成果的重要经验。[③]

① 《习近平：构建起强大的公共卫生体系　为维护人民健康提供有力保障》，中国政府网，2020 年 9 月 15 日，http：//www. gov. cn/xinwen/2020 -09/15/content_ 5543609. htm。

② 《中共中央关于制定国民经济和社会发展第十四个五年规划和二〇三五年远景目标的建议》，中国共产党新闻网，2020 年 11 月 4 日，http：//cpc. people. com. cn/n1/2020/1104/c64094 -31917780. html。

③ 饶克勤：《织牢国家公共卫生防护网》，《人民政协报》2021 年 2 月 10 日，第 7 版。

一　充分认识织牢国家公共卫生防护网的重大意义

（一）织牢国家公共卫生防护网，首先要认识公共卫生风险及其影响的严重性

习近平总书记在讲话中指出："人类健康是社会文明进步的基础……在人类社会发展长河中，传染病始终是重大威胁。一部人类文明史可以说是人类同瘟疫斗争的历史。天花、鼠疫、出血热等重大疾病都造成了骇人听闻的致死人数和巨大的破坏。进入21世纪，随着人类活动范围扩大、跨境流动频繁，病原体快速扩散到全球的条件不断发展，新发传染病平均每年出现1种，严重威胁人类健康。以冠状病毒为例，新世纪以来已经发生过3次大的流行：2003年的非典、2012年的中东呼吸综合征、2019年的新冠肺炎。"①

全球正处在史上疾病传播速度最快、范围最广的时期。病原微生物变异能力较强，即使同类病毒都可能表现出感染力、致死率、免疫力的巨大差异。新冠肺炎疫情的传播速度、感染范围、防控难度都远远超过前两次。除传染病外，自然灾害、环境破坏、社会不稳定因素导致的突发公共卫生事件，以及慢性病"井喷式"增长，严重威胁人民群众的生命安全和身体健康。

习近平总书记指出："如果疾病控制不力、传染病流行，不仅人民生活水平和质量会受到重大影响，而且社会会付出沉重代价。"② 以新冠肺炎疫情为例，截止到2020年底，新冠肺炎疫情已经在190多个国家流行，导致8400余万人感染，182万人死亡。新冠肺炎疫情平均每个月给全球造成

---

① 《习近平：构建起强大的公共卫生体系　为维护人民健康提供有力保障》，中国政府网，2020年9月15日，http：//www. gov. cn/xinwen/2020－09/15/content_ 5543609. htm。

② 《习近平：构建起强大的公共卫生体系　为维护人民健康提供有力保障》，中国政府网，2020年9月15日，http：//www. gov. cn/xinwen/2020－09/15/content_ 5543609. htm。

 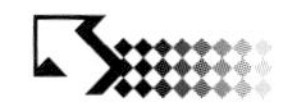

3750 亿美元的经济损失，全世界已经失去了 5 亿多个工作岗位。人类发展自 1990 年开始计量以来首次出现严重倒退。①

（二）织牢国家公共卫生防护网，要加强对公共卫生体系建设重要性和迫切性的认识

构建强大的公共卫生体系是践行生命至上理念的基础。健康是社会文明进步的基础。新中国成立以来，党和政府高度重视公共卫生体系建设，坚持预防为主，建成世界最大公共卫生防护网，大力开展爱国卫生运动，彻底改变了旧中国“大疫年年有”的局面。习近平总书记在讲话中指出，重大疫情对人类健康和经济社会发展的巨大破坏作用，强调构建强大的公共卫生体系是预防控制传染病、维护国民健康的有力武器。必须深刻认识构建强大的公共卫生体系的重要性、迫切性，为人民健康织紧织密“防护网”、筑牢筑实“隔离墙”。②

构建强大的公共卫生体系是国家安全的保障。人民安全是国家安全的基石。党的十八大以来，习近平总书记始终从总体国家安全观出发，将防控新发突发传染病作为生物安全的重大问题，提升到国家战略和综合安全层面统筹谋划，整体部署。③ 习近平总书记指出：“这次新冠肺炎疫情，是 1918 年大流感以来全球最严重的传染病大流行，是第二次世界大战结束以来最严重的全球公共卫生突发事件，其复杂性、艰巨性前所未有，对全球经济社会发展的冲击前所未有。”④ 我们必须高度警惕和防范，坚持以总体国家安全观为统领，加快构建强大的公共卫生体系，时刻防范卫生健康领域各类重大风险。

构建强大的公共卫生体系是实施健康中国的重要支撑。党的十八大以来，以习近平同志为核心的党中央高度重视维护人民健康，做出实施健康中

---

① 《古特雷斯：新冠疫情致使 5 亿个岗位消失，全球经济每月损失约 3750 亿美元》，新浪网，2020 年 10 月 26 日，https：//news. sina. com. cn/w/2020 - 10 - 26/doc - iiznctkc7690330. shtml。

② 饶克勤：《织牢国家公共卫生防护网》，《人民政协报》2021 年 2 月 10 日，第 7 版。

③ 习近平：《构建起强大的公共卫生体系为维护人民健康提供有力保障》，《求是》2020 年第 18 期。

④ 《习近平：构建起强大的公共卫生体系　为维护人民健康提供有力保障》，中国政府网，2020 年 9 月 15 日，http：//www. gov. cn/xinwen/2020 - 09/15/content_ 5543609. htm。

国战略的重大决策，发布实施《“健康中国2030”规划纲要》。党的十九大将实施健康中国战略纳入国家整体发展战略，特别强调公共卫生体系建设，做出优先安排。党的十九届四中全会提出“强化提高人民健康水平的制度保障”，将加强公共卫生服务体系建设、及时稳妥处置重大突发新发传染病作为治理体系和治理能力现代化的重要目标和职责。[①] 公共卫生体系建设需要补短板、堵漏洞、强弱项，为推进健康中国建设夯实根基。

二　我国公共卫生体系建设的进展与短板

（一）我国公共卫生体系建设的进展

公共卫生体系是一个国家为了公众健康由政府主导，相关部门、专业机构、社会组织等各尽其责、协作联动，综合运用法律规制、组织保障、管理机制、资源配置、技术支撑等措施，向全社会提供适宜的公共卫生服务的有机整体。[②]

新中国成立以来，我国不断加强公共卫生体系建设。一是完善政府职能，组织保障机制和公共卫生法律法规体系；二是建立公共卫生均等化制度，逐步完善公共卫生筹资机制；三是不断提高卫生治理能力和治理水平，有效应对重大公共卫生问题；四是建立健全各级各类公共卫生专业机构和基层医疗卫生机构。

我国建成了世界规模最大的公共卫生服务体系。据统计，2019 年我国公共卫生系统各类专业机构共 1.6 万个（其中：CDC3403 所、专科防治 1128 所、妇幼保健 3071 所、卫生监督 2869 所），专业人员为 89.6 万人；基层卫生机构共 95 万个，基层卫生人员为 416.1 万人。[③]

---

① 《习近平：构建起强大的公共卫生体系　为维护人民健康提供有力保障》，中国政府网，2020 年 9 月 15 日，http：//www. gov. cn/xinwen/2020 - 09/15/content_ 5543609. htm。

② 郝模等：《新时代公共卫生体系的思考与研究》，《上海预防医学》2017 年第 12 期。

③ 国家卫生健康委员会编《中国卫生健康统计年鉴（2020）》，中国协和医科大学出版社，2020。

（二）公共卫生发展对我国人民健康改善的贡献

我国人均期望寿命已达到77.3岁，比全球平均水平高出5岁。专家研究表明，我国期望寿命增量中，公共卫生发展的贡献率达到78%。公共卫生事业几十年的发展，直接促使传染性、母婴和营养相关问题的疾病负担下降近80%，目前我国这些疾病的死亡率水平与很多发达国家持平。

一是妇女儿童死亡率持续下降，城乡差异缩小。2019年，我国孕产妇死亡率下降到17.8/10万、婴儿死亡率下降到5.6‰，接近发达国家水平。孕产妇、婴儿死亡率城乡差异明显缩小，目前分别缩小到2.1/10万、3.2‰以内。

二是传染病和重大感染性疾病得到有效控制。2019年，甲、乙类传染病报告发病率已经下降至220/10万，死亡率下降到1.8/10万。消灭了天花、脊髓灰质炎，基本消灭了丝虫病、麻风病等疾病，有效控制了霍乱、鼠疫、回归热、黑热病、斑疹伤寒等严重的传染性疾病，基本控制了性病、麻疹、血吸虫病、疟疾以及一些寄生虫病和地方病。

三是基本公共卫生服务覆盖面持续扩大。国家实施14大类45项基本公共卫生服务均等化项目，人均财政补助标准提高至69元。国家免疫规划疫苗从4种扩大到14种，可预防的传染病从6种扩大到15种。90%的孕产妇、92%的儿童纳入系统保健。国家实施慢性病管理，纳入规范化管理的高血压患者超过1.2亿人，糖尿病患者近4000万人。

四是影响健康的风险因素控制日益加强。持续开展爱国卫生运动，环境污染治理、城乡卫生状况明显改善。国家卫生城市达到46%，农村饮水安全、卫生厕所、垃圾处理等问题得到基本解决。全民健康素养水平由2009年的6.48%提高到2020年的23.15%。健康生活方式行动和全民健身运动参与人数增加。食品药品安全监管体系、风险监测评估体系、法律法规与相关安全标准等进一步完善，执法力度持续加大，食品药品安全稳中向好。

五是公共卫生应急体系和能力建设得到加强。2003年非典事件以后，围绕“一案三制”，我国总体建立了自上而下、分级负责、属地管理的卫生应急管理体制，健全了法律法规和预警预案体系与多部门联防联控的工作机制。全国分区域建设了4大类58支国家级卫生应急队和2万支100万人的地方卫生应急队伍。公共卫生各项应急能力水平显著提升，成功应对了一系列突发重大公共卫生事件，避免了大规模人员伤亡和严重的经济损失。

（三）当前公共卫生体系面临的主要问题和短板

习近平总书记指出：这次应对疫情，我国公共卫生体系、医疗服务体系发挥了重要作用，但也暴露出来一些短板和不足，必须正视存在的问题，加大改革力度，抓紧补短板、堵漏洞、强弱项。①

第一，公共卫生体系发展滞后于人民日益增长的健康需要。一方面，传统传染病和公共卫生问题尚未得到有效控制，突发公共卫生事件的应急能力尚不适应诸多需求。许多新发、再发传染性疾病和慢性非传染性疾病不断涌现。另一方面，公共卫生服务体系缺乏转型的动力与激励，其体系设置、资源配置、工作方式仍然停留在“生物医学”模式，新医改的“四梁八柱”建设中，公共卫生服务体系改革推进明显滞后。

第二，疾病预防控制机构功能定位有待优化。新冠肺炎疫情暴露出一些疾控机构机制不活、能力不强、动力不足、防治结合不紧密等问题。在管理体制上，各级疾病预防控制机构分工不明、职能相近、上下联动不强。企事业单位改革将CDC划归公益一类事业单位，但政府财政投入却十分有限，2019年，全国CDC财政投入占政府卫生总支出比例仅为7.23%。

第三，疫情监测预警与应急反应能力尚需加强。2003年非典事件以后，国家建立了传染病网络直报系统，但对于不明原因疾病和异常健康事件的监测预警，敏感性和准确性均不高，多点触发机制、实时分析、集中研判的能力不强，政府行政部门、医疗救治机构与疾病预防控制机构之间的信息未能

---

① 饶克勤：《织牢国家公共卫生防护网》，《人民政协报》2021年2月10日，第7版。

实现互联互通与共享，应急决策所需的信息和技术不足。

第四，公共卫生服务体系与医疗服务体系缺乏融合。专业公共卫生机构、综合和专科医院、基层医疗卫生机构“三位一体”的防治结合机制还没有建立起来，医防融合不紧，裂痕持续扩大。基层医疗卫生机构开展公共卫生服务的能力与积极性不足。疾病预防控制机构对辖区内医疗机构预防保健工作的指导不够。

第五，公共卫生服务体系内激励约束机制有待完善。人员激励机制不足致使公共卫生人员在社会中经济地位相对较低，薪酬满意度较低，公共卫生人才队伍不稳定，人才流失严重。2009～2018 年，疾病防控系统从业人员数量减少 4.5%。公共卫生人才流失进一步加重“重医轻防”。①

三　织牢国家公共卫生防护网的总体目标和主要任务

习近平总书记的重要讲话，深刻阐明了我国公共卫生体系改革发展的方向、思路、定位和要求，为构建强大的公共卫生体系提供了根本遵循。即公共卫生体系改革要坚持以人民健康为中心，坚持“预防为主”的方针，坚持政府主导，坚持人民共建共享，坚持改革创新，坚持因地制宜，循序渐进。

（一）织牢国家公共卫生防护网的总体目标

1. 建立健全“国家基本公共卫生制度”

习近平总书记指出，党的十九届四中全会提出“强化提高人民健康水平的制度保障”的要求，将加强公共卫生服务体系建设、及时稳妥处置重大新发突发传染病作为治理体系和治理能力现代化的重要目标和任务；强调预防为主，加强公共卫生防疫和重大传染病防控，稳步发展公共卫生服务体系。在实现“两个一百年”奋斗目标的历史进程中，发展卫生健康事业始

---

① 饶克勤：《织牢国家公共卫生防护网》，《人民政协报》2021 年 2 月 10 日，第 7 版。

终处于基础性地位，同国家整体战略紧密衔接，发挥着重要支撑作用。[1] 应把公共卫生制度、法律法规和体制机制建设作为国家治理体系现代化的重点任务。

2. 贯彻落实将健康融入所有政策

将健康融入所有政策是卫生健康工作方针的重要内容，是建设健康中国、实现全民健康的重要手段。影响健康的因素是多方面的，涉及多个领域和政府部门。公共卫生机构专业性强、人才集中，发挥着很大的作用，要突破部门局限，主动推进、引导社会共同参与。

3. 明确各级各类公共卫生机构的功能定位

公共卫生机构是国家行政机构实现公共卫生职能有效的专业技术载体。机构定位和职能设置要体现“以人民健康为中心”的理念和健康中国建设的客观要求，加快改革、完善功能。随着个体预防服务的功能转移到医院和基层卫生机构，公共卫生机构要把人群健康策略研究与实践、落实健康中国行动为己任。国家层级公共卫生机构要加强宏观战略分析和指导功能，强化针对人口健康问题的分析及干预研究，为国家公共卫生决策提供科学依据。地方机构要配合本地规划，把干预策略和健康中国行动计划地方化、具体化。

4. 提高公共卫生服务覆盖范围和水平

现阶段的主要任务就是对标对表，落实健康中国行动计划、基本公共卫生服务项目和常态化疫情防控，保证全体居民公平享有适宜的公共卫生服务。要研究经济和社会发展、日益增长的人民健康需要，加强基层社区网底建设。在不断扩大和巩固基本公共卫生服务覆盖面的基础上，研究高质量发展的政策和策略。要制定科学的考核评价指标体系，将公共卫生结果纳入各级政府、各级机构的绩效考核。

5. 加强基层卫生机构服务能力建设

基层卫生机构是国家公共卫生防护网的网底。新冠肺炎疫情的流行表明

① 《习近平：构建起强大的公共卫生体系　为维护人民健康提供有力保障》，中国政府网，2020 年 9 月 15 日，http：//www. gov. cn/xinwen/2020 –09/15/content_ 5543609. htm。

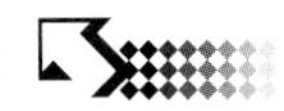

我们的网底还存在许多漏洞。要持续加强基层卫生组织建设，强化预防职责和能力，做到“关口前移、重心下沉”，把“医防融合”固化在基层，夯实联防联控的基层基础。

6. 强化公共卫生体系建设保障机制

要加强党对公共卫生体系的领导，把新时代党的卫生健康工作方针落实到各级政府和部门的日常工作之中。要加快筹资制度改革，保障适宜的筹资水平，要统筹利用公共财政优先发展公共卫生，改革支付制度，引导医疗卫生服务整体落实预防为主。要建设健康促进基金，购买社会多方提供的公共卫生服务；要完善组织体系和管理运行，建立正确的激励约束机制，吸引人才、吸引资源、吸引社会关注。要建立知识管理和循证决策制度，加快信息化建设，提高动态把握公众需要的能力、把控公众健康风险因素的水平。

（二）当前织牢国家公共卫生防护网的主要任务

习近平总书记在2020年6月2日在专家学者座谈会上的讲话中着重从八个方面对构建强大的公共卫生体系做出部署和要求，内涵丰富。下面着重从改革完善疾病预防控制体系、加强监测预警和应急反应能力、健全重大疫情救治体系、完善公共卫生法律法规、发挥科技在重大疫情防控中的支撑作用等方面谈一下自己的理解。

1. 改革完善疾病预防控制体系

习近平总书记指出，“预防是最经济、最有效的健康策略”。讲话中总书记对改革完善疾病预防控制体系提出了明确要求：立足更精准更有效地防，在理顺体制机制、明确功能定位、提升专业能力等方面，加大改革力度。

一是要把建立稳定的公共卫生事业投入机制，改善疾病预防控制基础条件，完善公共卫生服务项目与优化完善疾病预防控制机构职能设置、完善功能有机结合。总书记指出，“要优化完善疾病预防控制机构职能设置，健全以国家、省、市、县四级疾控中心和各类专科疾病防治机构为骨干，医疗机构为依托，基层医疗卫生机构为网底，军民融合、防治结合的疾控体系，建立上下联动的分工协作机制”。通过稳定的投入机制，加强国家级疾病预防控制机构能力建设，强化其技术、能力、人才储备，发挥领头雁作用；加快市、区（县）疾控机构和基层卫生组织建设，强化医疗机构疾控责任；建立功能完善、反应迅速的突发公共卫生事件应急机制。

二是要把“预防为主”方针与创新医防协调机制、弥合医防裂痕、加快以健康为中心服务模式的转型有机结合。总书记强调，“要健全疾控机构和城乡社区联动工作机制，加强乡镇卫生院和社区卫生服务中心疾病预防职责，夯实联防联控的基层基础。要创新医防协同机制，建立人员通、信息通、资源通和监督监管相互制约的机制”[①]。只有加快以治病为中心向以健康为中心转变，主动参与区域“医健体”建设，建立与医疗机构相互融合的机制，才能掌握疾病控制的主动权。

三是要把加强疾控人才队伍建设与医学教育改革、完善公共卫生人才培养使用机制有机结合。习近平总书记指出，“要加强疾控人才队伍建设，建立适应现代化疾控体系的人才培养使用机制，稳定基层疾控队伍。要建设一批高水平公共卫生学院，着力培养能解决病原学鉴定、疫情形势研判和传播规律研究、现场流行病学调查、实验室检测等实际问题的人才”。要建立人才保障与激励相结合的运行新机制，落实“两个允许”，将专业公共卫生机构纳入政府预算保障，并在保障政策上予以倾斜。建立体现公共卫生人员职业特点与技术劳动价值的薪酬奖励制度。[②]

2. 加强监测预警和应急反应能力

2003 年非典发生后，国家建立了传染病网络直报系统，疾病预防控制机构硬件条件得到较大改善。但对原因不明、没有列入传染病报告系统的未知疾病缺乏监测和预警机制。针对早期武汉疫情防控暴露的短板和问题，习近平总书

① 《习近平：构建起强大的公共卫生体系　为维护人民健康提供有力保障》，中国政府网，2020 年 9 月 15 日，http：//www. gov. cn/xinwen/2020 - 09/15/content_ 5543609. htm。

② 饶克勤：《织牢国家公共卫生防护网》，《人民政协报》2021 年 2 月 10 日，第 7 版；《习近平：构建起强大的公共卫生体系　为维护人民健康提供有力保障》，中国政府网，2020 年 9 月 15 日，http：//www. gov. cn/xinwen/2020 - 09/15/content_ 5543609. htm；刘远立：《疫情防控常态化建设：顶层设计与基层落实》，《中国研究型医院》2020 年第 5 期。

记指出，“要把增强早期监测预警能力作为健全公共卫生体系当务之急”①。

一是提升早期监测预警能力是一个系统工程。早期监测预警能力是科学防控的关键，也是判断治理能力和水平的一个标尺。习近平总书记指出，早发现、早报告、早隔离、早治疗“四早”的关键是“早发现”。要完善传染病疫情和突发公共卫生事件监测系统，改进不明原因疾病和异常健康事件监测机制，提高评估监测敏感性和准确性，建立智慧化预警多点触发机制，健全多渠道监测预警机制，提高实时分析、集中研判的能力。②非典以后，我国建立多层级和多部门合作的公共卫生应急指挥体系，把早期监测预警能力作为重中之重，完善公共安全风险评估制度，提高应急决策与指挥水平。

二是要依靠科学技术提高监测检验能力建设。近些年来，我国医学监测和检验能力提升，对于遏制疫情蔓延发挥了重要作用。习近平总书记指出，要加强实验室检测网络建设，提升传染病检测能力。要建立公共卫生机构和医疗机构协同监测机制，发挥基层哨点作用，做到早发现、早报告、早处置。要健全突发公共卫生事件应对预案体系，分级分类组建卫生应急队伍，覆盖形势研判、流行病学调查、医疗救治、实验室检测、社区指导、物资调配等领域。③

三是要加强专业治理，依靠基层组织和人民群众。疫情防控是一场人民战争，习近平总书记指出，“要强化基层卫生人员知识储备和培训演练，提升先期处置能力。要深入开展卫生应急知识宣教，提高人民群众对突发公共卫生事件认知水平和预防自救互救能力。各级党委和政府要建立定期研究部署重大疫情防控等卫生健康工作机制，健全和优化平战结合、跨部门跨区域、上下联动的联防联控协调机制，做到指令清晰、系统有序、条块畅达、

① 《习近平：构建起强大的公共卫生体系　为维护人民健康提供有力保障》，中国政府网，2020年9月15日，http：//www. gov. cn/xinwen/2020 -09/15/content_ 5543609. htm。

② 《习近平：构建起强大的公共卫生体系　为维护人民健康提供有力保障》，中国政府网，2020年9月15日，http：//www. gov. cn/xinwen/2020 -09/15/content_ 5543609. htm。

③ 《习近平：构建起强大的公共卫生体系　为维护人民健康提供有力保障》，中国政府网，2020年9月15日，http：//www. gov. cn/xinwen/2020 -09/15/content_ 5543609. htm。

执行有力”①。

3. 健全重大疫情救治体系

“这次新冠肺炎患者救治工作，是对改革开放40年来医疗服务体系建设、20年来重点专科建设、深化医药卫生体制改革10年来成果的一次集中检阅。我们坚持人民至上、生命至上，前所未有调集全国资源开展大规模救治，不遗漏一个感染者，不放弃每一位病患，从出生不久的婴儿到100多岁的老人都不放弃，确保患者不因费用问题影响就医。”②

习近平总书记充分肯定“政府主导、公益性主导、公立医院主导的救治体系是应对重大疫情的重要保障”。这次驰援湖北的346支医疗队4.2万余名医务人员，绝大部分来自公立医院。他提出，“要全面加强公立医院传染病救治能力建设，完善综合医院传染病防治设施建设标准，提升应急医疗救治储备能力，把我国重大疫情救治体系和能力提升到新水平”③。

习近平总书记对医疗救助体系建设提出明确要求。一是要优化医疗资源合理布局。要立足平战结合、补齐短板，统筹应急状态下医疗卫生机构动员响应、区域联动、人员调集，建立健全分级、分层、分流的传染病等重大疫情救治机制。二是要以城市社区和农村基层、边境口岸城市、县级医院和中医院为重点，完善城乡三级医疗服务网络。三是要加强国家医学中心、国家区域医疗中心等基地建设，提升重大传染病救治能力。四是要加强重大疫情救治相关学科建设，特别是急需的重症医学、呼吸、麻醉等专业学科建设。五是要制定实施有关政策措施，吸引更多高水平医务人员从事传染病防治工作。④

---

① 《习近平：构建起强大的公共卫生体系　为维护人民健康提供有力保障》，中国政府网，2020年9月15日，http：//www.gov.cn/xinwen/2020－09/15/content_ 5543609.htm。

② 《习近平：构建起强大的公共卫生体系　为维护人民健康提供有力保障》，中国政府网，2020年9月15日，http：//www.gov.cn/xinwen/2020－09/15/content_ 5543609.htm。

③ 《习近平：构建起强大的公共卫生体系　为维护人民健康提供有力保障》，中国政府网，2020年9月15日，http：//www.gov.cn/xinwen/2020－09/15/content_ 5543609.htm。

④ 《习近平：构建起强大的公共卫生体系　为维护人民健康提供有力保障》，中国政府网，2020年9月15日，http：//www.gov.cn/xinwen/2020－09/15/content_ 5543609.htm。

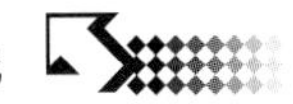

4. 完善公共卫生法律法规

2003 年战胜非典以来，国家修订了传染病防治法，陆续出台了突发事件应对法、《突发公共卫生事件应急条例》以及配套预案，为疫情处置工作提供了法律遵循，但也存在法律规定内容不统一、不衔接的情况。

习近平总书记指出，“要有针对性地推进传染病防治法、突发公共卫生事件应对法等法律制定和修订工作，健全权责明确、程序规范、执行有力的疫情防控执法机制，进一步从法律上完善重大新发突发传染病防控措施，明确中央和地方、政府和部门、行政机关和专业机构的职责”[①]。目前，相关法律及其配套文件修订正在紧锣密鼓进行，一些地方已经公布了新修订的突发公共卫生事件管理办法。

完善公共卫生法律法规，关键是要依法执法。应对重大公共卫生危机，更需要有法可依，有法必依。习近平总书记强调，“要普及公共卫生安全和疫情防控法律法规，推动全社会依法行动、依法行事”。要教育干部群众自觉按照法律法规的要求规范自己的行为。疫情防控阻击战中，人民群众表现出高度的自律性和依从性，严格执行疫情防控的各项法律法规，加强个人防护和卫生，展现出良好的行为规范。[②]

5. 发挥科技在重大疫情防控中的支撑作用

习近平总书记一直强调，“科学技术是人类同疾病斗争的锐利武器，人类战胜大灾大疫离不开科学发展和技术创新”。“生命安全和生物安全领域的重大科技成果是国之重器，一定要掌握在自己手中。”

一是要加大卫生健康领域科技投入，加快完善平战结合的疫病防控和公共卫生科研攻关体系，集中力量开展核心技术攻关，持续加大重大疫病防治经费投入，加快补齐我国在生命科学、生物技术、医药卫生、医疗设备等领域的短板。

二是要深化科研人才发展体制机制改革，完善战略科学家和创新型科技

① 《习近平：构建起强大的公共卫生体系　为维护人民健康提供有力保障》，中国政府网，2020 年 9 月 15 日，http：//www. gov. cn/xinwen/2020 - 09/15/content_ 5543609. htm。

② 饶克勤：《织牢国家公共卫生防护网》，《人民政协报》2021 年 2 月 10 日，第 7 版。

人才发现、培养、激励机制，吸引更多优秀人才进入科研队伍，为他们脱颖而出创造条件。同时，要加快大数据、区块链、人工智能、5G、物联网等新技术应用，在疫情监测分析、病毒溯源、防控救治、资源调配等方面发挥支撑作用。①

① 《习近平：构建起强大的公共卫生体系　为维护人民健康提供有力保障》，中国政府网，2020 年 9 月 15 日，http：//www. gov. cn/xinwen/2020 -09/15/content_ 5543609. htm。

B.3

基本医疗卫生制度建设进展与展望

傅 卫　宋大平*

摘　要： 新一轮医改明确了基本医疗卫生制度的定位、基本框架和建设目标。经过三个阶段的发展历程，基本医疗卫生制度建设基本完成架梁立柱任务，政策框架上升为法定框架，各项体系、制度、机制不断健全完善，分级诊疗、现代医院管理、全民医保、药品供应保障、综合监管等重点制度建设实现突破，推动实现人人享有基本医疗卫生服务目标，持续满足人民群众日益增长的医疗卫生服务需求。然而，当前理论界和实务界对于基本医疗卫生制度内涵等缺乏共识，制度推进存在不平衡、欠协同问题，在落地见效上与理想还有差距。同时，医改内外部形势变化对制度建设提出新要求。要想基本医疗卫生制度更加成熟定型，就要在制度建设中进一步凝聚共识，推动既有制度巩固深化、落地见效，补齐制度建设短板，加快形成攻坚作战的制度集群，着力保障人民群众身心健康和公共卫生安全。

关键词： 基本医疗卫生制度　基本医疗卫生服务　医改

---

* 傅卫，医学博士，国家卫生健康委基层卫生健康司监察专员，国家卫生健康委卫生发展研究中心原党委书记、主任、研究员，主要研究方向为健康经济、卫生改革、健康中国等；宋大平，法学博士，国家卫生健康委卫生发展研究中心研究员，主要研究方向为卫生立法、卫生改革、医疗保障等。

一　基本医疗卫生制度的提出与内涵

（一）基本医疗卫生制度的提出

2007 年党的十七大首次提出“建设基本医疗卫生制度”，“建设覆盖城乡居民的公共卫生服务体系、医疗服务体系、医疗保障体系、药品供应保障体系，为群众提供安全、有效、方便、价廉的医疗卫生服务”。2008 年全国卫生工作会上提出，当前建设基本医疗卫生制度的核心工作是努力建设和完善“四大体系”。

2009 年启动新一轮医药卫生体制改革（医改），出台《中共中央　国务院关于深化医药卫生体制改革的意见》（中发〔2009〕6 号），对基本医疗卫生制度建设作出整体谋划。该意见明确了医改目标是建立健全覆盖城乡居民的基本医疗卫生制度、逐步实现人人享有基本医疗卫生服务，构建了基本医疗卫生制度“四梁八柱”基本框架，提出了制度建设的时间表。

此后，党的十八大、十九大、十九届四中全会、全国卫生与健康大会、《“健康中国 2030”规划纲要》、“十二五”及“十三五”医改规划等重要会议和文件均对基本医疗卫生制度建设提出要求。2020 年 6 月施行的《基本医疗卫生与健康促进法》将基本医疗卫生制度建设全面纳入法治轨道。

（二）基本医疗卫生制度的内涵

基本医疗卫生制度，在由根本制度、基本制度和重要制度构成的中国特色社会主义制度体系中是一项重要制度，同时也是卫生健康领域的基础性制度。

基本医疗卫生制度，是一项建立在社会主义政治制度、经济制度等基础之上，遵从实质公平和分配正义、成本效果、内在效率等价值理念，以“保基本、强基层、建机制”为基本原则，主要通过普惠制的基本公共卫生服务均等化和全民医疗保险，以非营利性医疗卫生机构为主体、营利性医疗卫生机构为补充提供基本医疗卫生服务，不断满足人民群众日益增长的医疗卫生服务需求的制度。其本质是为人的解放①和发展，消除疾病和贫困，实现人民富裕幸福、国家富强和民族昌盛奠定健康基础②。

基本医疗卫生制度的基础框架是以公共卫生服务体系、医疗服务体系、医疗保障体系和药品供应保障体系，以及医药卫生管理、运行、投入、价格、监管、科技与人才、信息、法制等八项体制机制及支撑条件立基的"四梁八柱"。2016 年党中央、国务院全国卫生与健康大会提出的分级诊疗、现代医院管理、全民医保、药品供应保障和综合监管五项重点制度，是"四梁八柱"的集成体现。

基本医疗卫生制度的作用是通过"四梁八柱"中的一系列体系、制度和机制建设，尤其是分级诊疗、现代医院管理、全民医保、药品供应保障和综合监管五项重点制度建设，不断改进基本医疗卫生服务供给，持续满足人民群众日益增长的医疗卫生服务需求。基本医疗卫生制度展现出强大的制度优势，持续转化为强劲的卫生治理效能。

二　基本医疗卫生制度建设进展与成效

深化医改 10 余年以来，国家陆续出台 150 余件重要政策文件，各地积极开展探索，由点及面、从易到难、与时俱进、动态调整，逐步建立健全基本医疗卫生制度的政策框架。公共卫生服务体系、医疗服务体系、医疗保障体系、药品供应保障体系不断建立健全，医药卫生管理、运行、投入、价格、监管体制机制改革不断深化，科技与人才、信息、法制建设不断加强，基本医疗卫生制度逐步成型并巩固完善。经过不懈努力、攻坚克难，自 2020 年 6 月起施行的《基本医疗卫生与健康促进法》，以法的形式巩固了基本医疗卫生制度建设经验，

---

① "人的解放"指通过发展卫生健康事业，把人从疾病和其他各种不健康因素的束缚中解放出来。引自宋杨、彭羽、吴华章《我国基本医疗卫生制度内涵及其特征初探》，《中华医院管理杂志》2018 年第 9 期。

② 宋杨、彭羽、吴华章：《我国基本医疗卫生制度内涵及其特征初探》，《中华医院管理杂志》2018 年第 9 期。

形成了基本医疗卫生制度的法定框架，将制度发展全面纳入法治轨道。

从总体过程来看，基本医疗卫生制度建设经历了三个阶段：第一阶段是2009~2016年，以印发《中共中央　国务院关于深化医药卫生体制改革的意见》（中发〔2009〕6号）为标志，制度建设平稳起步；第二阶段是2016~2020年，以2016年8月中共中央、国务院召开第一次全国卫生与健康大会为标志，制度建设逐步完善；第三阶段是2020年以来，以2020年6月实施《基本医疗卫生与健康促进法》为标志，制度建设在法治轨道上巩固深化。

（一）试点探索、搭建框架阶段（2009~2016年）

自2009年出台《中共中央　国务院关于深化医药卫生体制改革的意见》（中发〔2009〕6号）至2016年8月召开全国卫生与健康大会，基本医疗卫生制度建设平稳起步，在“四梁八柱”基本框架下，开展了一系列试点探索。

这一阶段伊始，在《中共中央　国务院关于深化医药卫生体制改革的意见》（中发〔2009〕6号）和《医药卫生体制改革近期重点实施方案（2009—2011年）》（国发〔2009〕12号）等文件的指引下，基本医疗卫生制度重点从五个方面发力。一是加快推进基本医疗保障制度建设。扩大基本医疗保障覆盖面、提高筹资标准和保障水平，规范基金使用与管理，提高经办服务水平。通过巩固完善各项医疗保障制度，减轻群众就医负担。二是初步建立涵盖基本药物遴选、生产、流通、使用、定价、报销、监测评价等环节的国家基本药物制度。制定发布了国家基本药物目录，明确了基本药物优先选择和合理使用制度以及各级财政的补助责任，有效提高了基本药物的可及性及基层医疗卫生机构用药的规范性。三是健全基层医疗卫生服务体系。加强机构和人才队伍建设，提升基层医疗卫生机构的硬件条件和服务提供能力。开展基层医疗卫生机构综合改革，着重完善机构的补偿机制和运行机制，经济补偿由服务收费、政府补助和药品加成收入三个渠道改为服务收费和政府补助两个渠道。转变服务方式，建立双向转诊制度，建立符合医疗卫生行业特点的人事编制、薪酬分配制度，不断提高基本医疗卫生服务能力。

 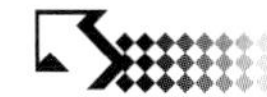

四是促进基本公共卫生服务逐步均等化。政府免费为城乡居民提供基本公共卫生服务项目，逐步扩大服务内容和范围，体现政府在公共卫生领域的主导责任，推动重医轻防局面转变，保障城乡居民平等享有公共卫生服务权益。五是推进公立医院改革试点。探索公立医院改革的内在逻辑和推进路径，按照上下联动、内增活力、外加推力的原则，自2010年分批启动城市公立医院综合改革试点，2012年启动县级公立医院综合改革试点。2015年全面推开县级公立医院综合改革，逐步取消药品加成，同步推进管理体制、运行机制和监管机制改革，强化公益性。同时，通过公立医院转制、鼓励民营资本举办非营利性医院、探索注册医师多点执业等途径，增加医疗服务的有效供给，缓解群众看病难问题。经过三年探索，基本医疗卫生制度的总体框架基本搭建完成。国家基本药物制度及国家基本公共卫生服务项目得以确立；基层医疗卫生服务体系不断健全，基层医疗卫生机构综合改革和公立医院改革试点启动实施，体制机制发生转变；基本医疗保障制度进一步巩固完善，在降低人民群众就医经济负担方面不断发挥更大作用。

在此之后，国家对已有制度不断进行完善和优化，同时，基于医保、医疗、医药等不同要素的内在联系，加强不同领域改革措施的联动配合、发挥各项制度之间的协同效应。在国务院《“十二五”期间深化医药卫生体制改革规划暨实施方案》（国发〔2012〕11号）等文件的指引下，一方面，巩固完善已有制度。一是加快健全全民医保体系。在巩固扩大覆盖面、继续提高保障水平的同时，加快完善管理体制、提高基本医保管理服务水平。通过建立城乡居民大病保险制度和疾病应急救助制度、整合城乡医疗救助制度、全面推进重特大疾病救助、开展跨省医疗费用异地即时结算、个人税收优惠型健康保险业务试点等措施，进一步丰富和完善医疗保障制度体系，织密医疗保障安全网。二是巩固完善基本药物制度和基层医疗卫生机构运行新机制。修订《国家基本药物目录》，更好满足基层医疗卫生机构用药需求，逐步将基本药物制度的实施范围扩展到村卫生室和二、三级公立医院。以实施基本药物制度、落实基本药物零差率销售为切入点，同步推进基层医疗卫生机构补偿机制、用人机制等改革，推动基层医疗卫生机构综合改革持续深入推进。三是积极推进公立医院改革。以破除以药补医机制为关键环节，改革补偿机制，落实医院自主经营管理权，同步推进人事薪酬等配套改革。全面推进县级公立医院改革，拓展深化城市公立医院改革，探索建立维护公益性、调动积极性、保障可持续的公立医院运行新机制。

另一方面，加强不同改革措施的协调配合。一是开展分级诊疗试点。国务院办公厅印发《关于推进分级诊疗制度建设的指导意见》（国办发〔2015〕70号），以基层医疗卫生机构服务能力提升和开展公立医院改革、转变运行机制为基础，推进分级诊疗、医联体和家庭医生签约服务，使一般常见病、慢性病、康复等患者下沉到基层医疗卫生机构，推动形成“基层首诊、双向转诊、急慢分治、上下联动”的医疗服务秩序，实现卫生工作重心和优质医疗资源双下沉。二是发挥全民基本医保在医改中的基础性作用。取消药品耗材加成政策，将一般诊疗费、药事服务费等纳入基本医保支付范围，同步推进按病种付费等支付方式改革，为公立医院调整收入结构和转变服务行为留出空间，推动医疗卫生机构补偿机制转变，对基层医疗卫生机构综合改革和公立医院改革形成有力支撑。完善基本医保的差别支付机制，将支付政策向基层倾斜，引导群众更多到基层就诊。这一阶段，基本医疗卫生制度框架进一步完善，各项制度之间的系统性、联动性有所增强，综合性体制机制开始建立，为下一阶段制度建设的升级和整体推进奠定了坚实基础。

（二）系统集成、整体推进阶段（2016~2020年）

自2016年8月召开全国卫生与健康大会到2020年6月实施《基本医疗卫生与健康促进法》，基本医疗卫生制度全面升级。在2016年全国卫生与健康大会和《国务院关于印发“十三五”深化医药卫生体制改革规划的通知》（国发〔2016〕78号）等会议和系列文件的指导下，基本医疗卫生制度系统集成为分级诊疗、现代医院管理、全民医保、药品供应保障和综合监管五项重点制度，在较为完善的政策框架内整体推进。

一是建立科学合理的分级诊疗制度。在总结前一阶段做法、经验的基础上，全国31个省区市均印发了分级诊疗的指导性文件，98.3%的县（市、区）开展了分级诊疗试点。以医疗联合体建设和开展签约服务为重要支撑，健全完善医疗卫生服务体系、提升基层医疗卫生机构服务能力、巩固家庭医生（团队）的健康“守门人”职责、发挥基本医保对供需双方行为的调节作用，优化医疗资源配置，促进各级各类医疗卫生机构资源贯通、协同发展。全国县域内常见病、多发病就诊率接近90%。[①] 第六次国家卫生服务调查数据显示，双向转诊患者中，46.9%为医联体内转诊，高于其他转诊方式。

二是建立科学有效的现代医院管理制度。在《国务院办公厅关于建立现代医院管理制度的指导意见》（国办发〔2017〕67号）、《关于加强公立医院党的建设工作的意见》（中办发〔2018〕35号）等系列文件的引导下，城市公立医院综合改革全面推开，国家在148家医院开展建立健全现代医院管理制度试点，加强公立医院外部治理体系、内部管理制度和党的建设，巩固破除以药养医成果。外部治理体系改革实行政事分开和管办分开，明确政府和医院的责权利；内部管理制度建设重在加强章程制定，建立科学合理的运行机制，改善患者体验。2019年，全国公立医院住院收入中，30%为技术劳务性收入；[②] 医保基金收入占公立医院医疗收入的比重为43.50%；[③] 实行党委领导下的院长负责制的公立医院数较2018年增长16.6%。2016～2019年，全国公立医院医疗总费用年均增速为10.67%，明显低于“十二五”期间16.02%的平均水平。[④]

三是建立高效运行的全民医保制度。中共中央、国务院出台《关于深化医疗保障制度改革的意见》（中发〔2020〕5号）等系列文件，进一步完善关于医保的顶层设计。推动城乡居民基本医疗保险制度整合，推进生育保险与职工基本医保合并实施，进一步优化基本医保制度体系。成立国家医疗保障局，整合基本医疗保险、城乡居民大病保险、医疗救助等医疗保障制度的管理职能，实现集中统一管理。开展抗癌药等高价药品国家谈判并纳入医

① 《国家卫生健康委医政医管局“十三五”医改规划自评报告》（内部资料）。

② 《2019年医改监测数据》（内部资料）。

③ 《国家医疗保障局“十三五”医改规划自评报告》（内部资料）。

④ 根据历年《中国卫生健康统计年鉴》计算。

保目录、组织药品集中采购和使用试点、推进 DRGs 支付方式改革国家试点等，提高医保资金使用效率，扩大保障效应。稳步推进跨省异地就医住院费用直接结算，改善医保待遇便携性。医保利贫减贫机制深入推进，多层次医疗保障体系进一步健全完善，各类医保制度管理经办效率稳步提升。

四是建立规范有序的药品供应保障制度。国务院办公厅印发《关于进一步改革完善药品生产流通使用政策的若干意见》（国办发〔2017〕13 号）、国务院深化医药卫生体制改革领导小组印发《关于以药品集中采购和使用为突破口进一步深化医药卫生体制改革的若干政策措施》（国医改发〔2019〕3 号）等系列文件，开展药品生产流通使用全链条改革。推进药品医疗器械审评审批制度改革，加快推进仿制药质量和疗效一致性评价，完善短缺药品供应保障机制，确保药品供应及质量。制订医保药品支付标准，完善国家药品价格谈判机制并与医保等政策做好衔接，健全药品价格形成机制。实施药品采购“两票制”改革及药品耗材集中带量招标采购，鼓励跨区域联合采购和专科医院联合采购等，规范药品流通秩序。严控“大处方”，规范用药行为，再次调整《国家基本药物目录》，加强药品使用管理。理顺医药价格，为医务人员薪酬制度改革腾出空间，带动“三医”联动改革，推动公立医院改革深入推进、医疗保障制度提质增效。

五是建立严格规范的综合监管制度。在《国务院办公厅关于改革完善医疗卫生行业综合监管制度的指导意见》（国办发〔2018〕63 号）等文件的指引下，医疗卫生综合监管制度建设不断完善。深化医药卫生领域“放管服”改革，整合、简化或取消部分审批事项，推进医药卫生领域行政审批制度改革，提升事中事后监管能力。不断完善多元化监管体系，建立医疗卫生综合监管协调机制和督察机制，构建政府监管、机构自治、行业自律和社会监督相结合的多元化监管体系，建立健全社会共治机制。创新监管机制和监管方式，信用机制、“互联网 +”技术等持续为医疗卫生综合监管制度建设注入活力。

基本医疗卫生制度建设促进了“人人享有基本医疗卫生服务”改革目标的实现。2019 年，我国卫生总费用占 GDP 的比重为 6.64%，较 2009 年增加 1.61 个百分点，超过中高收入国家 5.90% 的平均水平，世界排名由

2008 年 193 个国家中的 149 位上升为 2018 年 186 个国家中的 83 位。个人卫生支出占卫生总费用的比重为 28.36%，较 2009 年降低了 9.10 个百分点，低于中高收入国家 35.50% 的平均水平，世界排名由 2008 年 190 个国家中的 138 名上升为 2018 年 186 个国家中的 91 名。2019 年，人均期望寿命为 77.3 岁，较 2010 年增加了 2.5 岁；婴儿死亡率为 5.6‰，较 2010 年降低了 8.2 个千分点；5 岁以下儿童死亡率为 7.8‰，较 2009 年降低了 9.4 个千分点；孕产妇死亡率为 17.8/10 万，较 2009 年降低了 14.1 个十万分点：均优于同期中高收入国家平均水平。①

（三）依法推进、巩固深化阶段（2020年以来）

经过前两个阶段的不懈探索和积累，基本医疗卫生制度的政策框架日趋成熟，行之有效的做法和经验日臻完善，为卫生健康领域第一部基础性、综合性法律《基本医疗卫生与健康促进法》提供了丰富的实践源泉。2020 年 6 月，该法开始实施，基本医疗卫生制度动态调整的政策框架全面升级为较为稳定的法定框架，开启了基本医疗卫生制度建设的新纪元。

1. 基本医疗卫生制度基础框架进一步明晰

基本医疗卫生制度的基础框架由法进行规定，制度框架更为清晰（见图 1），尤其是“四梁”的内涵进一步明确。即，建立健全以国家基本公共卫生服务项目和专业公共卫生机构为主要依托的公共卫生服务体系；由政府办、社会办的，营利性、非营利性的，基层医疗卫生机构、医院、国家和省级区域性医疗中心、国家医学中心等各级各类医疗卫生机构及其人员分工合作提供服务的医疗服务体系；由基本医疗保险、医疗救助、商业健康保险等构成，基本医疗保险更好地发挥购买和支付作用的多层次医疗保障体系；以基本药物、药品审评审批、药品全过程追溯、医药储备等制度和药品价格、供求等监测体系为主要依托的药品供应保障体系。“四梁八柱”之下较为成熟定型的体系、制度和机制，上升成为法定制度安排（见表 1）。

---

① 历年《中国卫生健康统计年鉴》、世界银行。

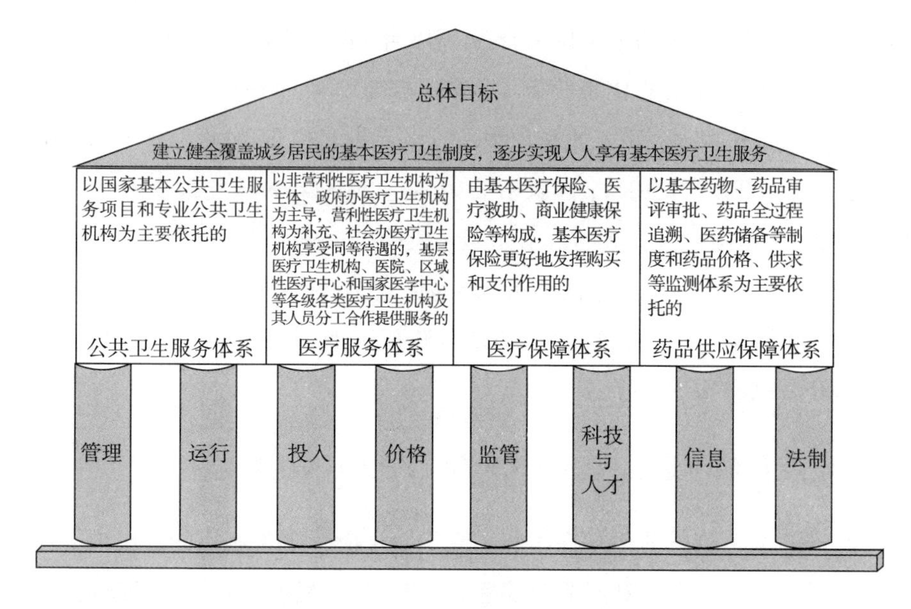

图1 基本医疗卫生制度的法定框架

资料来源：根据《基本医疗卫生与健康促进法》整理。

表1 《基本医疗卫生与健康促进法》规定的体系、制度和机制

	公共卫生服务体系	医疗服务体系	医疗保障体系	药品供应保障体系
四大体系	●由各级各类医疗卫生机构组成的城乡全覆盖、功能互补、连续协同的医疗卫生服务体系		●多层次的医疗保障体系	▶药品供应保障制度
	●突发事件卫生应急体系、妇幼健康服务体系、残疾预防和残疾人康复及其保障体系、院前急救体系、精神卫生服务体系 ▶传染病防控制度、预防接种制度、慢性非传染性疾病防控与管理制度 ◆职业健康工作机制	▶分级诊疗制度、家庭医生签约服务制度、现代医院管理制度、医疗卫生机构内部质量管理和控制制度 ◆基层首诊、双向转诊、急慢分治、上下联动的机制，医疗联合体等协同联动的医疗服务合作机制，社会力量举办的医疗卫生机构参与医疗服务合作机制，各级人民政府采取措施支持医疗卫生机构与养老机构、儿童福利机构、社区组织建立协作机制	▶基本医疗保险、医疗救助、职工互助医疗、长期护理保险、医疗慈善	●药品供求监测体系 ▶基本药物制度、药品审评审批制度、药品研制生产流通使用全过程追溯制度 ◆对基本药物目录进行动态调整、建立药品供应保障制度的工作协调机制

续表

管理	▶县级以上人民政府卫生健康主管部门对医疗卫生行业实行属地化、全行业监督管理 ◆卫生健康、医疗保障、药品监督管理、发展改革、财政等部门建立沟通协商机制			
运行	◆将医疗卫生与健康促进经费纳入本级政府预算，按照规定主要用于保障基本医疗服务、公共卫生服务、基本医疗保障和政府举办的医疗卫生机构建设和运行发展			
			◆基本医疗保险经办机构与协议定点医疗卫生机构之间的协商谈判机制	
投入	◆与经济社会发展、财政状况和健康指标相适应的医疗卫生与健康事业投入机制			
			◆完善基本医疗保险可持续筹资和保障水平调整机制	
价格				●药品价格监测体系
监管	●医疗卫生综合监督管理体系◆对医疗卫生与健康促进工作进行社会监督			
		◆医疗卫生机构绩效评估制度、医疗卫生机构人员等信用记录制度		
科技与人才	●医学院校教育、毕业后教育和继续教育体系 ▶鼓励医学科学技术创新，促进医学科技成果的转化和应用 ◆适应行业特点和社会需求的医疗卫生人员培养机制和供需平衡机制			
		▶住院医师、专科医师规范化培训制度，全科医生培养和使用，医疗卫生人员执业注册制度，医疗卫生行业人事薪酬奖励制度，基层医疗卫生工作制度 ◆县乡村上下贯通的职业发展机制、乡村医生服务收入的多渠道补偿机制		
信息	●全民健康信息化▶医疗卫生信息交流和信息安全制度			
法制	◆医疗风险分担机制、医疗纠纷预防和处理机制			

资料来源：根据《基本医疗卫生与健康促进法》整理。

2. 五项重点制度建设目标和任务更为明确

持续推动形成分级诊疗格局。明确了人民群众获得基本医疗卫生服务的诊疗路径，调动家庭医生作为居民健康“守门人”的积极性。明确了医疗卫生资源配置要基于医疗卫生服务体系规划，医疗卫生服务体系要做到城乡覆盖、服务机构功能互补，服务提供连续协同。明确了各级各类医疗卫生机构的功能定位，提高基层服务能力，布局国家医学中心等各级优质医疗资源扩容。建立了医疗卫生协作及合作机制，为人民群众提供全方位、全生命周期的卫生健康服务。明确了引导基本医疗保险制度分级诊疗秩序形成中的支付和购买作用。

健全完善现代医院管理制度。将现代医院管理制度建设纳入法治轨道，明确了制度的法定特征。为公立医院人事薪酬制度改革提供法律指引和保障，促进公立医院施行价格联动改革，保障运行机制良性转换。明确了现代医院管理制度的内部治理要求，对制定章程作出明确要求，推动法人治理结构的健全完善。为医疗卫生机构绩效评估提供法律制度保障，明确了评估内容、评估结果运用方式等。

巩固完善全民医疗保障制度。明确了多层次医疗保障体系的构成。对发挥医疗保障体系主体作用的基本医疗保险作出规定，明确其功能、制度构成、资金筹集、参保缴费、保障水平调整、基金的支付及购买机制，注重发挥基本医疗保险对分级诊疗的促进作用，引导形成医疗卫生机构和基本医疗保险公共服务机构之间的平等主体地位。对医疗救助制度和商业健康保险的发展作出指引，确保补充医疗保险更好地发挥作用。

完善药品供应保障制度。明确了由基本药物、审评审批、全流程追溯、医药储备、供应监测、价格监测等制度和体系构成药品供应保障制度的基本框架。在基本框架下，相关主体建立协调机制，确保药品可及性、安全性、有效性。对基本药物制度建设成果予以巩固，对优化制度作出指引。对药品全过程追溯、药品审评审批、中央与地方两级医药储备、药品价格监测体系、药品供求监测体系作出具体规定，从技术可及、经济可及、供应可及方面保障药品可及性，防范药品供应短缺，保证药品生产经营质量安全，维护药品市场秩

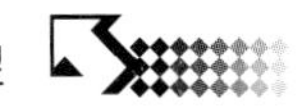

序。明确了医药器械管理导向，对发挥中药特色和优势提供了法律保障。

加快医疗卫生综合监管制度建设。对医疗卫生综合监管体系、主体定位及协调分工、监管机制及方式等作出了具体规定，构建了“政府主导、综合协调，依法监管、属地化全行业管理，社会共治、公开公正”的新时期医疗卫生综合监管格局。构建了卫生健康领域政府依法履职的法律框架，设定了履职失当的法律处置。明确了卫生监督执法权限，引导属地化、全行业监督管理。构建了“机构自治、行业自律、信用约束、医患沟通、人大监督和社会监督”的监管新体系，全面提升卫生健康治理能力。

3. 其他相关重要制度在法治轨道上稳步推进

完善卫生财政投入制度。明确了各级人民政府建立医疗卫生事业投入机制和预算管理范畴及内容。对“基本医疗服务主要由政府举办的医疗卫生机构提供”和“政府向居民免费提供免疫规划疫苗”等公益事务作出了政府财政投入承诺。明确了卫生健康资金监管的方式。

健全公共卫生服务体系。明确了专业公共卫生机构的地位、涵盖的机构类别、职能范围和经费预算保障，以及公共卫生服务的类别和内容、发展方向和主要任务。明确了国家基本公共卫生服务项目的确定主体、服务提供主体和方式，明确了重大项目的确定思路，对适老服务倾斜政策作出规定。

完善卫生人才培养使用制度。明确了卫生人才培养培训制度，提出达成供需平衡的目标。明确了卫生人才激励评价制度，规定了体现激励公平性的具体措施、支援基层的硬性要求和对乡村医疗卫生队伍的关怀。明确了卫生人才使用制度，包括实行执业注册、职业精神塑造和行风建设引导、优化执业环境等。

加快形成多元办医格局。设定了禁止条件，即明确了政府办医和社会办医的界限，政府资金和捐赠资产禁止进入营利性社会办医领域，并规范了非营利性医疗卫生机构的分配行为。明确了鼓励政策，即社会办医与政府办医的合作形式、社会办医的法定同等待遇，非营利性社会办医的法定优惠待遇，以及社会办医疗机构提供基本公共卫生服务和基本医疗服务、参与医疗联合体的合法性。

加快推进医疗卫生信息化。明确了全民健康信息化的基本方向，推进新一代信息技术在卫生健康领域的广泛应用。明确了加快基础设施建设和技术标准开发，推进医疗卫生机构用好信息技术。明确了保障信息安全的制度建设要求。

三　基本医疗卫生制度面临的问题和形势

（一）面临的主要问题

1. 理论界和实务界对于基本医疗卫生制度内涵等基础性问题缺乏共识

一方面，无论是《基本医疗卫生与健康促进法》，还是深化医改相关政策文件，均未明确基本医疗卫生制度的定义。关于制度定位、属性、本质、构成、框架、发展方向等基础性问题，理论研究严重不足，学界有不同解读，政策操作层面有各种困惑，在思想认识上有待进一步凝聚共识。

另一方面，从语义学角度审视，无论是“基本医疗卫生制度”，还是其中以“分级诊疗制度”等为代表的“重要制度”，均盖以“制度”称谓存在不准确之嫌。按照有关学者对体制、体系、制度、机制的界定，[①] 制度是以生产关系为基础，约束和规范单体和群体行为的准则和规则体系；机制是遵循规律、调整关系、实现目标的作用过程；体系是一系列制度、机制的集成；体制是渗透意识形态或价值形成的整体关系框架（见表2）[②]。从这个意义看，“基本医疗卫生制度”当属“体制”范畴，而“分级诊疗制度”当属“机制”范畴，以“制度”概称是不准确的。因此，关于基本医疗卫生制度的定性和构成等，还需在凝聚共识的基础上，进一步明晰化、科学化。

---

① 此界定亦非共识。

② 赵理文：《制度、体制、机制的区分及其对改革开放的方法论意义》，《中共中央党校学报》2009年第5期；李松林：《体制与机制：概念、比较及其对改革的意义——兼论与制度的关系》，《领导科学》2019年第6期。

表2 体制、体系、制度、机制的区别与联系

名称	内涵	功能	特征	类比
体制（英文中无准确对应词）	渗透意识形态或价值形成的整体关系框架	确立领域或组织间的基本架构设计	具有静态和规范意义	人体发挥整体功能
体系（System）	一系列制度、机制等的集成	发挥整体系统联动	系统集成	人体四大系统：呼吸系统、循环系统等（各个系统发挥一个方面的整体功能）
制度（Institution）	制度是以生产关系为基础，约束和规范单体和群体行为的准则和规则体系	约束个体和群体的行为，维持社会的运转	规范化、系统化、定型化	人体各类器官：五脏六腑等（每个器官负责一项基本功能）
机制（Mechanism）	遵循规律、调整关系、实现目标的作用过程	依据特定目标，实现整体功能	具有动态和实证意义	人体八大微观组织：上皮组织、结缔组织等（各组织发挥功能，器官才能发挥作用）

资料来源：赵理文：《制度、体制、机制的区分及其对改革开放的方法论意义》，《中共中央党校学报》2009 年第 5 期；李松林：《体制与机制：概念、比较及其对改革的意义——兼论与制度的关系》，《领导科学》2019 年第 6 期。

2. 制度推进存在不平衡和欠协同问题

在不平衡方面，公共卫生服务、医疗服务、医疗保障、药品供应保障四大体系建设进度不一，公共卫生服务体系改革滞后，公共卫生机构运行发展欠佳（见图 2），新冠肺炎疫情尤其暴露出这方面的突出短板。综合监管制度起步较晚，还存在诸多薄弱环节。各地改革进程参差不齐，政策落实进度、改革力度不一，有些地方勇于探索，有些地方存在畏难情绪，在关键政策上缺乏突破，导致各地改革效果差异较大。如引导优质医疗资源下沉的结果省间差异较大（见图 3）。

在欠协同方面，医防融合不足，重医轻防局面未得到有效逆转，专业公共卫生机构、医疗机构分工协作机制不健全、缺乏联通共享。“三医”联动

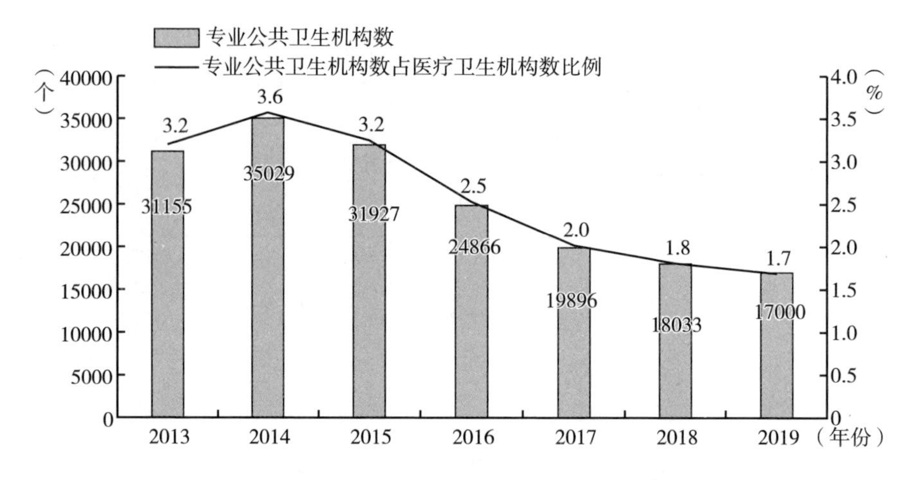

图 2　2013～2019 年专业公共卫生机构数及占比

资料来源：《中国卫生健康统计年鉴（2020）》。

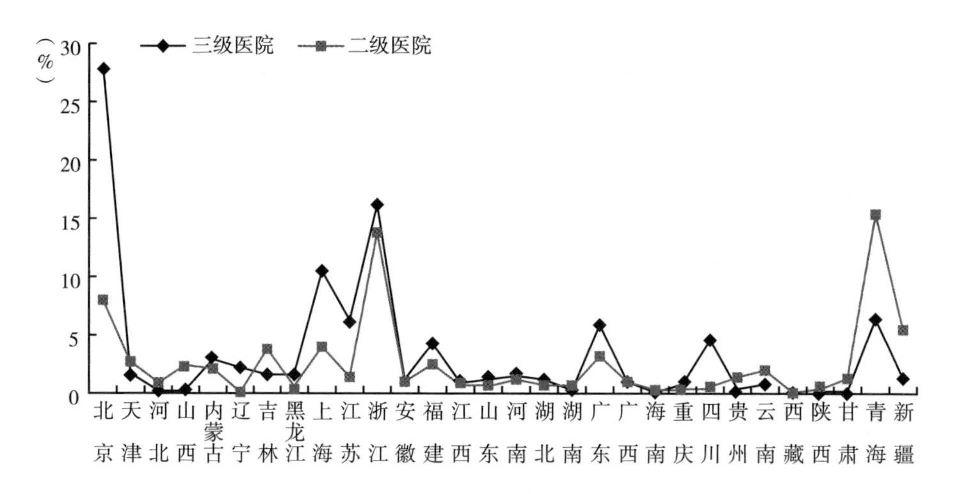

图 3　2018 年公立医院住院病人下转到基层医疗卫生机构的比例

资料来源：《2018 年医改监测数据》（内部资料）。

改革合力和叠加效应未充分显现，多渠道筹措的医疗卫生资金尚未协力为人群健康付费，医保支持优质医疗资源扩容乏力，《国家基本药物目录》与《国家基本医保药品目录》仍是二轨制。重点领域关键环节政策集成不足，各项机制尚未发挥相向而行的合力。

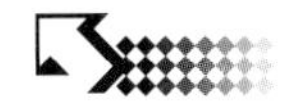

3. 一些具体机制有待进一步落地见效

现阶段，引导优质医疗卫生资源扩容和区域均衡布局的体制机制尚未充分确立，基层卫生能力不足问题依然突出。公立医院运行新机制尚未完全形成，物耗性收入的下降与劳务性收入的提升还没有实现替代平衡。城乡居民基本医保稳定可持续的筹资机制还没有确立，城镇职工医保门诊基金共济功能不强，基本医保支付方式改革不够精细，补充医保的作用没有充分发挥。以药补医机制逐步破除，但灰色交易链条仍在滋生，高值医用耗材管理还不规范。重点领域关键环节立法修法、标准制定与实施不足，多元化的综合监管格局、综合监管长效机制、成熟定型的综合监管工作模式尚未形成。卫生人才培养使用的供需平衡机制尚未完全建立。

（二）新形势新要求

当前，国家治理和治理能力现代化进程快速推进，新冠肺炎疫情对改革全局产生深远影响，宏观经济形势变革和高质量发展要求用好增量、盘活存量、创新管理、提质增效，人口老龄化加剧和疾病谱变迁要求加快转变提供模式，新一代信息技术广泛发挥助力作用等，均深刻影响着基本医疗卫生制度的建设方向和目标任务，对制度发展提出新的指引和要求。例如，要求基层医疗卫生制度在未来一段时期的发展路径上，通过巩固经验、补足短板、改革痼疾和开拓创新的制度建设，进一步健全完善基本医疗卫生制度体系，在法定框架下不断完善补齐相应的体系、制度和机制，及时总结各地行之有效的经验，及时上升为国家做法。在内容上，要作为实施健康中国战略、积极应对人口老龄化国家战略的重要抓手，强化生命全周期、健康全过程服务和保障，加快推进公共卫生服务体系建设，构建优质高效的整合型医疗卫生服务体系，深化医疗保障制度改革，促进医疗保障进一步发挥基础性作用。在实施方式上，要加强基本医疗卫生制度建设的系统性、整体性、协调性，不断优化卫生治理体系的内部结构和运行机制，提高制度执行力，加快制度落地见效。

四　基本医疗卫生制度展望

遵循制度演进逻辑，顺应新形势新要求，基本医疗卫生制度建设应在以下四个方面进一步发力。

（一）进一步凝聚共识，为制度更加成熟定型提供理论前提

今后一段时期，要加强基本医疗卫生制度理论研究和解读，凝聚理论界和实务界共识。进一步明确基本医疗卫生制度在国家制度体系和卫生健康领域中的定位、制度本身的定性、基本内涵和外延。厘清基本医疗卫生制度及其组成部分在体制、体系、制度和机制类型学框架中的定位和功能。明确基本医疗卫生制度随着经济社会发展和外部形势变化而与时俱进的内在演进机理。以此为基本医疗卫生制度更加成熟定型提供理论前提，进而更好地指导实践、推动改革。

（二）推动既有制度巩固深化、落地见效

在当前分级诊疗格局基础之上，加快落实基层医疗卫生机构、医院、国家区域医疗中心和国家医学中心等分工定位，发挥县级医院、省级医学中心和省级区域医疗中心、国家医学中心和国家区域医疗中心在县域、省域、区域内的引领辐射作用，加快优质医疗资源扩容和区域均衡布局。

稳步扩大建立健全现代医院管理制度试点，进一步落实以章程为引领的十三项医院管理制度建设任务，深化医院外部治理体系改革，做实公立医院党建工作。根据医院性质、功能定位、等级规模等不同情况，积极探索符合实际、因地制宜、差异化的现代医院管理制度模式。持续健全完善公立医院管理机制和运行机制，推动公立医院高质量发展。

巩固全民医保制度整合成果，进一步促进不同基本医保制度之间的公平性，在有条件的地区开展职工医保“家庭联保”试点。持续完善基本医保可持续稳定筹资机制和待遇保障机制，充分发挥门诊统筹基金的互助共济作

用。巩固异地就医住院费用即时结算成果，稳步推进异地就医门诊费用即时结算。

持续深化药品供应保障制度改革，稳步推进国家组织药品耗材集中带量采购。加快推进仿制药质量和疗效一致性评价。持续提升各级各类医疗卫生服务机构药学服务能力，加强药品临床综合评价结果应用，探索将高值医用耗材使用纳入临床路径管理。

深入推进医疗卫生综合监管制度建设，建立长效机制和稳定的工作模式，实现综合监管法治化、制度化、常态化、专业化。在开展综合监管的过程中，充分发挥政府的主导作用，同时尊重市场规律，激发社会活力。

（三）补齐制度建设中的短板

加快推进公共卫生服务体系建设。健全疾病预防控制体系，优化公共卫生应急管理机制，健全应急响应和重大疫情救治机制。加快国家基本公共卫生项目制度化，优化公共卫生服务供给，加强全民和重点人群健康教育和健康促进。围绕人员通、信息通、资源通，健全完善专业公共卫生机构和医疗卫生机构之间的医防协同融合机制。

加快补齐全生命周期服务和保障中的短板。加强国家基本公共卫生服务项目中妇幼保健资金、生育险基金统筹使用，加快落实生育险和基本医保并轨，降低孕产服务费用负担，同时发展婴幼儿照护服务和保障，改善生命起点的医疗卫生服务供给。全面建立长期护理保险制度，为失能老人购买康复、护理和安宁疗护等服务，改善生命终点的医疗卫生服务供给。

加快补齐健康全过程服务和保障中的短板。探索将国家基本公共卫生服务项目资金的部分或全部、基本医保门诊慢性病按人头付费资金等打包赋予家庭医生签约服务团队，健全完善转诊制度，发挥家庭医生签约服务团队在规划人民群众就诊路径、控制医疗费用方面的双重“守门人”功能，为人民群众提供公共卫生、基本医疗和健康管理相融合的全程健康管理服务。加快推进康复医疗、老年护理、残疾人护理、母婴护理、社区护理、安宁疗护、在线诊疗及健康管理等接续性服务的基本医保支付。

加快促进医疗卫生人员队伍高质量发展，充分发挥基本医疗卫生制度建设中人的主力军作用。加快建立适应行业特点和社会需求的卫生人才供需平衡机制，建立规模适宜、结构合理、分布均衡的医疗卫生队伍。深化医疗卫生人事管理制度改革，促进人才合理流动，加快建立富有活力的医疗卫生事业单位用人机制。全面落实“两个允许”要求，推进医疗卫生事业单位薪酬制度改革。

（四）加快形成攻坚作战的制度集群

以医药卫生管理、运行、投入、价格、监管、科技与人才、信息、法制支撑机制建设为依托，促进公共卫生服务体系和医疗服务体系融会贯通，医疗保障体系、药品供应保障体系与之协调联动，加快形成医疗卫生筹资与支付制度集群、医疗卫生服务组织与提供制度集群、医疗卫生要素市场发展制度集群、医疗卫生治理制度集群，四大集群中的各项制度有机衔接、配套发展、相向而行、形成合力，协同攻坚作战，破解深层次体制机制障碍。

在医疗卫生筹资与支付制度集群中，政府预算、国家基本公共卫生服务项目资金、基本医保基金等多渠道筹措的医疗卫生资金协力为人群健康付费。药品集中带量采购价格与基本医保支付标准协同，《国家基本药物目录》与《国家基本医保药品目录》并轨，物耗性收入的下降与劳务性收入的提升实现替代平衡，医保支付、报销和结算政策与优质医疗资源扩容下沉相向而行。

在医疗卫生服务组织与提供制度集群中，在服务组织方面，在纵向上，加快建立优质医疗资源扩容机制，促使各级龙头机构带动区域、省域、县域医疗服务能力提升；在横向上，加快推进服务接续机制，促进诊疗服务与疾病预防、康复、安宁疗护等服务接续，以及医疗卫生机构服务与社区服务、居家服务和线上服务等接续。在服务提供方面，加快推进网格化管理机制，以地域为单元，网格化布局各级各类医疗卫生机构和志愿组织等，为网格内的居民提供全方位全周期健康服务。

在医疗卫生要素市场发展制度集群中，充分尊重市场规律，加强政府监管，管放结合，加快推进药品上市许可持有人制度、医师多点执业制度、医疗责任和产品责任保险机制等建设，加强卫生技术评估、药物经济学评价等技术应用，平衡好药品价格和药品创新、质量之间的关系，激发人员流向基层的内生动力，增进人员执业保障。

在医疗卫生治理制度集群中，促进形成“党委领导、政府负责、民主协商、社会协同、公众参与”的治理格局，坚持党的全面领导，发挥政府主导作用，开展民主协商，推动行业自律，践行机构自治，引导公众参与，加强社会监督。实行法治保障、科技支撑、社会赋能等全手段治理，加强重点领域关键环节立法修法，以良法保障善治；赋能各类社会主体参与卫生健康公共事务，规范政府下放、授权和外包公共事务的承接和实施，建立公众参与制定卫生健康领域公共政策的机制；善用信用、信息披露、协商谈判、风险管控等机制及新一代信息技术和科技创新手段，持续增进医疗卫生治理效能。

B.4

基层卫生综合改革进展与发展展望

王 芳　田淼淼　贾 梦*

摘　要：　基层卫生健康工作是我国建设中国特色基本医疗卫生制度的重要内容，具有以居民健康为中心、以家庭为单位、以社区为范围的根本属性。新一轮医药卫生体制改革坚持“保基本、强基层、建机制”原则，基层医疗卫生服务体系改革是重要工作内容。面对不同时期社会主要矛盾，基层综合改革不断调整重点，基层卫生健康工作不断取得新进展并积累大批典型经验。“强基层”目标在取得阶段性成效的同时，仍面临服务能力与居民普遍健康需求不匹配的矛盾，这一矛盾的问题集中体现在发展质量上。针对当前基层卫生工作面临的问题和挑战，面向“十四五”规划远景目标，要牢牢把握“健康中国”和乡村振兴战略机遇，加快体制机制创新，以高质量发展为核心，夯实基层卫生健康服务体系平台建设，不断巩固强化基层卫生的基础和战略地位，进一步织密筑牢城乡居民获得基本医疗卫生服务的健康保障网，助推“健康中国”和社会主义现代化国家建设。

关键词：　初级卫生保健　基层卫生　医疗卫生服务体系　分级诊疗

---

* 王芳，博士，研究员，中国医学科学院医学信息研究所卫生体系与政策研究中心主任，主要研究方向为基层卫生理论与政策；田淼淼，博士，中国医学科学院医学信息研究所卫生体系与政策研究中心副研究员，主要研究方向为卫生体系与政策研究；贾梦，博士，中国医学科学院医学信息研究所卫生体系与政策研究中心助理研究员，主要研究方向为卫生体系与政策研究。

一　我国基层卫生发展面临新的形势与挑战

基层卫生健康工作是我国建设中国特色基本医疗卫生制度的重要内容，党的新时期卫生与健康工作方针，将“以基层为重点”放在更加突出的位置。在推进健康中国建设中，基层卫生健康工作因具有以居民健康为中心、以家庭为单位、以社区为范围的根本属性，是助力我国建设健康中国的核心，促进实现为居民提供全方位全周期健康服务的目标。“十四五”时期，我国的人口老龄化加速发展，同时也面临重大慢性非传染病和新发重大传染病的双重健康风险。《中共中央关于制定国民经济和社会发展第十四个五年规划和二〇三五年远景目标的建议》明确提出，全面推进健康中国建设，把保障人民健康放在优先发展的战略位置，坚持预防为主的方针，深入实施健康中国行动，完善国民健康促进政策，织牢国家公共卫生防护网，为人民提供全方位全周期健康服务。新医改以来，我国基层卫生健康事业获得了长足发展，但在新时期面临新的形势与挑战下，仍然显现发展不充分不平衡等亟待解决的问题。我国面临的包括新冠肺炎疫情在内的新挑战，对基层卫生健康体系的建设提出了更高的要求。作为“十四五”规划的开局之年，2021 年是具有重要意义的一年，国家将在持续强有力的改革举措下，继续深入贯彻落实新时期卫生与健康工作方针，以基层为重点，全面提升基层医疗卫生服务能力，全力推进基层卫生健康工作高质量发展。

二　新一轮深化医药卫生体制改革中“强基层”的政策脉络

基层卫生改革是我国医改进程中的重要组成部分，新一轮医改坚持“保基本、强基层、建机制”的基本原则，以基层医疗卫生服务体系改革为重要工作内容。随着我国老龄化进程的不断加快，我国的医疗卫生体系也需要进行适应性转变以满足百姓的健康需求。面对不同时期社会主要矛盾，基层综合改革一直没有停歇并不断调整重点。

（一）以实施基本药物制度为切入点的基层医疗卫生机构运行新机制建设

“十二五”期间，深化医药卫生体制改革的三项重点工作之一就是巩固完善基本药物制度和基层医疗卫生机构运行新机制。2013 年国务院办公厅发布了《关于巩固完善基本药物制度和基层运行新机制的意见》（国办发〔2013〕14 号），该文件全面推动和指导了基层卫生综合改革，总体考虑是保持基层医改政策的连续性、稳定性，突出长效机制建设。该时期的医改重点和亮点是以基本药物制度为抓手，统筹推进综合改革，建立基层医疗卫生机构运行新机制。基本药物制度从无到有，涉及基本药物遴选、生产、定价、招标、配送、使用、报销各个环节，是对基层医疗卫生机构药品供应保障体系的根本性变革，同时也对医疗机构和广大患者的用药行为产生深远影响。基层医改在实施基本药物制度的同时，进行了配套的综合改革，在管理、人事、分配、补偿等方面初步建立了基层医疗卫生机构运行新机制。伴随各项改革政策的演变，基层卫生逐步建立起包括公益性的管理体制、长效性的补偿机制、竞争性的用人机制、激励性的分配机制以及规范性的药品供应机制等在内的改善服务、提高效率的长效机制。在这一阶段，政策将新机制建设作为改革的关键，在优化生产关系的同时持续加强对生产力即基层人才队伍的培养和建设。中央领导高度重视村医队伍建设，多次就保障乡村医生的合理权益、筑牢农村卫生网底作出重要指示。

（二）新时期“以基层为重点”的卫生健康工作方针，推动医疗卫生服务模式的转变

2016 年召开了 21 世纪第一次全国卫生与健康大会，大会确定了“以基层为重点，以改革创新为动力”的卫生工作方针。随着新时期新问题、新挑战的出现，提升能力、转变服务模式等也成为基层医疗卫生机构改革的重

要内容。分级诊疗制度能够统筹各级医疗资源，提升医疗服务供应能力。在分级诊疗制度建设过程中，基层医疗卫生机构是患者首诊和接受上级医院下转病人的主要机构，对于推进分级诊疗的全面发展发挥不可替代的作用。2016 年以来，家庭医生签约服务、医联体建设、基层医疗服务能力提升等依次被纳入改革行列。其中，家庭医生签约服务被视为该阶段改革的标志性起点。2016 年 5 月，国务院医改办等部门发布《关于印发推进家庭医生签约服务指导意见的通知》（国医改办发〔2016〕1 号），提出到 2020 年基本实现家庭医生签约服务制度的全覆盖，并对签约服务主体、内涵、收付费机制、激励机制、绩效考核和技术支撑等给予指导意见。国务院办公厅《关于推进医疗联合体建设和发展的指导意见》（国办发〔2017〕32 号），也迫切要求基层医疗卫生机构进一步改革管理体制、建立分工协作机制以及提升基层医疗服务能力等。2018 年、2019 年先后开展的“优质服务基层行”和社区医院建设试点工作，同样旨在持续提升基层服务能力，改善服务质量，从而促进医疗卫生服务模式的转变，推动医疗卫生工作重心下移、资源下沉，为实现基层首诊、分级诊疗奠定基础，让基层医疗卫生机构真正成为群众健康的“守门人”。至此，基层卫生工作开启了新型医疗服务模式建设的新征程，开始重点关注对医疗卫生事业生产关系环节的优化。

（三）基本立法框架下更加强有力的基层卫生健康发展策略

《基本医疗卫生与健康促进法》是中国卫生与健康领域的第一部基础性、综合性法律。该法于 2019 年第十三届全国人大常委会第十五次会议通过，并于 2020 年 6 月起正式施行。《基本医疗卫生与健康促进法》涵盖了基本医疗卫生服务、医疗卫生机构和人员、药品供应保障、健康促进、资金保障等内容，确立了基本医疗卫生制度、分级诊疗、现代医院管理、全民基本医保、药品供应保障、医疗卫生综合监管等各项基本制度，坚守“保基本、强基层、促健康、促发展”的发展理念，把健康理念、健康方法、健康责任从政府层面上升到法律层面，通过法律的形式强调了基层卫生健康的作用以及个人的作用，在依法治国方面是一个重要的创新。《基本医疗卫生与健康促进法》的主要亮点之一就是“强基层”。例如总则第十条明确写道：“国家合理规划和配置医疗卫生资源，以基层为重点，采取多种措施优先支持县级以下医疗卫生机构发展，提高其医疗卫生服务能力。”具体法条中指出“国家建立县乡村上下贯通的乡村医疗卫生人员职业发展机制”。立法为加强基层医疗卫生机构资源配置和人才队伍建设提供了更强有力的保障。

三 我国基层卫生发展现状及“强基层”目标的实现程度

（一）基层卫生健康工作进展与典型经验

当前阶段，我国基层卫生健康事业正以崭新的发展态势跨过“两个一百年”奋斗目标的历史交汇点，在既有工作的基础上又取得了新成效、新进展。

1. 基层卫生综合改革进一步深化

近年来，为了进一步推进改善基层卫生服务运行新机制，国家和地方政府多措并举，在强化财政保障机制、加强人才队伍建设、完善基层绩效管理、完善基本药物制度、推进乡村一体化管理、推进优质资源下沉以及提升基层卫生信息化水平等方面进行全面改革。在多方共同努力下，基层卫生运行机制得到了快速更新和推广，保障基层卫生的多渠道补偿机制不断健全，符合基层卫生行业特点的薪酬体系逐渐建立，“县乡一体、乡村一体”的一体化管理覆盖率达75%。2019年，各地大力推广基层医疗卫生机构“公益一类财政保障、公益二类绩效管理”运行新机制，继续深化基层卫生综合医改，完善绩效工资政策，逐步落实家庭医生签约服务费，建立多渠道补偿和激励性分配机制。

2017年以来，广东省将落实“两个允许”作为深化基层运行机制改革的突破口，在全国率先推行“一类供给二类管理”创新管理运行机制，及

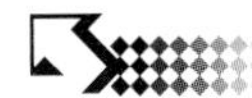

时对基层医疗卫生机构采取灵活的政策进行激励，即保持基层医疗机构的公益性，基础工资、绩效补助仍由财政给予保障，通过绩效管理方式引入竞争机制，允许参照县级公立医院管理方式实行公益二类事业单位绩效管理。这种“财政兜底＋绩效放活”的新型管理模式，成功激发了基层医疗卫生机构内在活力，保证了其可持续发展，为全国其他地区基层医改提供了鲜活经验。

2. 多措并举提升基层卫生服务能力

2019 年以来，国家卫生健康委持续推动“优质服务基层行”活动，截至 2019 年底，全国达到基本标准的基层医疗卫生机构为 6855 所，达到推荐标准的为 998 所。2019 年 3 月启动社区医院建设试点工作，截至 2019 年 11 月底，河北等 20 个省（区、市）遴选建成 616 个社区医院。

江苏省在“全—专联合门诊”和基层专科能力建设等前期改革成果基础之上，于 2017 年开始率先在全国试点社区医院建设，把加强基层医疗服务能力作为重中之重，重点采取完善诊疗科室建设，加强医疗设备配套设施建设，加强住院病床建设，助力建设基层特色科室，放宽基层用药目录范围，借助专科联盟、医联体等实现服务上下衔接等六项措施，突出医疗能力建设，让基层服务强起来。社区医院经过 2 年的改革实践，普遍增设康复医学科，开设住院病床 30 张以上，建成 2 个以上基层特色科室，诊疗病种范围和能提供的技术服务项目达 100 种以上，社区医院年均诊疗量增幅保持在 10%～30%。

3. 家庭医生签约服务推动基层卫生服务模式转变

目前，全国超过 85% 的地区正在有序推进家庭医生签约服务，根据医改工作的家庭医生签约率要求，一般人群和特殊人群签约率分别完成了 30%、60% 的工作目标，基本实现了 2020 年家庭医生签约服务制度全覆盖的目标。作为实现分级诊疗制度的有利抓手和新形势下更好维护人民群众健康的重要途径，现阶段家庭医生签约服务普遍从重数量向重履约、重服务感受度转变，服务质量得到提升，服务内涵进一步丰富。契约型、主动型、团队式的服务模式正在切实推动居民医疗服务模式的转变。

上海市在家庭医生签约服务模式探索方面一直走在全国前列，2018 年以来通过各种渠道（如分步推行“在服务机构内签约、下社区移动签约、网上互联网签约”等方式）拓展签约制度覆盖面，利用“上海健康云”等平台资源推行移动签约、App 网上签约，全市居民尤其是签约率普遍较低的年轻居民获得签约服务“触手可及”。上海市建设家庭医生制度内涵的具体策略在全国范围内具有较高借鉴价值：一是基于居民电子健康档案对签约对象开展健康评估，让签约居民的个体化需求与家庭医生服务供给形成更加精准的对接；二是针对慢性病签约居民长期、便捷、安全用药需求，先后推行慢性病长处方（一次性开具 1 ~2 个月用药量）、延伸处方（延续上级医院处方并通过第三方物流配送至社区卫生服务中心、社区卫生服务站、居民就近药房等）政策；三是建立全市家庭医生预约转诊平台，目前已接入 38 家市级医院、7700 余名专科医生，优先提供号源给家庭医生，为签约居民提供优先预约/就诊/检查/住院等服务。

2016 年厦门市创设“三师共管”家庭医生签约服务模式，率先在全国提出并初步实现了“柔性分级诊疗”的目标。其签约服务配套政策包括慢病 4 ~8 周长处方，签约后可提前 3 天优先预约大医院专家门诊，基层门诊就医减免 500 元医保起付线，由家庭医生推荐转诊的减免二次及以上住院起付标准等。基层信息化是厦门在推进签约服务过程中的重要抓手和资源建设亮点。“厦门 i 健康”App 作为厦门市的“家庭签约”系统，实现社区卫生服务电子签约与管理，提供在线健康咨询、预约转诊、慢病随访、健康管理、长处方续方等服务。厦门建立全市基层医疗卫生机构与上级医院的分级诊疗协作信息化平台，实现信息互联互通、检查检验、心电共享，居民到基层就诊即可读取大医院体检报告及影像报告。厦门市在家庭医生制度模块下通过信息技术促进流程优化、资源整合，逐步实现柔性分级诊疗的格局和家庭医生制度的全覆盖。

4. 县域医共体建设试点加快推开

2019 年，国家在山西、浙江两省和 567 个县全面启动紧密型县域医共体建设试点。各地通过紧密型县域医共体建设进一步全面整合优化了县域医疗卫生资源，明确各级各类医疗卫生机构的功能定位，强化分工协作，逐步构建综合、连续、优质、高效的医疗卫生服务体系。

浙江省在前期基层医疗卫生机构补偿机制改革成效的基础上，把县域医共体作为解决基层卫生体制机制问题的重大探索和突破。作为紧密型县域医共体建设两个试点省之一，浙江以省委、省政府“两办”名义下发文件全面推进相关工作，将区域内的各级医疗资源进行整合，基本完成县乡医疗卫生机构的整合重构。全省70个县（市、区）共计208个县级医院和1063个乡镇卫生院（社区卫生服务中心）组建了161个县域医共体，并根据县域医共体政策要求，由牵头医院负责人兼任各成员单位法定代表人。浙江通过服务体系重构、体制机制重建、服务模式重塑、要素资源重组，实现了医疗服务体系的创新升级，积累了具有浙江特色的医药卫生体制改革经验。

5. 国家基本公共卫生服务项目扎实推进

一是有效保障城乡基本公共卫生经费。我国的人均基本公共卫生服务经费补助标准从2009年的15元提高到了2021年的71元，增长了3倍多。新增的经费重点强调了要做好乡村和城市社区的基本公共卫生服务，提高基层医疗机构公共卫生服务质量。基本公共卫生服务项目增至14大类，同时中央财政也通过转移支付对困难地区给予一定的补助。二是公共卫生服务质量切实提升。2018年，我国居民健康素养水平由“新医改”前的6.48%提升至17.06%，安全与急救素养、科学健康观素养、健康信息素养、慢性病防治素养、基本医疗素养、传染病防治素养等六大健康素养均有不同程度提升。

（二）“强基层”目标的阶段性成效

我国的基层医疗卫生体系有悠久的历史，为世界五分之一的人口提供基本的医疗和公共卫生服务，助推全球初级卫生保健，曾取得举世瞩目的成就。近几年，随着医改的深入，在“强基层”的政策下基层医疗有了很大的改善，但现阶段仍与目标存在差距。政府投入、体系建设、服务数量及服务质量等指标的阶段性变化趋势，可以一定程度客观反映当前“强基层”目标的实现程度。

1. 政府对基层医疗卫生机构投入力度不断加大，基层医疗卫生服务网络得到巩固

为了加强基层机构基础设施建设，推进卫生设施设备的提档升级，党的十八大以来，中央财政累计投入900多亿元，全国乡镇卫生院和社区卫生服务中心标准化建设达标率分别达81.5%和85.4%①。根据国务院发布的数据，各级财政对城乡基层医疗卫生机构的直接补助由2013年的1059亿元增加到2017年的1808亿元，年均增长14.3%，占基层医疗卫生机构总收入的44.2%②。

2. 基层卫生人才队伍规模逐年扩大，医务人员收入稳步增长

从人员配置情况来看，基层医疗卫生机构每千人口执业（助理）医师和每千人口注册护士均呈现增长趋势，每千人口卫生人员数从2010年的2.45人增加到2019年的2.97人（见图1），医护比也从2010年的1∶0.61增加到2019年的1∶1.15。基层的全科医生数量增长较快，每万人口全科医生数在2019年达到了2.61人，已基本达到“2020年，城乡每万名居民拥有2至3名合格的全科医生”的目标水平。

随着政府投入的增加，基层医疗卫生机构卫生人员的收入稳步增长。基层医疗卫生机构人员的人均年收入从2010年的2.2万元增加至2017年的5.7万元，增长了1.6倍。2014~2016年基层卫生综合改革重点区县监测数据显示，基层医务人员对“绩效考核”和“工资收入”的满意率分别由2014年的69.6%和41.3%上升至2016年的76.1%和53.6%③。此外，基层医疗卫生机构人员的养老保险等社会福利覆盖范围也在逐年扩大④。

---

① 罗卫红：《关于进一步完善基层卫生健康服务体系建设全面提升基层卫生健康服务能力的建议》，《中国经贸导刊》2019年第6期。

② 刘昆：《国务院关于财政医疗卫生资金分配和使用情况的报告——2018年12月24日在第十三届全国人民代表大会常务委员会第七次会议上》，《中华人民共和国全国人民代表大会常务委员会公报》2019年第1期。

③ 秦江梅等：《我国基层卫生综合改革进展》，《中国全科医学》2017年第22期。

④ Liu, X. et al., “The Development of Rural Primary Health Care in China's Health System Reform,” *Journal of Asian Public Policy* 8 (2015).

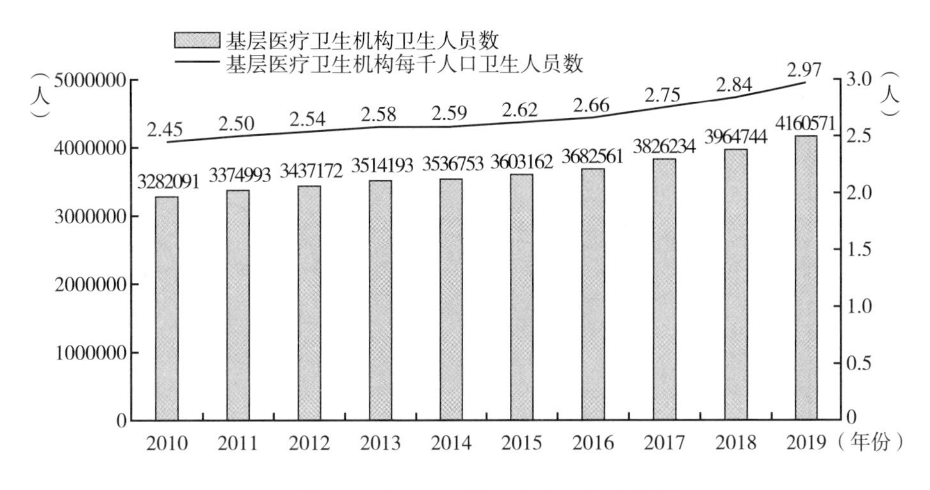

图1　基层医疗卫生机构卫生人员数变化情况

资料来源：2011～2020年《中国卫生健康统计年鉴》。

3. 基层医疗卫生机构服务供给能力逐年提升，但基层诊疗量占比呈下降趋势

基层医疗卫生机构的门急诊人次数从2010年的36.12亿人次增加至2019年的44.1亿人次，呈逐年增长趋势。2010年，我国乡镇卫生院和社区卫生服务中心的执业（助理）医师日均负担诊疗人次分别为8.2人次和13.6人次；至2019年，该指标结果分别增加到9.4人次和16.5人次①，基层医疗卫生机构的门诊服务效率稳步提升。

虽然医院和基层的门急诊服务量稳步增加，但基层门急诊服务量的占比由2010年的61.87%下降至2019年51.96%（见图2）。近10年来，基层医疗机构的服务占比呈下降趋势，这与分级诊疗制度强调“基层首诊”的要求尚存在较大差距。

4. 基层医疗服务质量存在提升空间

2020年《柳叶刀》发表题为《中国基层医疗卫生服务质量：挑战与建

① 国家卫生健康委员会编《2020中国卫生健康统计年鉴》，中国协和医科大学出版社，2020。

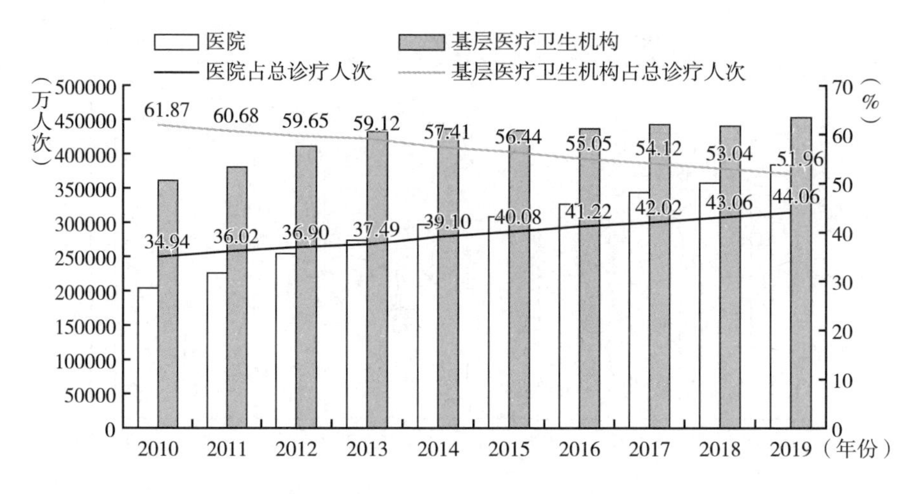

图 2　医院和基层医疗卫生机构门急诊人次变化情况

资料来源：2011～2020 年《中国卫生健康统计年鉴》。

议》的综述文章指出，国家卫健委出台了一系列政策，政府也不断加大财政投入，从 2008 年的 190 亿元增加到 2018 年的 1970 亿元，但基层医疗质量仍不够理想。研究数据表明，基层医疗卫生在诊疗质量、抗生素使用、慢病管理能力①三个方面质量评价指标上还有较大提升空间。

四　现阶段我国基层卫生发展面临的问题与挑战

在中国特色社会主义新阶段，夯实基层卫生的“网底”功能是构建高效有序医疗卫生体系的关键。虽然新医改始终强调以“保基本、强基层、建机制”为根本原则，但面对新时代的建设要求，基层卫生工作仍面临服务能力与居民普遍健康需求不匹配的矛盾，而在发展中这一矛盾和问题就集中体现在发展质量上，使得现阶段基层卫生发展面临诸多困难与挑战。

① Li，X. et al.，“Quality of Primary Health Care in China：Challenges and Recommendations，” *The Lancet* 10239（2020）.

（一）制度设计仍不足以支撑基层卫生健康体系的高质量发展

以基层为重点工作方针的制度保障不足。尽管政府给基层医疗卫生机构的补助每年增加近30%，但仍不足以抵消“收支两条线”和“药品零差率”对其临床收入的影响。“收支两条线”、“药品零差率”、取消基层机构手术功能等政策的长期效应仍然存在，基层医疗卫生机构临床诊疗能力受到大幅削弱、机构积极性和发展内生动力缺失，导致长期以来形成了以提供公共卫生服务为主、被动提供服务以及转向不必要住院诊疗或注射药物使用的生存状态，直接影响诊疗的可及性和效率。同时，“政事分开”中生产关系仍未发生重大改变，基层医疗卫生机构大多仍缺乏必要的自主权，“两个允许”“灵活用人机制”等政策落实不到位，市场经济基本规律的调节作用发挥不畅。基层医疗卫生机构作为与居民接触的第一环，在基本医疗卫生制度设计上给予的资源、政策等内容的支撑仍不充分。

医保制度对引导构建以健康为中心的服务体系的作用仍不足。以疾病救治为主的医保支付方式改革难以满足疾病谱转变带来的人民群众对健康管理服务的需求，虽然设计实施差异化的医保支付方式，但面向基层医疗卫生机构的医保支付方式改革仍不够精细，对基层医疗卫生机构发展的助力作用尚不充分，部分地区医保总额预付制度的核算方法尚不科学，一定程度上约束了基层医疗卫生机构诊疗能力的发展，医保支付方式改革、报销政策和结算政策在支持优质医疗资源扩容和助力以健康为中心的卫生健康体系构建等方面仍有较大发展空间。

基层卫生健康服务价格扭曲。一是医疗服务项目收费价格偏低。一方面，同医院价格比较，按机构等级的定价方式，促使居民形成了“基层的就是廉价的、廉价的就是不好”的观念；另一方面，多数地区仍使用20世纪90年代的收费标准，价格未同国民经济发展趋势相衔接，以上门服务为例，厦门市上门服务定价为3元、成都市上门服务定价为20元，与医护人员的实际劳务成本相差甚大。二是健康管理相关服务受物价部门的管理难以定价实施。近年来，居民健康维护的需求催生了多种形式的健康管理服务，如产后修复、婴儿推拿、上门健康管理等，但受限于诊疗项目定价要求，此类健康管理服务尚难定价收费，导致基层开展相应的健康管理服务积极性不强、服务质量不高，也制约了基层卫生服务模式的转型。

（二）基层卫生服务能力尚不能满足时代发展的要求

基层医疗卫生机构欠缺良性发展驱动，基层诊疗能力提升进度缓慢，居民在基层就诊的意愿仍不强。虽然多年来通过各项政策引导居民基层就诊，但效果不尽如人意。基层入院人数占比从2008年的31.0%下降至2019年的16.15%，基层医疗卫生机构的病床使用率仅为56.3%，而同期公立医院病床使用率为83.55%，部分基层医疗机构对常见病多发病的诊断治疗能力不能满足群众的需要。同时，城乡发展不平衡问题仍然严峻，城市和农村每千人口的床位数相差从2008年的2.97张扩大到2019年的3.97张；每千人口的卫生技术人员数城乡差从2008年的3.88人增加到2019年的6.14人①，尤其在面对传染病防控和慢性病管理双重压力的健康中国建设背景下，进一步做强农村卫生服务体系的诉求显得更加迫切。

（三）基层卫生人才队伍培养、使用和激励环节短板突出

1. 医学教育培养方式一定程度制约了人才向基层流动

一是医学教育培养周期长，流失概率高，基层医疗机构负担重。如“5+3”的医学培养模式，医学生进入基层机构后，要脱岗参加3年住院医师规范化培训，如从事全科，还需接受1年全科医生转岗培训，培训结束后很有可能被“虹吸”。二是农村订单定向培养生源质量较低、流失问题严重。采取招考就给予工作保障的形式，导致学习动力不足、毕业通过率低，同时，考研或

① 国家卫生健康委员会编《2020中国卫生健康统计年鉴》，中国协和医科大学出版社，2020。

选其他机构执业的流失率较大。以四川省为例，定向生流失率达21%左右，规培生流失率达10%左右。三是基层医生业务培训工作形式化，内容缺乏针对性。以任务形式层层下拨培训任务，多条线各系统缺乏统筹安排。一方面，基层难以脱岗多人参加培训；另一方面，培训内容的实用技能不足，培训效果较差，导致机构和人员的积极性均不高。

2. 基层岗位吸引力不足，核心科室专业技术人员缺乏

基层岗位吸引力不足，基层人员流失严重，且新毕业医学生选择基层执业的意愿也不足。据统计，2009～2017年，全国新增卫生技术人员流向基层的仅19.5%，占比持续下降，经济欠发达地区和边远地区尤为突出。同时，基层医疗卫生机构人员占比持续下降，从2009年的40.5%下降到2019年的32.1%，基层卫生人才队伍建设面临严峻挑战。

同时，基层全科医生，儿科、康复、影像、护理等核心科室专业技术人员短缺。以全科医生为例，根据“到2020年，城乡每万名居民拥有2～3名合格的全科医生”的目标，2019年，我国实现每万人口全科医生2.61人，但其中有6.05万（1/6）的全科医生为二级以上医疗机构人员，基层医疗机构全科医生也存在注册全科医学或取得合格证，但并未在全科岗位执业的情况。按现有统计口径，结合“到2030年，城乡每万名居民拥有5名合格的全科医生”的目标，我们仍需在10年内培养近33.5万名合格全科医生。

3. 基层卫生人员激励不足，存在多维发展困境

一是基层人员缺少具有竞争力的薪酬收入。经济激励是体现岗位吸引力的核心，现基层医务人员同二级以上医疗机构医务人员收入差距仍然较大，按照医疗机构人均经费支出情况估算，基层医务人员人均收入不足二级以上医疗机构的50%，且增幅远低于二级以上医疗机构（见图3）。二是基层人员职业发展路径仍不畅通。虽然部分地区对基层中级、副高和高级职称进行单独评审，但名额仍受限于区域总体医疗机构可分配数量，未做到实际性改革，导致基层医务人员的职业发展出现困境。三是偏远地区基层人员同时存在家庭发展困境。偏远地区“空白村”和基层卫生人员留不住问题并存，

除了岗位吸引力不足以外，还有来自城镇化建设过程中生活便利、家庭住房、子女入学等客观现实问题的影响。

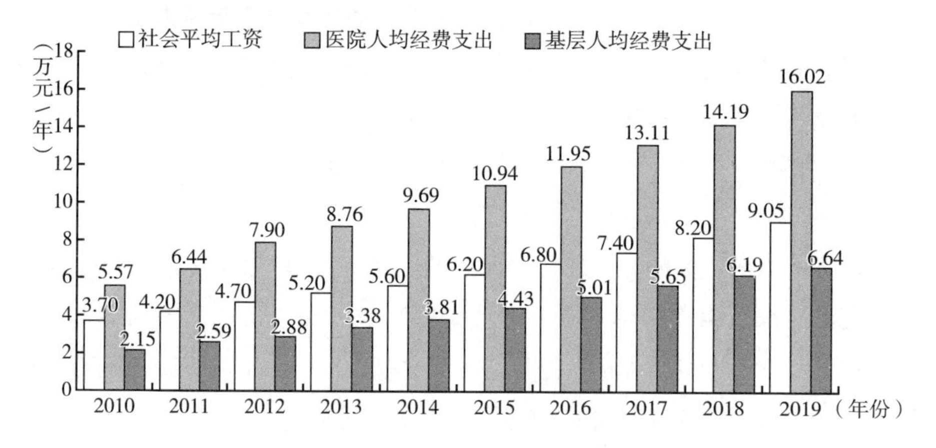

图3　2010～2019年基层人均经费支出对比情况

注：人均经费支出 = 人员经费/卫生人员数量

资料来源：2011～2020年《中国卫生健康统计年鉴》。

（四）基层医防融合机制尚不健全

一是疾控体系与医疗卫生服务体系割裂的状态仍然存在，公共卫生机构对基层医疗卫生机构的指导功能浮于表面。二是在医联体、医共体建设背景下，上级医院内部医务人员医防融合理念尚不足，在一体化健康服务过程中，上级医院医生医防融合理念的指导和实践作用难以发挥。三是基层医疗机构受经济效益的影响，医防融合工作大多停留在提供基本公共卫生服务项目上，而基层机构开展健康管理服务的积极性不足，缺乏合理的激励机制进行引导。

（五）基层卫生信息化建设点状分布，数据交互与共享水平仍较低

基层卫生信息化建设普遍现状是信息系统以机构、分条块各自建设，导致上下级医疗机构的信息不协同、不连通，以及条块系统之间各成体系、相互分割，极大地增加了基层卫生人员的工作负担。“互联网 +”带来的信息高效性和便捷性在卫生健康领域未能得到有效发挥。

 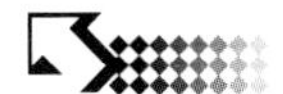

五 “十四五”时期我国基层卫生事业健康发展的路径选择

基层卫生服务是亿万群众健康安全的重要保障，是“健康中国”发展战略的关键环节，党中央对加快发展基层卫生事业非常重视。十九大报告提出了“完善国民健康政策，为人民群众提供全方位全周期健康服务；加强基层医疗卫生服务体系和全科医生队伍建设”等一系列部署，为基层卫生事业的发展明确方向。针对当前基层卫生工作面临的问题和挑战，面向《中共中央关于制定国民经济和社会发展第十四个五年规划和二〇三五年远景目标的建议》提出的“把保障人民健康放在优先发展的战略位置，坚持预防为主的方针，深入实施健康中国行动……为人民提供全方位全周期健康服务”的根本要求，要牢牢把握“健康中国”和乡村振兴战略机遇，加快体制机制创新，以高质量发展为核心，不断完善基层卫生健康服务体系，不断巩固强化基层卫生的基础和战略地位，全面保障城乡居民能够获得基本医疗卫生服务，助推“健康中国”和社会主义现代化国家建设。

（一）“十四五”时期基层卫生事业健康发展目标

以健康为中心，坚持预防为主，落实医防融合理念，秉持开放创新导向，有序推动基层优质医疗资源扩容和区域均衡布局，夯实基本医疗功能，切实增强基层防病治病能力，培育具有适宜能力、发展活力的基层卫生人才队伍，稳步提高基层医疗卫生服务供给质量，促进基本医疗卫生制度更加成熟。

（二）“十四五”时期基层卫生事业健康发展的路径

1. 坚持以习近平新时代中国特色社会主义思想为指导，推进新时期基层卫生体系建设

党的十八大以来，以习近平同志为核心的党中央高度重视卫生健康事业的改革发展。随着健康中国建设的持续推进和深化医药卫生体制改革的不断

发展，新时期基层卫生健康服务体系建设提出了新要求，包括“要推动医疗卫生工作重心下移、医疗卫生资源下沉，推动城乡基本公共服务均等化，为群众提供安全有效方便价廉的公共卫生和基本医疗服务，真正解决好基层群众看病难、看病贵问题”“保障人人就近享有公平可及、系统连续、优质高效的基本医疗卫生服务”等。新时期基层卫生建设与发展必须以习近平新时代中国特色社会主义思想为统领，全面贯彻落实党的十九大和全国卫生与健康大会精神，准确认识和把握基层卫生健康服务体系定位，把人民健康放在优先发展的战略地位，坚持需求导向和问题导向，着力补短板。“基础不牢，地动山摇”，促进基层卫生事业发展、全面建立中国特色基本医疗卫生制度，是实现健康中国目标、保障人民群众健康福祉的重要基石。

2. 强化制度建设的协同和联动，助力基层卫生健康体系建设

建立以健康为导向的价格支付体系。按照设置启动条件、评估触发实施、有升有降调价、医保支付衔接、跟踪监测考核的基本路径，整体设计医疗服务价格动态调整机制。对医疗服务项目准入制度的制定和新增医疗服务价格项目的审核应不断完善，尤其要结合技术难度和服务时间等客观条件调整或增设劳务性服务价格。初始阶段可借鉴上海、浙江、成都等地经验，新增健康管理服务价格采取参考市场价，经物价局审核同意后备案实施。

统筹部门协同，给基层机构赋权。处理好政府与市场的关系，不仅政府要履行提供基本公共服务的职责，对基层医疗卫生机构兜底保障，社会主义市场经济也要充分发挥基本规律的调节作用。赋予基层医疗机构人事、业务、经费等重大事项管理权限。例如福州市由县级政府成立公立医疗机构管理委员会（医管委），医管委统一管理基层医疗机构人事、业务、经费等重大事项，基层医疗卫生机构自主管理内部人事权、经营权、收入分配权，实行院长（主任）负责制，充分赋予基层医疗卫生机构发展自主权。

着力增强医保制度改革的联动性。一是推进多元复合式医保支付方式改革，以合理诊疗为核心确定基层医疗机构医保支付标准，科学测算、合理确定医共体医保总额和支付方式。二是发挥医保经济杠杆作用，引导居民基层就诊，拉开上下级医疗机构门诊/住院报销比例，制定以基层首诊制建设为导

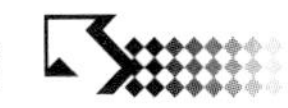

向的医保支付措施，为长处方、上门服务、基层转诊等服务提供医保政策支撑。建议取消基层医疗卫生机构门诊医保费用总额控制，充分激发基层活力。

3. 持续增加基层卫生健康资源供给，优化结构

当前我国基层卫生健康服务体系建设重点强调继续增加基层卫生健康资源总量和优质资源供给，不断提高服务能力和水平。通过医联体等制度建设，着力推进优质医疗资源下沉基层。为人民群众提供高效公平的卫生健康服务，关键在于逐步解决发展不平衡的问题，具体措施包括统筹规划区域资源，推进优质医疗卫生资源配置均衡化，促进资源向欠发达地区流动，不断缩小城乡区域差距等。

进一步夯实基层卫生人才队伍建设。在2018年《关于学习贯彻习近平总书记重要指示精神 进一步加强医务人员队伍建设的通知》的基础上，增强基层岗位吸引力，拓宽紧缺人才引进渠道，增加针对性实用技能培训。一是加快基层人员编制管理改革。统筹盘活用好医疗卫生领域编制资源，按照常住人口变化每三年动态核定基层医疗卫生机构人员编制，实行总量控制、合理调配、集约使用。同时，支持基层医疗卫生机构聘用一定数量的编制外人员，人员工资和财政补助由区县财政确定。二是加快落实“两个允许”政策。探索实行基层医务人员绩效工资总量与业务量协调增长和绩效考核挂钩的动态调整机制，业务收支结余考核后核定绩效工资总额增量，切实增强经济激励作用。三是对于全科医生、儿科等基层紧缺人才，通过外引内育等多种途径加大紧缺科室人才培养。四是建立偏远地区基层工作岗位轮转工作机制。可采取“县聘乡村用”的措施，建立依据服务年限的轮转工作机制，增加偏远地区岗位补助和各项保障，提高医务人员在偏远地区工作的积极性和稳定性。

4. 强化基层卫生健康服务体系的平台建设

将基层卫生健康体系作为卫生健康资源集约平台，以创新引领发展，强化以健康为中心的理念，基于居民健康维护的实际需求，通过医联体、医共体、家庭医生签约服务等制度建设，统筹区域内的医疗健康资源，促进优质资源向基层下沉，通过提升基层医疗卫生服务能力水平以及促进各层级医疗机构的协作，促进优质高效健康服务的提供。面向“十四五”时期，应着

力以中国特色家庭医生签约服务制度建设为目标，发挥家庭医生签约服务全方位全周期健康服务的根本作用，推动基层卫生服务体系从量变向质变的跨越式发展。同时，坚守“强基层”之根本，推进医共体健康发展。一是加强医共体管理者能力和理念培养。依托医共体培养具有医疗、预防和管理多能力的复合型人才；二是落实政事分开，向医共体下放医疗机构人事、业务、经费等重大事项管理权，卫生健康行政部门强化综合监管和监督考核机制，及时纠偏；三是强化医共体内部管理统一性和系统性。

5. 渗透式推进医防融合发展

一是明确各级医院承担的公共卫生职能，疾控体系采取渗透式业务合作的形式，将科室构成纳入医疗机构，推动医防机构人员通、信息通、资源通，全面统筹医疗机构公共卫生服务。二是政府对医院的公共卫生职责，采用以预付制为主体、专项补偿机制为补充的财政补偿方式。将医务人员承担公卫职责的情况纳入绩效考核，并与绩效工资挂钩，建立重视预防的激励机制。三是充分发挥基层在医防融合中的基础作用，将全科医生团队作为提供基本公共卫生服务的主体，将基本公共卫生服务考核纳入家庭医生制度建设，注重以结果为导向的考核应用。

6. 加快建立基层卫生健康服务工作统一信息系统

借鉴上海、杭州、厦门等地的基层卫生健康信息平台经验，从全国层面设计、开发统一的基层卫生健康服务信息系统，实现各级医疗机构之间（医共体内部）的信息互通、医生与患者之间的信息联动、家庭医生和专科医生之间的信息共享、各条块以居民为中心的健康信息的融合，真正发挥信息系统对基层卫生健康服务提供和管理的增效作用。

参考文献

季海英、匡莉：《初级卫生保健对人群健康和卫生系统的贡献》，《中国初级卫生保健》2011 年第 5 期。

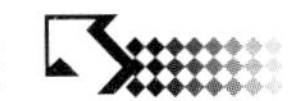

秦江梅等：《新中国 70 年初级卫生保健回顾与展望》，《中国卫生政策研究》2019 年第 11 期。

张丽芳等：《我国基层卫生综合改革政策梳理与分析》，《中国卫生经济》2018 年第 1 期。

秦江梅等：《基层卫生综合改革重点联系区县基层医疗卫生服务体系建设研究》，《中国全科医学》2018 年第 1 期。

中国医师协会主编《中国儿科资源现状白皮书（基础数据）》，2018。

Villalbi, J. R. et al., "An Evaluation of The Impact of Primary Care Reform on Health," *Aten Primaria* 24 (1999): 468 – 474.

Baicker, K., Chandra, A., "Medicare Spending, the Physician Workforce, and Beneficiaries' Quality of Care," *Health Affairs* (*Millwood*) 2 (2004): 184 – 197.

Welch, W. P. et al., "Geographic Variation in Expenditures for Physicians' Services in the United States," *New England Journal of Medicine* 328 (1993): 621 – 627.

Starfield, B., "Is Primary Care Essential?" *The Lancet* 8930 (1994): 1129 – 1133.

Antje Erler et al., "Preparing Primary Care for the Future-perspectives from the Netherlands, England, and USA," *Z Evid Fortbild Qual Gesundhwes* 105 (2011): 571 – 580.

Starfield, B., Macinko, S. J., "Contribution of Primary Care to Health Systems and Health," *The Milbank Quarterly* 83 (2005): 457 – 502.

B.5 公立医院绩效考核实践及成效

翟晓辉 王 栋 脱军运 梅翠竹 褚湜婧*

摘 要： 公立医院是我国医疗服务体系的主体，是人民群众看病就医的主要场所，也是实现医疗服务高质量发展的主力军。医院绩效考核是对公立医院改革发展成效的检验，是公立医院改革发展的指挥棒，也为推动公立医院管理能力提升提供了有力的管理抓手。本报告围绕公立医院绩效考核的设计思路、指标体系、政策效应三个维度阐述绩效考核推动高质量发展的基本路径。考核工作从专业引导、精准引导、正向激励三个方面发挥了高质量发展引导作用，考核指标在规范、提高、整合三个方面提供了高质量发展的管理路径，考核政策的“标尺”作用、“指挥棒”作用已初步显现。通过分析阐述公立医院绩效考核及其与高质量发展的关系，为进一步发挥绩效考核的政策效应以及提升公立医院治理能力提供参考。公立医院绩效考核通过具体的指标，将人民群众的需要和改革发展政策要求予以体现，对公立医院起到积极引导作用，并为公立医院高质量发展提供管理路径。

---

* 翟晓辉，研究员，国家卫生健康委医管中心副主任，主要研究方向为医疗管理、医院评价等；王栋，助理研究员，中南大学湘雅医院综合评价中心副主任，主要研究方向为医疗机构评价等；脱军运，副主任医师，兰州大学第一医院医务科科长，主要研究方向为医务管理、医疗质量控制等；梅翠竹，副教授，中国科技大学附属第一医院（安徽省立医院）医务处副处长，主要研究方向为医疗质量管理等；褚湜婧，博士，副研究员，国家卫生健康委医管中心质量评价处负责人，主要研究方向为医疗机构评价、社会老年学等。

关键词： 公立医院 绩效考核 高质量发展

一 背景

公立医院是我国医疗服务体系的主体，是人民群众看病就医的主要场所，是实现医疗服务高质量发展的主力军①。公立医院综合改革事关人民群众健康福祉，是深化医药卫生体制改革的一项重要任务。党中央、国务院高度重视公立医院改革与发展，出台了一系列政策措施，各地积极探索实践，取得明显成效。随着公立医院综合改革工作的推进，需要通过有效的策略衡量公立医院改革发展取得的成效，分析其中还需进一步解决的问题，并促进各项改革措施全面有效落实。公立医院绩效考核作为一项重要的管理工具，在其中起到重要作用②。一方面，从其他国家和地区的实际效果来看，绩效考核是医院管理的重要手段和方式，通过有效的指标体系及恰当的方法，可以为医院的持续改进和提高提供方向和动力；另一方面，我国北京、上海等地进行了多年的尝试，也验证了这一方法的科学有效③。

在这一背景下，为进一步深化公立医院改革，推进现代医院管理制度建设，加大各地推进三级公立医院绩效考核工作力度，在总结地方经验、充分调研、广泛征求意见的基础上，2019 年 1 月国务院办公厅印发了《关于加

① 《国务院办公厅关于加强三级公立医院绩效考核工作的意见》，中国人民政府网站，2019 年 1 月 16 日，http：//www. gov. cn/zhengce/content/2019 - 01/30/content _ 5362266. htm 。

② 参见国务院政策例行吹风会，中国政府网，2019 年 1 月 30 日，http：//www. gov. cn/xinwen/2019zccfh/06/index. htm。

③ 郭永瑾等：《上海市级公立医院院长绩效考核的探索》，《中国卫生人才》2017 年第 3 期；《上海市率先开展公立医院绩效考核 引导公益性办院方向 提升医院运行绩效》，国家卫生健康委员会网站，2011 年 8 月 12 日，http：//www. nhc. gov. cn/tigs/s10006/201108/7681ee47bb1c45629a378c8412e24b96. shtml；吕一平：《用绩效考核瞄准优质高效前进方向》，《中国卫生》2019 年第 4 期。

强三级公立医院绩效考核工作的意见》，正式启动覆盖全国三级公立医院的绩效考核工作①。

二 通过“三个转变”实现“三个提高”

党的十九届五中全会指出，我国已转向高质量发展阶段，“十四五”时期经济社会发展要以推动高质量发展为主题。“高质量”已经成为公立医院现阶段发展的总基调，也是公立医院改革发展的必然选择，通过发展方式、管理模式、资源配置的转变，实现规模扩张型转向质量效益型、粗放式转向精细化、注重物质要素转向注重人才技术要素，从而提高医疗质量、服务效率以及可持续发展能力。

（一）三级公立医院绩效考核的总体思路

三级公立医院绩效考核紧紧围绕人民群众得实惠、医务人员受鼓舞、医疗事业得发展的目标，更加注重维护公立医院公益性，破除逐利机制，引导公立医院坚守救死扶伤的本位；更加注重调动积极性，让医务人员舒心、顺心、安心地为患者服务；更加注重提升获得感，把增强人民群众获得感、幸福感、安全感作为评判改革的重要标准，让改革发展成果更多更公平惠及全体人民。

（二）三级公立医院绩效考核的指标体系

考核指标是绩效考核最为核心的内容。对公立医院进行考核评价是一项复杂的系统工程，选取的指标需要在兼顾“代表性”的同时确保“简洁性”和“可操作性”。因此，三级公立医院绩效考核在指标设定上，按照“病人需要什么，绩效就考核什么”的目标导向设计考核体系，重点聚焦能够反

① 《国务院办公厅关于加强三级公立医院绩效考核工作的意见》，中国政府网，2019 年 1 月 30 日，http：//www. gov. cn/zhengce/content/2019 －01/30/content_ 5362266. htm。

映改革发展成效的关键性、可量化的指标[①]，同时注重发掘公立医院在人才培养、学科建设、人员结构等方面显现的医院发展潜能，形成医疗质量、运营效率、持续发展以及满意度评价四个维度的考核指标体系，有效涵盖目标性、成效性和发展性的内容。

1. 医疗质量

质量安全是医院的“生命线”，三级公立医院作为优质医疗资源更应该持续提高医疗服务质量。通过考核出院患者手术占比、微创手术占比、四级手术比例等指标，引导三级公立医院进一步落实功能定位，提高收治疑难急危重患者比例；通过考核单病种质量控制、低风险组死亡率等指标，引导三级公立医院加强临床路径管理，提高患者安全管理水平；通过考核抗菌药物使用强度、基本药物使用率等合理用药指标，引导三级公立医院加强药事管理，持续规范医务人员诊疗行为；通过考核就医预约诊疗率、预约等候时间等指标，引导三级公立医院优化服务流程，改善就医体验和提高患者满意度。

2. 运营效率

运行效率指标衡量医院的精细化管理水平，体现运营管理对院内医疗、教学、科研等任务的支撑和保障。通过考核医疗服务收入占医疗收入比例等指标，引导医务人员提高医疗服务技术性收入，进一步优化医院收入结构，夯实薪酬制度改革基础；通过考核资产负债率等指标，引导医院转变负债经营和规模扩张的发展路径，降低医院经济运行风险；通过考核人员经费支出占比等指标，引导医院优化绩效分配方式、提高薪酬待遇，调动医务人员积极性；通过考核次均费用等指标，引导医院主动控制医疗费用不合理增长现象，切实减轻群众看病就医负担。

3. 持续发展

医学人才队伍与科技创新是医院的核心竞争力，是三级公立医院持续健

① 参见国务院政策例行吹风会，中国政府网，2019 年 1 月 30 日，http：//www. gov. cn/xinwen/2019zccfh/06/index. htm。

康运行和发展能力的关键指标。通过考核职称结构、紧缺专业的医师占比、医护比等人员结构指标，引导三级公立医院优化医疗人力资源配置，稳步推进医院人事制度改革；通过考核医师资格考试通过、医学人才培养成效等指标，引导三级公立医院进一步提高医学教育质量，持续输送高素质医学人才；通过考核科研项目经费、科技成果转化金额等指标，引导三级公立医院加强以临床需求为导向的医学创新；通过考核公共信用综合评价等级推动医院主体加强自身信用建设，逐步形成以信用为基础的综合监管机制。

4. 满意度评价

人民满意是公立医院改革发展追求的目标，也是改革发展成效的重要体现。通过衡量门诊和住院患者对于医疗服务的满意度情况，进一步巩固改善医疗服务行动计划的工作成效，推动医院贯彻以人为本、以病人为中心的理念，综合解决看病就医的痛点堵点难点问题，提升患者就医过程中的获得感；通过掌握医务人员对工作内容、工作环境、薪酬福利等方面的满意度情况，进一步改善医务人员的工作生活条件，提升医务人员工作生活的幸福感，安心、顺心、舒心地为人民群众提供高质量医疗服务，交互构建和谐的医患关系。

与此同时，考虑到我国地域广阔，各地情况千差万别，在国家制定关键指标、体系架构、统一标准和实现路径的基础上，鼓励各地结合经济社会发展水平和重点工作任务对指标进行增补，从而反映对公立医院进行属地化管理的要求。

（三）三级公立医院绩效考核的引导作用

为了科学有序推进三级公立医院绩效考核工作，国家卫生健康委联合多部门成立工作组，切实加强政策宣传、解读和培训，指导督促各地开展绩效考核工作，建立标准化和信息化支撑体系，并以此为基础落实数据采集与质控工作。通过两年的实践，已基本形成了一套实施绩效考核的工作模式，包括以《公立医院绩效考核操作手册》为核心的考核标准体系、以专家队伍为核心的考核辅导体系、以信息公开为核心的反馈管理体系，切实发挥了三个方面的引导作用。

1. 专业引导作用

依托专家资源，在《三级公立医院绩效考核操作手册》（以下简称《操作手册》）中统一相关指标的内涵、标准、口径等，建立一把标准化的、可以在全国范围内进行衡量和评价的“尺子”。并逐步建立健全工作机制，开展常态的指标解读和常见问题解答，并注重通过数据问题反推医院管理中存在的不足，促进医院管理能力的提升。

2. 精准引导作用

《操作手册》涵盖了指标名称、指标属性、计量单位、指标定义、计算方法、指标说明、指标意义、指标导向、指标来源、指标解释等十个方面的内容，不仅有助于理解每个指标在数据填报上的要求，还对指标设置的政策要求以及导向进行了明确阐述，并根据年度重点任务和政策文件的更新不断对《操作手册》进行修订，对于医疗机构通过具体的指标准确理解和掌握背后的政策要求、提升认识起到了精准的引导作用。

3. 正向激励作用

公立医院绩效考核程序包括自查自评、省级考核、国家监测分析等三个主要环节。其中，医院自查自评是真正发挥公立医院绩效考核这一管理工具作用的重要环节，公立医院根据自身的发展阶段和工作重点，设定符合自身实际的发展目标，并通过具体的数据来衡量和评价是否达到自身发展的目标要求，应当如何进一步改进完善，不断朝着高质量的发展方向迈进。

（四）绩效考核指标为公立医院高质量发展提供管理路径

公立医院绩效考核按照“患者需要什么，绩效考核什么”的原则，将人民群众的需要、国家医改政策的要求有效传递至医院，为公立医院实现高质量发展提供三个基本的管理路径。

1. 聚焦规范的管理路径

一方面是规范医疗行为。医疗质量作为医院管理的核心内容和永恒主题，贯穿诊疗的全过程，既包括检查检验，也包括治疗过程中的用药、手术、护理等内容，综合体现了医疗服务的安全性、合理性。而每一项具体的

工作背后，都有相应的工作要求，例如，“手术并发症发生率”“I类切口感染率”“低风险组病例死亡率”等指标体现了手术分级管理、落实术前讨论、手术安全核查、死亡病例讨论等医疗核心制度的落实情况，以及注重手卫生、抗菌药物管理等院内感染的预防情况。

另一方面是规范运营行为。公立医院负债运营、债务规模较大等是单纯注重规模扩张的主要“并发症”，也导致在药品、耗材零加成的背景下医院运营问题的显现。近年来，通过要求建立总会计师制度，实行全面预算管理、“公立医疗机构经济管理年”等，更加强调医院内部精细化管理的重要性。绩效考核中“收支结构”“经济管理”集中反映了医院运营管理的状况。例如，“医疗服务收入占医疗收入比例”“人员经费占比”围绕体现医务人员劳动价值和调动医务人员积极性，医院需要进一步优化收入和支出结构，不仅要在现有服务价格政策下体现医务人员劳动价值的提升，同时要加强病种成本和项目成本管理，减少药品、卫生材料及能耗支出，增加人力成本支出，调动医务人员积极性。此外，“资产负债率”“医疗盈余率”指标的改善，需要医院不断转变发展思路，从规模扩展转向提质增效，避免盲目负债扩张或经营，严格管控经济运行潜在风险。

2. 聚焦提高的管理路径

三级公立医院高质量发展不仅需要提升疑难重症救治的能力和优质服务的水平，还需要在医疗服务能力、医学教育水平、科研创新能力等方面具备持续发展的能力。首先，“功能定位”是引导医疗服务体系中各级公立医院协调运行的关键，其中“出院患者手术占比”“微创手术占比”“四级手术占比”三项指标不仅反映医疗服务能力与水平，同时也是公立医院在医疗服务体系中是否准确定位的体现。指标的改善需要医院开展以疑难危重症为导向的管理，包括收治病种结构的调整，鼓励微创技术和减轻患者就医痛苦的医疗新技术的应用等。其次，“人才培养”是卫生健康事业的基础和医疗机构持续发展的不懈动力，各级医疗机构尤其是教学医院不仅承担救死扶伤的使命，而且肩负培养医学人才的重任。“住院医师首次参加医师资格考试通过率”反映了医疗机构医学教育质量和管理水

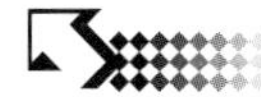

平，需要切实加强临床师资队伍和课程体系建设，积极推动医学教育改革；此外，“麻醉、儿科、重症、病理、中医医师占比”反映了医院紧缺人力资源的配置情况，需要坚持以临床需求为导向人力资源管理，加强紧缺人才培养与配置，改善我国儿科医师严重紧缺现状和满足中医药事业发展的需求，并在疑难危重病例诊治上强化麻醉、重症、病理的专业支撑。“每百名卫生技术人员科研项目经费”“每百名卫生技术人员科研成果转化金额”体现了医院科研管理的成效，需要医疗机构坚持以转化应用为导向的医学创新管理思路，加强科技创新布局、知识产权管理以及成果转化与技术转移运营。

3. 聚焦整合的管理路径

以医疗联合体为载体建立整合型医疗服务体系是深化医改任务的重要内容，也是落实分级诊疗制度的关键举措。整合型医疗服务体系主要表现为区域医疗资源的整合以及数据信息资源的整合。一方面，“门诊人次数与出院人次数比”“下转患者人次数（门急诊、住院）”反映公立医院参与分级诊疗的积极性和主动性；“医院接受其他医院（尤其是对口支援医院、医联体内医院）进修并返回原医院独立工作人数占比”反映医院参与推动区域医疗服务水平均衡性的情况。另一方面，公立医院医疗行为和管理积累了海量的数据信息，数据资源的整合符合当前信息技术和智慧医疗发展趋势，也符合综合运用医疗大数据资源和信息技术手段，推动深化公立医院改革，完善现代医院管理制度，优化医疗卫生资源布局的引导方向①。“电子病历应用功能水平分级”能够评价医疗机构以电子病历为核心的信息化建设和应用水平，也从一个方面体现了医院对于以智慧医院建设为核心，加强医院信息化建设和数据治理从而实现高级别的医疗和医院管理决策的落实情况。

① 《国家卫生健康委办公厅关于2018年度全国三级公立医院绩效考核国家监测分析有关情况的通报》，国家卫生健康委员会网站，2020年7月1日，http：//www. nhc. gov. cn/yzygj/s3593g/202006/863717ce64af4372a737048cf500eb3d. shtml。

三　绩效考核推动公立医院高质量发展

目前，国家卫生健康委、国家中医药局已经按照工作计划对全国2018年度的2398家三级公立医院和2019年度的2413家三级公立医院实施绩效考核，并发布了相应年度的考核监测结果通报①。从考核结果看，绩效考核在评价公立医院高质量发展成绩并推动公立医院高质量发展方面起到了积极作用。

（一）绩效考核的“标尺”作用有所体现

通过绩效考核这把全国统一的“尺子”衡量出的具体数据，可以了解全国三级公立医院的发展情况，并对医院进行横向的比较。这些具体的数据能够反映我国三级公立医院发展的整体状况和水平，找到其中绩效突出的医院、地区，也可反映公立医院之间发展的差异。例如，在医疗资源分布方面，优质医疗资源主要集中在北京、上海、浙江、四川等地，医疗服务能力呈现分化趋势，与之相关的问题即跨省异地就医现象的存在；根据工作地和居住地判断是否为异地就医，全国三级公立医院的病案首页数据显示，2019年异地就医患者为588.2万例，占年度出院患者的6.74%，与2018年基本持平。在医院内管理方面，部分医院的收支结构还不够理想、人员支出占比相对较低，信息化水平还有待进一步提升。此外，这些具体的数据也反映出实际工作开展过程中的一些管理漏洞。如，部分医院在填报过程中提出无法获取数据与相关工作未开展或政策要求未落实有关；部分医院统计数据不准

---

① 《国家卫生健康委办公厅关于2019年度全国三级公立医院绩效考核国家监测分析有关情况的通报》，国家卫生健康委员会网站，2021年3月30日，http：//www.nhc.gov.cn/yzygj/s3594q/202103/559684cae3e6485fb309976b081ac3f0.shtml；《国家卫生健康委办公厅关于2018年度全国三级公立医院绩效考核国家监测分析有关情况的通报》，国家卫生健康委员会网站，2020年7月1日，http：//www.nhc.gov.cn/yzygj/s3593g/202006/863717ce64af4372a737048cf500eb3d.shtml。除特殊说明外，本报告中数据均来源于以上通报内容。

 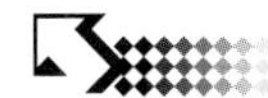

确，与管理流程不完善、部门协调不通畅、管理人员专业技能掌握不足有关[①]。

（二）绩效考核的"指挥棒"作用逐步显现

根据全国三级公立医院绩效考核数据结果，可以看到三级公立医院近年来在医疗质量、服务能力和管理水平等方面均有明显提升，在发展模式、管理方式上都发生了转变和完善。

1. 功能定位进一步落实，分级诊疗制度建设取得阶段成效

2018 年，三级公立医院向二级医院或基层医疗机构（医联体内）下转患者人次数累计达 1301.73 万人，2019 年这一数字进一步提升为 1496.04 万人次，门急诊和住院下转同比增长分别达 11.13%、39.23%，适宜患者向下转诊成为趋势，同时三级公立医院出院患者手术占比、微创手术占比、四级手术比例等指标随之稳步提升。

2. 医疗技术能力不断增强，医疗质量安全水平与效率同步提升

2019 年，全国三级公立医院 DRG 组数中位数达 590 组，较 2016 年和 2018 年分别增加 55 组和 27 组，诊疗病种覆盖面逐年扩大，医疗服务广度持续加深。在病例组和指数（CMI 值）方面，在北京市、上海市位于全国前列的同时，西藏、陕西、甘肃和青海等地的数值均在上涨。全国三级公立医院医疗技术难度水平稳中有升，影像诊断与临床诊断符合率稳步提升，I 类切口感染率、低风险组病例死亡率中位数逐年下降，医疗质量安全总体水平持续向好。

3. 医院运营管理与内部管理水平持续提升

一是医院通过加强精细化管理、推进节约型医院建设，有效降低医院运行成本，例如，2019 年万元收入能耗支出为 95.71 元，较 2018 年下降 12.80 元，并呈持续下降趋势。二是多措并举控制医药费用不合理增长，

① 唐亚兰等：《三级公立医院绩效考核背景下对医院行政管理人员职业化培训的思考》，《人口与健康》2021 年第 4 期。

2019年三级医院门诊次均费用增幅和次均药品费用增幅分别为6.28%和5.98%，住院次均费用增幅和次均药品费用增幅分别为5.27%和3.23%，费用增长处在合理区间。三是经济运行有所改善，2019年三级公立医院亏损率较2018年下降4.77个百分点，医疗盈余率为3%，与2018年基本持平，财政补助收入占总收入的比重较2018年上升0.49个百分点，表明维护公益性、调动积极性、保障可持续的运行新机制在逐步建立。四是通过探索完善医院内部绩效考核分配方案，不断优化人员支出结构，合理调整医务人员工作负荷，科学评价技术劳动付出，“两个允许”政策得到积极落实，每医师日均住院工作负担日趋减轻，较2018年，人员经费占比（即人员支出占业务支出比重）提升0.49个百分点，员工满意度提升2.97分，为改善医疗机构医疗服务、提升满意度创造了更加有利的条件。

4. 人才培养和学科建设继续加强，持续发展机制不断健全

一是人员结构基本合理。全国三级公立医院平均医护比超过《全国医疗卫生服务体系规划纲要》提出的2020年达到1∶1.25的目标要求。二是人员培养能力有所提升。2019年，93.26%的三级公立医院有符合要求的考生首次参加医师资格考试，平均通过率与2018年基本持平；三级公立医院同期招收进修、教育教学培训的人次数逐年增加，尤其是为对口支援医院培养医学人才的力度在加大，来自对口支援医院和医联体内医院的进修医师比例分别为9.8%和26.4%；同时，师资力量不断得到充实，专职管理人员队伍持续壮大，发表教学论文数量、医学人才培养方面的经费投入逐年增加。三是学科建设和医学创新能力不断增强，约80%的三级公立医院获得科研经费支持，2019年，获得科研经费的医院比例、每百名卫技人员科研经费超过200万元的医院比例均较2018年有所上升，而且临床药物试验项目数以及中医药相关项目数同比增幅显著。

5. 患者满意度维持较高水平

2019年，全国三级公立医院门诊患者满意度为85.41分、住院患者满意度为91.01分，较2018年分别提升1.41分和1.01分。门诊患者和住院患者对于医生沟通的满意度普遍较高；同时，门诊患者对于隐私保护以及住

院患者对于医生沟通的满意程度提升较快。在具体省份方面，浙江省、湖南省、福建省和山东省在门诊患者满意度和住院患者满意度方面都居全国前列。

（三）绩效考核为公立医院提供管理抓手

一是推动住院病案首页数据质量提升。2019 年全国三级公立医院住院病案首页数据项目完整率和数据准确率分别为 99.99% 和 98.28%，较 2018 年分别提升 8.41 个百分点和 16.52 个百分点，病案首页质量明显提高，为客观公平地考核评价提供有力数据保障。

二是推动公立医院加强信息化建设。2019 年，1874 家三级公立医院参加了电子病历应用水平分级评价，数量较上年增加 110 家，参评率达 99.36%，全国平均级别首次超过 3 级，均达历史新高。三级公立医院更加重视信息化建设，为下一阶段加强智慧医院和智慧医疗服务建设提供基础条件。

三是临床检验可比性进一步增强。2019 年，三级公立医院参加国家临床检验中心室间质量评价的主动性明显提升，96.24% 医院参加了国家室间质评，临床检验项目参加率和通过率分别为 73.87% 和 96.50%，为同级医疗机构结果互认制度的落实以及减轻医疗负担打下坚实基础。

与此同时，越来越多的医院和研究者认识到绩效考核为医院的重构发展战略、提升精细化管理等带来了机遇[①]，对三级公立医院绩效考核指标体系进行解读和评析[②]，积极运用绩效考核结果分析医院内部药事管理的相关情况[③]，在三级公立医院绩效考核背景下探索医院的精细化管理[④]，对影响绩

① 刘毅等：《全国三级公立医院绩效考核对医院管理工作的影响及改进策略》，《中国卫生产业》2020 年第 15 期。

② 陈晔、董四平：《我国三级公立医院绩效考核指标体系解读与评析》，《中国卫生政策研究》2020 年第 2 期。

③ 沈爱宗等：《某三级公立医院绩效考核中药学相关指标的现状分析》，《中国临床药学杂志》2020 年第 6 期。

④ 王霞等：《三级公立医院绩效考核指标精细化管理探索与实践》，《中国医院》2020 年第 10 期。

效考核工作有效实施的瓶颈及其成因进行探讨[1]，研究探索绩效考核中作为重要数据来源的病案首页数据的质量提升方法，提出改进方案[2]。

结 语

公立医院作为医疗服务体系的主体，不仅在以往医疗救治工作中发挥积极作用，也在抗击新冠肺炎疫情过程中承担了最紧急、最危险、最艰苦的医疗救治工作。推动公立医院的高质量发展，不仅有利于公立医院综合改革，同样有利于推动优质医疗资源扩容和区域均衡布局，为更好地提供优质高效医疗卫生服务、防范化解重大疫情和突发公共卫生风险、建设健康中国奠定坚实的基础。

通过近年来研究并实施三级公立医院绩效考核，在国家层面已逐步建立起绩效考核的管理体系，统一规范绩效考核的基础规则，建成并开放公立医院绩效考核管理平台，各地已自建绩效考核平台或依托国家平台开展属地化考核工作，并为全面推进公立医院绩效考核工作奠定了基础、积累了经验。在总结三级公立医院绩效考核工作经验的基础上，2020 年继续推动了二级公立医院绩效考核工作，公立医院绩效考核成为加强公立医院管理一体化的系统工程。

2019 年起实施的公立医院绩效考核，不仅是对既往政策的延续，也是多年来公立医院改革发展实践成果的集中体现。在新的时期，公立医院绩效考核将成为推动公立医院改革发展政策真正落地见效、提升公立医院治理能力，从而引导公立医院高质量发展的重要工具。对于行政管理部门而言，切实发挥好绩效考核“指挥棒”的作用，优化相关配套标准和管理制度，为公立医院的建设发展提供更加适宜的外部环境；对于公立医院而言，进一步

---

① 刘世蒙等：《我国三级公立医院绩效考核主要问题及对策分析》，《中华医院管理杂志》2020 年第 10 期。

② 王小娟：《三级公立医院绩效考核病案首页质控新举措》，《中国中医药现代远程教育》2020 年第 12 期；钟珣等：《基于三级公立医院绩效考核的住院病案首页质控效果评价》，《中国病案》2020 年第 2 期；杨成等：《基于三级公立医院绩效考核的病案首页缺陷分析》，《中国病案》2020 年第 1 期。

加强对绩效考核政策的学习研究，坚持公益性基本原则，围绕核心指标做好现状分析与发展规划，加强精细化管理，提升可持续发展能力，在新的发展格局下迈出高质量发展的步伐。

参考文献

王人颢等：《大型公立医院高质量发展的理论体系与实践路径探讨》，《中国医院管理》2020 年第 8 期。

宁艳阳、孙梦：《公立医院绩效考核政策梳理》，《中国卫生》2019 年第 4 期。

陈云、范艳存：《新医改以来公立医院绩效考核政策述评》，《中国卫生经济》2018 年第 7 期。

周明华等：《公益性和积极性视角下我国公立医院绩效考核政策分析》，《中国卫生质量管理》2020 年第 6 期。

安艳芳：《我国优质医疗资源分布特点与改善策略》，《中国卫生质量管理》2011 年第 5 期。

B.6
卫生人事薪酬制度改革探索与方向

刘晓云*

摘　要：合理的薪酬制度是吸引和保留优秀卫生人才、提高工作绩效、最终促进卫生健康事业发展的重要保障。建立适应卫生行业特点的卫生人事薪酬制度是中国医改的重点任务之一。我国卫生人才薪酬制度存在的主要问题包括卫生人员的薪酬水平偏低、不同岗位卫生人员的薪酬水平差别较大、医务人员收入与业务创收挂钩、激励机制方向偏离。2009年以来，通过取消药品加成、实施绩效工资等改革措施，切断了医疗机构收入与药品收入之间的联系，改变了医疗机构以药养医的筹资机制。各地在优化公立医院薪酬结构、合理确定公立医院薪酬水平、推进公立医院主要负责人薪酬改革、落实公立医院分配自主权以及健全以公益性为导向的考核评价机制等领域进行了积极探索，积累了丰富的经验。今后的卫生人事薪酬制度改革的重点是不断提高卫生人员的薪酬水平，改进激励机制，将短期激励逐步转化为长期激励。

关键词：薪酬制度　激励机制　卫生人事

* 刘晓云，博士，教授，博士生导师，北京大学中国卫生发展研究中心副主任，主要研究方向为卫生政策与卫生体系、卫生人力资源管理。

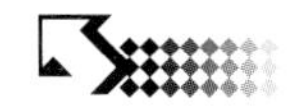

一　卫生人事薪酬制度的基本理论

薪酬，是指员工因雇佣关系而获得的所有形式的经济性报酬。薪酬主要有两个构成部分：一是直接经济报酬，主要以工资、奖金、补贴等形式支付；二是间接经济报酬，主要包括雇主支付的保险、带薪休假等福利。本报告所指的薪酬主要是第一种，即以货币形式支付的工资性收入，主要包括基本工资、津贴补贴、奖金、伙食补助和绩效工资等。

建立科学合理的卫生人事薪酬制度，首先是为了保障医务人员个人劳动权益和基本生活需求。其次，通过有竞争力的薪酬水平，可以吸引和留住优秀的人才加入卫生健康行业，建设一支数量足够、质量合格、结构合理、分布均衡的卫生人才队伍。最后，通过合理的薪酬制度，卫生人员和医疗机构的行为表现与卫生健康事业发展的总目标保持一致，最终促进整个卫生健康事业的发展。

中国现阶段对卫生人事薪酬制度建设的方向是建立适应行业特点的卫生人事薪酬制度。医疗卫生行业人才发展的基本特点包括人才培养周期长、职业风险高、技术难度大、责任担当重。首先，卫生人才的培养周期长，我国从2014年开始实施住院医师规范化培训，需要经过8～10年的时间，才能完成一名合格医生的培养，并且在整个职业生涯过程中还需要通过继续医学教育，保持终身学习。这种长期的医学教育投入与其他事业行业的人才培养有显著的差别。其次，医疗服务是一种多维度的复杂产品，其效果具有不确定性，而且需要较长时期才能显现。以医生职业为例，该职业综合了多类职业的特点，他们需要像企业家一样在执业过程中不断做出决策，决定提供怎样的医疗服务；他们又是科研人员，研究如何改进医疗技术；同时他们又是技术熟练工，需要提供大量烦琐而重复的脑力劳动和体力劳动。这些不同类别的职业定位决定了医生薪酬制度的复杂性。决策和研究的职业特性意味着医生需要长期的激励机制，而技术熟练工的职业特性又意味着医生需要短期即时的激励机制。

设计卫生人事薪酬制度的基本理论有很多，这些理论对应不同的薪酬要素。本报告简单介绍几个相关的理论。

1. 人力资本理论

人力资本理论是美国经济学家西奥多·舒尔茨于20世纪50年代提出的。人力资本理论的主要观点为，人力资本是一种特殊的生产性资本储备，是储藏在劳动者身上的资本。个人通过学习和劳动实践，不断积累知识、技能、经验以及健康水平等，这些要素就是人力资本的价值，在劳动力市场上体现为相应的薪酬水平。劳动者用于积累提高知识、技能、经验以及健康水平的一切经济行为或相关开支，都是对人力资本的投资，都应该在薪酬水平中得到体现。根据这一理论，个人的薪酬水平主要取决于其人力资本投资。如果一个职业或岗位所需要的技能需要更多的人力资本投资，该岗位的薪酬水平就要得到相应提高，以对其人力资本投资加以补偿。根据人力资本理论，正规教育投资、职业培训以及各种技术培训是人力资本投资的主要内容。

医学教育包括院校教育、毕业后教育和继续医学教育，培养周期很长，在整个医学教育过程中需要大量的人力资本投入。医学生毕业后进入卫生劳动力市场，这些通过长期医学教育投资活动积累的人力资本应当获得较高的回报。根据这一理论，医务人员应该获得与其人力资本投资相匹配的较高的薪酬。

医学教育投资除了增加时间成本之外，也缩短了获得工资报酬的年限。医学教育每增加一年，意味着医务人员推迟一年进入卫生劳动力市场获取薪酬收入。在统一退休年龄的条件下，也就意味着其未来的工作时间也将相应减少一年。这一分析同样提示，应该为教育投资时间长的医务人员提供更高的薪酬。

2. 补偿性工资差别理论

亚当·斯密在《国富论》中提出了补偿性工资差别理论。该理论认为，不同的工作岗位，其工作性质、工作条件、社会声望和社会评价、职业稳定性等方面都会存在差异。有一些工作的环境条件差、时间长，风险责任大、缺乏自主性、地点偏远、稳定性差，这些不利的工作特征需要用人单位在某种程度上提供补偿性工资，以消解工作人员在这些不利条件下工作所产生的不良情绪，也增加这些工作岗位的吸引力，减少人员流失。医疗卫生工作存在职业风险高、技术难度大、责任担当重等特点，根据补偿性工资差别理论，其薪酬制度应该体现这些行业特征。

3. 劳动力市场供求均衡理论

在劳动力市场中，劳动力供给是指，在给定的工资水平下，劳动者愿意而且能够提供的劳动力数量。劳动力需求则是市场中的所有雇主愿意而且能够雇用的劳动力数量。可见，工资水平是调整劳动力市场供求均衡的关键因素。在卫生劳动力市场中，通过提高薪酬水平，可以吸引更多的人才选择急需紧缺专业。

4. 公平理论

公平理论是美国心理学家亚当斯于 1965 年提出的，其核心思想是，员工感受到的薪酬公平性，会在很大程度上影响工作积极性。该理论认为，职工通过与其他人的比较，产生对薪酬的满意程度。这种满意程度，不仅受到绝对薪酬水平的影响，更受到与别人或以往相比较而产生的相对薪酬水平的影响。比如个人与别人进行横向比较，以及与自己过去的收入水平进行纵向比较，都可能产生不公平的感觉。薪酬制度设计的一个重要原则是保证薪酬分配的公平感。公平感提高会促进满意度的提高，提高工作积极性。反之，不公平感会产生抱怨情绪，降低工作积极性和工作绩效，甚至导致员工离职。

应用公平理论设计医务人员的薪酬制度，应该重点考虑三种形式的公平。首先，个人公平。员工的薪酬水平应该与其工作绩效挂钩，或者与其部门或单位的绩效挂钩，体现“多劳多得”。其次，内部公平。在不同员工之间，应根据其人力资本投资和工作绩效的差异，保持薪酬水平的内部一致性。最后，外部公平。医务人员的整体薪酬水平和增长幅度必须充分考虑社会平均工资水平及变化趋势。

二 中国卫生人事薪酬制度发展演变及面临的挑战

新中国成立以来，我国公立医疗机构的薪酬制度与事业单位工资制度改革保持一致，发生了多次变化。1956 年我国首次建立了职务等级工资制度，1985 年改薪酬制度为结构工资制（以职务工资为主要内容）。1993 年开始实行以专业技术职务等级工资制为主的工资制度。专业技术人员的工资由两部分构成（专业技术职务工资和津贴）。2006 年，全国的事业单位，包括一部分卫生事业单位，实行岗位绩效工资制度改革。改革的目的是建立符合事业单位特点的薪酬工资制度。岗位绩效工资制度要体现岗位绩效和分级分类管理的特点，提高事业单位薪酬分配制度的科学性和规范性。事业单位工作人员的工资包括岗位工资、薪级工资、绩效工资和国家规定的津贴补贴四个部分。其中，岗位工资和薪级工资为基本工资，体现员工的学历、职称、工作年限、工作岗位等因素，由国家统一制定政策和标准；绩效工资主要体现工作人员的业绩和贡献，这一部分的收入不是固定不变的，而是根据工作绩效的变动而有所变化；津贴补贴主要包括艰苦边远地区津贴和特殊岗位津贴补贴。

20 世纪 80 年代以来，我国公立医院的筹资和激励政策发生了很大的变化。首先，政府对公立医院的直接财政投入逐渐减少。改革开放之前，国家对公立医院的补助长期执行的是“全额管理，定项补助”，即“包工资”的办法。20 世纪 80 年代起改为按编制床位实行定额补助，财政补贴大幅减少。这一改革导致财政补贴占公立医院总收入的比例下降到 10% 以下。其次，政府减少直接投入以后并没有配套提高基本医疗服务价格，公立医院的服务价格长期低于成本，部分医院在这种情况下难以维持收支平衡，无法正常运营。为了弥补医院的收入，政府在政策上对公立医院进行支持，允许医院对药品和新设备的检查服务收取一定的差价，获得一部分收入，用于弥补政府投入不足和价格不合理造成的损失。同时，为了激励医院自主发展，政府赋予医院在基建投资、财务、薪酬方面很大的自主权。由此，在近 30 年

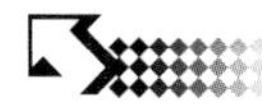

时间里，公立医院的规模不断扩张，设备不断更新，大处方大检查等不合理的行为也时有发生，个别医院通过这些方式获得了更多收入。这些政策缓解了医院经费的短缺，支持了医院服务能力的提升和医疗技术的进步，但导致了激励机制和服务行为的方向偏离，造成医药费用的快速增长，成为“看病难，看病贵”的主要原因之一。

基层卫生是有效的卫生体系的基础。中国自党的十一届三中全会后向社会主义市场经济转型，政府的角色有所转化。乡镇卫生院从县政府下放到乡镇政府管理，在之前高度计划经济体制下赖以生存的政府补贴大幅减少。基层医疗机构与公立医院一样，面临生存危机。与此同时，随着合作医疗的解体，农民的卫生服务需求被抑制，基层医疗卫生机构和服务体系面临困难。到 20 世纪 90 年代中后期，一些欠发达地区农村的基层医疗卫生机构濒临倒闭。城市基层医疗卫生机构的状况与此类似。基层医务人员的工资水平普遍很低，特别是部分农村地区的卫生院连职工的基本工资都难以保障。为了使基层医疗卫生机构得以生存，政府允许基层医疗机构在药品销售中提取 15% 的加成。在个人层面，基层医务人员的收入同其为机构的创收相挂钩。2003 年以后，随着新型农村合作医疗的建立并迅速扩展，农民的医疗卫生服务需求逐渐得到释放，服务利用率逐年提高，基层医疗卫生机构运转逐步好转。这个阶段的激励制度导致一部分基层医务人员通过过度开药和高价检查来创收。这样的局面造成了不良的社会影响：公众对于医疗服务质量和高昂医疗费用不满意，对于医疗体系特别是基层医疗体系不信任。

总结医改前我国卫生人员薪酬制度存在的困难和挑战，第一，我国公立医疗机构医务人员的整体收入较低。全球范围内，一些发达国家的医生薪酬水平往往达社会平均工资的 2～4 倍，而我国医生的平均收入仅为社会平均工资的 1.4 倍。卫生人员收入增速也低于同期人均 GDP 的增长速度。第二，不同岗位医务人员的收入差别较大。专业技术岗最高级收入是最低级收入的 6 倍，管理岗的收入差距是 5 倍，医生间收入差距是 9 倍，护士间收入差距是 6 倍。特别是二、三级医院与基层医疗机构人员之间的收入差距较大。第三，医务人员收入与业务创收挂钩。激励机制方向偏离，医患信任遭到一定程度的破坏。第四，薪酬结构不合理，薪酬中固定部分（岗位工资和薪级工资）比例过低，浮动的绩效部分比例过高，导致部分医务人员过度提供医疗服务。

三　2009年以来中国卫生人事薪酬制度的探索

2009 年开始的新一轮医药卫生体制改革中，中国的公立医疗机构（包括基层医疗卫生机构和公立医院）在薪酬制度方面进行了一系列的改革探索。改革的主要任务是切断医生收入与医疗、药品收入之间的联系，引导医务人员的行为，控制医疗费用的不合理增长。最主要的改革措施是药品零差率。改革首先在基层医疗机构实行基本药物零差率销售。到 2011 年 7 月，政府办基层医疗卫生机构实现基本药物零差率销售全覆盖。2012 年，县级医院开始实行药品零差率销售。2017 年，全部公立医院实行零差率销售。药品零差率有效地切断了医疗机构收入与药品收入之间的联系，改变了基层医疗机构和公立医院以药养医的筹资机制。在此基础上，部分地区开始探索医用耗材零差率，进一步切断医疗机构收入与高值耗材之间的联系。如北京市 2019 年实施医耗联动综合改革，就是以耗材零差率作为主要改革措施。

药品和耗材零差率必然导致医疗机构的收入下降。如何补偿医疗机构和医务人员的收入损失成为薪酬制度改革的重要内容。在基层医疗机构，相关改革是从实施绩效工资开始的。2009 年开始实施绩效工资。绩效工资分为基础性绩效工资和奖励性绩效工资两部分。基础性绩效工资主要体现地区经济发展、物价水平、岗位职责等因素，在绩效工资中所占比重为 60% ~ 70%，一般按月发放。奖励性绩效工资主要体现工作量和实际贡献等因素。绩效工资水平由政府相关部门按照当地社会经济发展水平确定。各地在实施绩效工资政策过程中，出现了平均化的趋势。为了纠正这一趋势，政策逐渐强调有条件的地区可适当提高奖励性绩效工资的比例，合理拉开收入差距，调动医务人员积极性。2016 年开始，在“两个允许”思想的指导下，进一步调整政策，提高基层医务人员的收入，促使医疗卫生机构突破现行事业单位工资调控水平，允许医疗服务收入在扣除成本并按规定提取各项基金后主要用于人员奖励。

公立医院虽然也开始实施绩效工资，但整体进展缓慢，而且政府财政补贴难以完全满足医院实施绩效工资的需要。因此公立医院医务人员薪酬水平在很大程度上仍然取决于医院和科室的业务收入状况。一些省份和城市在公立医院薪酬制度改革方面先行先试，积累了许多宝贵的经验。2017 年《关于开展公立医院薪酬制度改革试点工作的指导意见》，为公立医院薪酬制度改革确定了基本的原则和方向。本报告根据该指导意见中提出的公立医院薪酬制度改革的主要措施，结合各地在公立医院薪酬制度改革的相关经验，进行简要介绍。

1. 优化公立医院薪酬结构

薪酬结构在原有基础上进行了一定的突破。部分地区尝试取消医务人员收入水平与科室收入挂钩的传统做法，福建省于 2013 年开始实行的工资总额制度是一个很好的探索。该方案对薪酬的构成进行了适当调整。将基本工资及基础性绩效工资统一合并为“基本年薪”，这部分工资每月发放。将奖励性绩效工资作为“绩效年薪”，发放形式包括平时的奖金和年终奖金两种。陕西省子长县将绩效工资占比从 40% 提高到 60%，同时把医院财务收支相抵后盈余的 30% 和部分公共卫生服务项目经费及其他收益作为效益工资，根据科室和岗位综合绩效考核结果下放一级发放，从而使可变动工资占医务人员工资总量的比例达 80% 以上。

2. 合理确定公立医院薪酬水平

针对“两个允许”的政策，各地采取不同策略，提高公立医院薪酬水平。一些试点城市（如北京、上海、厦门、深圳、三明等）的公立医院医务人员年收入水平显著提高，可以达社会平均工资的 3 倍以上。

福建省三明市探索实行年薪制，其主要特点之一是提高医院工资的总额。三明市在药品零差率、降低药价的基础上，逐步提高医疗服务的价格，技术劳务收入在总收入中占比逐渐提高。这样就为进一步实施薪酬制度改革打好基础。医院的业务收入扣除药品及耗材收入以后，大部分用于医务人员的薪酬分配，其比重超过70%。三明市把医院职工分为不同的类别，按照不同的标准分别制定年薪水平。临床医师的收入达当地事业单位平均工资的3~5倍，护理人员收入高于教师平均工资，工勤人员收入相当于事业单位平均工资标准。

3. 推进公立医院主要负责人薪酬改革

一些地区采用院长年薪制探索公立医院负责人的薪酬制度改革。福建省三明市分别设立不同级别公立医院院长的目标年薪。三甲医院院长的年薪设定为35万元，三乙医院、二甲医院、二乙医院院长的年薪分别设定为30万元、25万元和20万元。地方财政全额承担院长年薪的支付。

在没有实行院长年薪制的地方，也普遍对院长的收入水平进行了限定。江苏省从2016年起，建立了院长绩效工资总量动态调整机制。将院长年薪水平设定为本医院年人均绩效工资水平的1.5~3倍。规定院长的年薪水平不得与医院的业务收入挂钩。

院长年薪制的设计需要与医院领导班子和各个科室负责人的薪酬制度同步设计，这样才能发挥协同的作用。否则，仅仅改变院长的薪酬制度，医院其他负责人的薪酬制度不同步改革，可能带来负面的影响。

4. 落实公立医院分配自主权

在核定的薪酬总额范围内，公立医院有权进行自主分配。多数公立医院都能探索建立体现多劳多得、优绩优酬的分配制度，适当区分不同类别人员之间的差异。同时在制定内部分配方案时坚持民主参与，鼓励医务人员参与薪酬制度的设计和实施，有效提高薪酬制度改革的预期效果。一些医院在薪酬制度改革后，人员收入中“活”的部分占比增加，充分说明了医院利用分配自主权进行有效的分配。

5. 健全以公益性为导向的考核评价机制

各地在探索以公益性为导向的考核评价机制方面有很多创新。上海市利用标化工作量衡量医务人员、科室和机构的工作量和工作绩效。为不同岗位设定不同的质量考核标准，利用信息系统自动收集数据，提升考核的有效性

和效率。考核指标包括患者满意度、岗位工作量、工作难易度、服务质量、医疗费用控制、成本控制、医德医风、临床科研产出和教学质量等核心内容。根据考核结果，在实际可分配总额范围内进行有效分配，充分发挥绩效考核制度的激励引导作用。福建省三明市政府对公立医院建立了一套考评体系，内容包括医院服务评价、平安建设、医院管理、医院发展等方面，重点强调控制费用、规范行为等。医院工资总额既与其业务收入有关，也与医院考评结果直接挂钩。通过这种考核方式引导医院提高技术水平和服务质量，扩大业务收入，又通过考核指标的设计引导医院合理的发展。医院也可以加强内部考核，将政府绩效考核要求进一步分解至相关科室和医务人员，从而引导科室和医务人员合理地提供服务。

6. 经费来源

部分地区根据经济发展情况，调整了公立医院薪酬改革所需经费的渠道和水平。很多地方通过增加政府投入推动公立医院薪酬制度改革。如陕西省子长县在实施药品零差率以后，公立医院的亏损全部由财政补贴。公立医院由差额预算单位改为全额预算单位，人员工资补贴全部被纳入财政预算。财政对公立医院的补贴程度取决于地方政府的财政能力以及对公立医院改革的重视程度。

也有地区创新性地采用服务价格调整的策略，将其作为新的筹资来源。北京市2017年进行医药分开综合改革，在取消药品加成的同时，设立医事服务费，并同步调整425项服务价格。2019年实施医耗联动综合改革，在取消耗材加成的同时，调整6000多项服务价格。评价结果显示，在没有显著增加政府支出和医保支出的情况下，通过合理的服务价格调整，有效地实现了费用平移，为薪酬制度改革开拓了新的筹资来源。福建省三明市也通过调整各项医务性（技术和劳务性）服务的价格，保证医务人员的薪酬主要来自医务性收入，新增财政投入较少。这些经验表明，将提高医疗服务价格作为主要替代性补偿渠道，可以在不增加太多财政和医保负担的前提下，有效推进公立医院薪酬制度改革，调动医务人员的积极性。

四　中国卫生人事薪酬未来发展方向

中国卫生人事薪酬改革长期存在薪酬水平较低、薪酬结构不合理、薪酬激励不足与过度并存等问题和挑战，未来的薪酬制度改革应遵循以下两个原则：一是保证医务人员较高的薪酬水平；二是加强长期激励，弱化短期激励。具体建议如下。

1. 逐步提高医务人员薪酬水平

根据人力资本理论等相关理论，医务人员，特别是临床医生，应该获得相对较高的薪酬，以反映其长期的医学教育投入以及医疗卫生工作的职业特点。根据之前的分析，医务人员的薪酬水平与社会平均工资挂钩，既具有较好的操作性，又能确保可持续性，符合行业特点。以“两个允许”为基本原则，逐步提高公立医院和基层医疗机构医务人员的薪酬待遇，使之达到社会平均工资的3～4倍。同时，随着社会经济发展、国民收入提高和物价水平变化，以及医疗机构的服务数量和质量等绩效变化，应根据全国社会平均工资的变化，动态调整公立医院的绩效工资（或绩效年薪）的水平和总量。

基本工资和目标年薪制必须全额发放，主要应由财政保障。绩效工资和目标年薪制的绩效年薪应体现多劳多得、优质优酬，原则上由公立医院承担。借鉴北京、福建等地的经验，通过合理调整服务价格，增加医疗机构的合理收入，为薪酬制度改革提供充分的、合理的经费来源。

2. 增加基本工资的占比，切断逐利机制，强化长期激励机制

提高基本工资的比例，将基本工资标准提高至总工资的60%～70%，基本工资的数额应以岗位、职称、年资为基础。发挥工资制度的长期激励导向作用。

完善医生超时超额工作的津贴补贴制度，设立地区性和岗位性津贴，实现国家强基层、重一线的政策引导。应提高相应的医疗卫生津贴、护龄津贴的水平；建立基层医务人员津贴；各地、各单位建立值班津贴。津贴补贴制度同样能够提供长期激励，而且向边缘地区、特殊岗位倾斜，保证卫生人才

均衡发展。

以医院收入为主要来源的绩效奖励，应该划出一部分与岗位、职称、年资相关联，将基本工资一定比例作为系数，根据医疗机构的可支配收入数额予以发放。该部分奖励作为长期激励，应该保持稳定性。其他绩效奖励部分可以与年度或月度绩效挂钩，体现短期激励。

3. 加强监督考核

公立医院薪酬制度是一个长期的过程，涉及每名医务人员的切身利益，在制定公立医院薪酬制度改革政策的过程中，要坚持公平公正、公开透明的原则，充分利用医院信息系统和医保信息系统加强对医院、科室和医务人员行为以及薪酬的监管。

参考文献

王延中、侯建林：《我国公立医院薪酬制度存在的问题及改革建议》，《中国卫生经济》2015 年第 1 期。

贡森、葛延风、王列军：《中国公立医院医生薪酬制度改革研究》，社会科学文献出版社，2016。

史芮源、魏仁敏、张光鹏：《公立医院薪酬制度的国际经验及启示》，《中国医院》2016 年第 4 期。

李倩等：《公立医院薪酬制度改革存在的问题及思考》，《中国医院》2020 年第 3 期。

张春瑜等：《中国公立医院医生薪酬收入的现状与趋势分析》，《中国研究型医院》2020 年第 1 期。

Ma, X. et al. , "Realigning the Incentive System for China's Primary Health Care Providers," *British Medical Journal*, 365 (2019): 12406.

B.7

医保基金战略购买的中国内涵

李 珍　王红波　陈晋阳*

摘　要：《中共中央国务院关于深化医疗保障制度改革的意见》赋予了医疗保障基金战略购买很高的功能定位，但现有文献尚未对医疗保障基金战略购买的中国内涵做出全面、系统的解释。国内外文献研究表明，医保已由买单者变为战略购买者，但战略购买是一个历史范畴，随着医保制度环境的变化而产生了不同的内涵。中国医保制度环境面临的诸多挑战使战略购买的内涵不同于国外，应当结合中国卫生资源配置、参保人医疗服务利用等现实情境系统考虑医保战略购买的内涵。为此，本报告从“谁来购买”“为谁购买”“购买什么”“如何购买”“如何支付”五大购买要素出发，对医疗保障基金战略购买的中国内涵进行了初步阐释。认为医疗保障局及其经办机构作为战略购买人，应当致力于不同参保人公平利用医疗服务，并为参保人“全部医疗费用”而购买，通过购买整合型医疗服务促进卫生资源优化配置；与此同时，完善战略购买工具和支付方式，推动健康中国目标的实现。

关键词：医保战略购买　医疗保障　卫生服务公平利用

* 李珍，经济学博士，中国人民大学公共管理学院教授、博士生导师，中国人民大学健康保障研究中心主任，主要研究方向为社会保障理论、医疗保险政策；王红波，中国人民大学公共管理学院博士生，主要研究方向为医疗保险；陈晋阳，中国人民大学公共管理学院博士生，主要研究方向为医疗保险。

一　引言

国家医保局成立不久便相继组织开展了数项医药购买改革，包括“4+7”药品集中带量采购、医保药品目录准入谈判、17种抗癌药谈判及部分医用耗材带量采购等。在此背景下，人们对社会医疗保险基金的“购买”功能日趋关注，并期待医保基金能进一步发挥“战略购买”的作用，提升医保治理水平。事实上，《中共中央　国务院关于深化医疗保障制度改革的意见》（以下简称“中发〔2020〕5号文”）已将“发挥医保基金①战略购买作用，推进医疗保障和医药服务高质量协同发展，促进健康中国战略实施，使人民群众有更多获得感、幸福感、安全感”作为指导思想②。中发〔2020〕5号文不再将医疗保障视为单纯的医疗费用补偿制度，医保不再是被动的医疗费用买单人，而是要成为主动的战略购买者。医保战略购买被赋予了新的历史使命，即通过推进多层次基本医疗保障建设和“三医”联动，实现“共建共享、全民健康”的健康中国战略。但中发〔2020〕5号文在提出“医保战略购买”概念后，仅从协同推进“三医”联动的供给视角阐释了医保战略购买应如何展开，并未对其内涵做深入阐释。本报告在相关文献研究的基础上，结合中国具体改革实践和国情特点，对医保战略购买的中国内涵进行初步探讨，以期为更深入的研究提供帮助。

二　文献研究

国际医疗卫生领域很早就开始关注“战略购买”这一概念，它是在卫

---

① 中发〔2020〕5号文并未明确指出“医保基金”具体是指医疗保险基金还是医疗保障基金。按照目前国家医保局统管职工基本医保、城乡居民基本医保及医疗救助的职责，本报告认为此处“医保基金”是医疗保障基金的缩写，因此，本报告所讨论的也是“医疗保障基金战略购买”的问题，报告中简称“医保战略购买”。

② 《中共中央国务院关于深化医疗保障制度改革的意见》，中国政府网，2020年3月5日，http://www.gov.cn/zhengce/2020-03/05/content_5487407.htm。

生筹资“购买”概念基础上产生的。“购买”是在保障群体、待遇给付给定的条件下，将公募基金在医疗服务与产品供方之间进行配置的过程。不论是英国的 NHS 体系、德国的社会医疗保险，还是美国的市场化体系①，所有卫生体系都存在某种形式的“购买”，因此较早就有文献关注卫生服务供给者的资金配置②。但是资金配置不能满足医疗服务资源最优整合、实现最大效益的目标，战略购买逐渐进入人们的视野。不过，国际上对战略购买含义的理解经历了一个由窄到宽的过程。早期人们着重强调战略购买相较于一般购买的健康效率改善③和支付方式优化④，近年来战略购买的内涵逐渐被拓展，有学者认为战略购买还应当回应社会需求并致力于优化医疗服务体系结构和公民健康收益结构等⑤。

受国际上战略购买理念的影响，傅鸿翔、赵斌等学者较早对医保购买功能展开研究，认为基本医保以被动方式承担医疗医药服务的支付和结算的作用已经逐渐不适应制度的发展需要，中国社会医疗保险应当转向主动性战略购买，并对相关理论和策略展开讨论。⑥ 但总体上看，1998 年至 2017 年近 20 年间，研究医保战略购买的文献并不多，这一特点在 2018 年国家医疗保障局成立之后得到改观。2018 年起，关于医保战略购买的研究文献逐渐增

---

① Klasa et al. , “Strategic Purchasing in Practice: Comparing Ten European Countries,” *Health Policy* 122 (2018) .

② Busse, R. et al. , “Strategic Purchasing to Improve Health System Performance: Key Issues and International Trends,” *Healthcare Papers* 8 (2007) .

③ World Health Organization, “Ealth Systems: Improving Performance,” *The world Health Report*, Geneva, WHO, 2000.

④ Gitahi, G. , Cashin, C. , *Assessing Health Provider Payment Systems: a Practical Guide for Countries Working Toward Universal Health Coverage*, Washington, DC: Joint Learning Network for Universal Health Coverage, 2015.

⑤ Paul, E. et al. , “Misunderstandings and Ambiguities in Strategic Purchasing in Low-and Middle-income Countries,” *The International Journal of Health Planning and Management* (2020); Klasa et al. , “Strategic Purchasing in Practice: Comparing Ten EuropeanCountries,” *Health Policy*122 (2018) .

⑥ 傅鸿翔:《主动的战略性购买——试论医疗服务的基金购买策略》,《中国医疗保险》2012 年第 9 期; 赵斌:《国际社会医疗保障制度发展趋势: 走向“战略性购买”》,《中国医疗保险》2016 年第 12 期。

多，并涉及医保战略购买的本质、战略购买的内容及战略购买的实现途径等多个方面。关于医保战略购买本质的认识可分为三类：第一类认为医保战略购买是传统购买机制的创新，而支付方式的改革是战略购买的核心[①]；第二类认为医保战略购买是以价值为导向的整体性购买，其关键是在保证医疗医药服务质量的同时降低其成本[②]；第三类认为医保战略购买是在价值引导下的医药服务资源配置，通过医保基金强大购买力优化医疗医药服务资源的供给侧布局[③]。关于医保战略购买的内容，大部分学者认为医保基金应当实现对医疗服务和医药服务的整体性购买，但也有学者认为医保基金战略购买应当以医疗服务为主，而药品购买是医疗机构的责任。[④] 在医保基金战略购买的实现路径方面，主要包含两个视角：一个视角是将医保基金战略购买视为与医药服务改革同时进行的任务，着重强调医疗医药服务的协同改革对促进医保基金战略购买的作用；另一个视角是将医疗医药服务的优化视为医保基金战略购买的作用领域，认为医保目录调整、医药服务机构的准入改革等是深化医保基金战略购买的重要途径。[⑤]

国内外文献研究表明，战略购买意味着包括医保基金在内的卫生筹资扮演的已不是传统的费用补偿角色，而是从第三方补偿机制转变为通过购买、预付的引导机制，在这一点上，国内外文献具有高度共识。国外的文献表明，战略购买的内涵逐渐由单纯的绩效提升工具演变为包括回应公民健康需求、向公民赋权等维度的广泛概念；而国内对战略购买内涵的认识也是不断深入的。基于中国的国情，医保战略购买的内涵渐次由医保支付价格、支付方式到引导卫生资源配置发展。由此可见，医保战略购买是一个历史的范

---

① 王东进：《概论医保的战略购买与购买战略》，《中国医疗保险》2018 年第 9 期。

② 李毅仁、路云、卢钰琼等：《帕累托改进：我国医保战略性购买的践行路径》，《卫生经济研究》2020 年第 10 期。

③ 王宗凡：《强化战略性购买作用，促进医保医药服务协同发展》，《中国医药报》2020 年 6 月 5 日。

④ 王东进：《概论医保的战略购买与购买战略》，《中国医疗保险》2018 年第 9 期。

⑤ 陈金甫：《实施价值导向的医保战略性购买》，《健康管理》2017 年第 12 期；王宗凡：《强化战略性购买作用，促进医保医药服务协同发展》，《中国医药报》2020 年 6 月 5 日。

畴，随医保制度环境的不同而异，因此，中国医保战略购买的内涵也应该与其环境相互动。本报告认为，现阶段中国的医保制度环境有其特殊性，因而应从系统性、前瞻性、整体性视角结合中国医疗卫生体制改革的具体情境来研究医保战略购买的具体要素，进而深入解读医保战略购买在实现健康中国战略这一使命下的内涵。

三　中国医保战略购买的五大要素

如前文所述，中国医保战略购买的概念主要借鉴了外国相关理论的启迪，然而中国的医保战略购买所面临的供需双方背景与外国特别是欧美发达国家迥然不同。以实施战略购买较早的英国英格兰地区为例，英国拥有分布相对均衡的卫生服务资源、健全的全科医生服务体系和较高的人均收入水平，这使其战略购买的内涵未必适合我国情境，因为我国面临卫生资源配置不合理、医药价格虚高、整合型卫生服务体系不健全及参保人整体收入水平较低等突出问题，因此，要统筹考虑医保战略购买供需双方的具体情境，进而开展战略购买的相关决策，才能为人民提供公平可及、系统连续的健康服务。基于此，本报告通过“谁来购买”“为谁购买”“购买什么”“如何购买”“如何支付”五个要素来阐释医保战略购买的中国内涵。

（一）谁来购买

“谁来购买”是明确战略购买主体的问题，当前我国医保购买的相关主体主要包括各级医疗保障局及其经办机构。但是，在医保战略购买情境下，需要对各级医保行政部门和经办机构在医保战略购买中应当承担的主体角色进行合理界定和深入思考。

1. 医疗保障行政部门及其经办机构是战略购买人并承担各自责任

从我国医保基金管理实践看，“谁来购买”通常涉及医保行政部门和医保经办机构两个主体，各级医疗保障局作为医保管理行政部门是战略购买的决策者，统筹地区的经办机构则更多地负责战略购买决策的具体实施和执行。因此，医保战略购买的主体应当既包括医保行政部门，也包括医保经办机构。具体而言，国家医疗保障局从全体人民的利益出发，基于前瞻性、整体性和系统性制定医保战略购买的顶层政策，回答“为谁购买”“购买什么”“如何购买”“如何支付”等的关键性设计问题；各地方医疗保障局执行国家医保战略购买政策，在国家医保局允许的范围内可对国家政策做出微调，并根据本地区具体情境制定区域内的战略购买政策，如开展省内战略购买、跨省联合战略购买等活动；统筹地区的经办机构则是实施医保战略购买政策的主体，是战略购买的具体执行者，负责与卫生服务供给者的购买对接及其他业务操作，从而实现决策者的购买意志。与此同时，作为医保基金的直接管理者，经办机构应当参与医保战略购买的决策。

然而，目前我国医保行政部门和医保经办机构之间的管办一体问题突出，进而导致经办机构独立性不够，无法有效履行医保基金购买主体的职责，难以参与相关决策并发挥主动性作用。为解决这一问题，中发〔2020〕5 号文第二十五条提出“推进医疗保障经办机构法人治理”的改革办法。但对于建立何种法人治理结构并没有深入阐释，因此，通过建立合适的医保经办机构的法人治理机制，将医保经办机构纳入医保战略购买决策之中，使其承担起战略购买主体的角色地位就十分重要。

2. 探索医保经办机构社会公法人治理机制，健全医保战略购买主体的组织结构

我国的医保经办机构应该是战略购买政策的实施者。现行体制下，医保经办机构是“隶属于同级行政部门管理的非营利性事业单位法人”，主要承担参保登记、基金结算和费用管控职能。但在实际运行中，由于缺乏独立的人事权、财务权和重大事项决策权，并不具备法人化的实质。[①] 由此造成管办不分问题突出，省级以下行政和经办职责边界模糊，部分地区医保经办部门官本位导向明显等问题。[②] 与此同时，在实际运行中，自身发展还面临着

① 郎杰燕、孙淑云：《中国基本医疗保险经办机构治理研究》，《云南社会科学》2019 年第 1 期。

② 倪沪平：《医保经办体制改革亟须“三突破”》，《中国社会保障》2020 年第 2 期。

专业人才缺乏、管理粗放、竞争不足等挑战。因此，作为全国医保基金的受托人，医保经办机构本应当扮演“保险人”的角色，却因其不具备法人化地位而造成“保险人”缺位的局面，医保收支也就难以自求平衡。因此建立具有独立地位且代表广大参保人利益的法人机构日渐成为社会共识，推进经办机构法人化治理也被写入中发〔2020〕5号文之中。但目前对于建立何种形式的法人机构学界并无一致看法，本报告认为社会保险本质上是一种以特定人群的风险分担为成立目的、以公法的形式组织的共同体，社会保险组织属于介于政府与市场的社会治理主体，因此医保经办机构法人化建设不宜简单采用新公共管理理念下政府购买服务的改革思路，如政府购买商业保险机构的经办服务，而要建立社会法人性质的医保经办机构，通过创新医疗保险公法人治理体制，实现医保经办社会法人治理，促进政府、市场与社会之间的协同与配合。

（二）为谁购买

“为谁购买”是医保战略购买者需要直面的首要问题。在中国的语境下，国家医保局不仅是医保基金的代理人，还是全部医疗费用的代理人。作为医保基金的代理人，国家医保应该从政治经济学的角度理解参保人的构成，参保人不是抽象的，按收入可将参保人可分为高、中、低三级收入群体，他们对新技术含量较高的医疗费用的自付能力是不同的，应当充分考虑医保购买的医药服务对中低收入人群的公平利用问题；作为全部医疗费用的代理人，国家医保局应当发挥集团采购的优势，在民众自费部分的医药费用中发挥价格控制作用。目前，民众自费的部分仍然占卫生总费用的28%，如果医保局不发挥价格控制的作用，医保基金的控费将溢出民众的自费负担。

1. 医保战略购买应当使参保人公平利用医疗服务

社会保险是参保人的共有基金，医保战略购买的首要受益群体自然是参保人。但从政治经济学视角看，参保人的具体构成特征存在差异性。不同收入参保人的医疗费用自付能力是不同的，面对不同的服务包（医保目录），

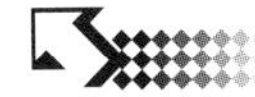

中低收入人群的医疗服务利用率可能显著低于高收入群体。而为了防止道德风险，医保会设置一些给付条件，参保人须负担部分费用，医保筹资水平越低，给付条件会越高，参保人自付的水平也会越高。也就是说，当医保因筹资有限而不能提供较高的保障水平时，中低收入水平的患者在待遇端享受的服务与高收入群体是不可能平等的。这种不平等表现在两个方面，一是总体医药服务利用率较低，比如因起付线和个人自付高而不去就医或减少就医，就会降低总体医药服务利用率；二是高值医药服务利用率低，低收入群体难以承担高值医药服务的自付金额而失去利用机会。面对同一起付线和报销比，高收入群体医疗费用支出能力强，享受医保资金的"好处"就更多，医保制度的逆向再分配效应十分明显。有研究表明，我国不同群体间医疗服务利用不平等问题突出，高收入群体健康状况更好且使用了更多医疗服务，农村地区健康不平等程度高于城市地区。虽然医疗保险有助于改善居民医疗服务利用状况，但不同群体的受益程度存在显著差异。以老年群体为例，尽管医疗保险显著降低了老年人家庭经济的相对支出负担，但其影响效应具有城乡差异和地区差异。相比农村老年人，医疗保险对城市老年人卫生服务利用促进作用更明显。因此，在医保基金总量一定的情况下，应当有差别地调整基金购买方向，更加关注弱势群体的健康需求和医疗服务利用，侧重为中低收入群体购买相应服务。

2. 医保战略购买应当为参保人的"全部医疗费用"而购买

从理论上讲，我国的医疗保障制度中，广大参保人是委托方，医疗保障部门是受托方，医疗保障部门代表参保人管理医保基金，医保战略购买是利用医保基金为全体参保人购买医保目录内的医疗服务和药品，因此当前的医保购买主要是为医保基金而购买。然而，尽管我国医保参保率逐年提高，筹资能力也不断提升，但由于个人自付较多、目录外药品大量使用及间接就医支出等因素的存在，我国居民的个人医疗卫生支出水平仍然较高。从卫生费用支出来看，2019 年基本医保支出占全国卫生总费用的 31.99%，而个人卫生现金支出占全国卫生总费用的 28.36%，即个人自付卫生费用接近 30%。从居民基本医保自付来看，2019 年居民医保各级医疗机构住院费用全国平均政策支付比为68.8%，但实际住院费用支付比仅为59.7%，即意味着住院费用个人自付水平为40.3%。由于现阶段大部分地区居民医保门诊保障水平较低，门诊费用在就医支出中占据了重要部分。因此，个人自付的直接医疗费用可能高于40.3%。加之医疗服务资源配置不均衡，赴外地就医产生的交通费、伙食费等间接就医费用更加重了偏远地区参保人的就医负担。可见，战略购买若只为医保基金而购买，就可能对个人自付产生负溢出效应，加剧参保人负担。因此，医保战略购买需要根据参保人整体就医负担而采取相应策略，以达到降低参保人全部个人自付水平的目的。要为参保人的"全部医疗费用资金"展开购买行动，而非仅代表医保基金对医保目录范围内的医药服务进行购买。

与此同时，我们提出一个值得思考的问题。尽管目前我国基本医保参保率稳定在95%左右，但也表明有5%的人口未在医保制度范围之内，加之重复参保的情况大量存在，这一群体的绝对人口数量数以千万计，那么由谁来代表这一群体享受医保战略购买的红利呢？如果说国家医疗保障局是"全体公民"的医保局而非仅是"参保人"的医保局的话，那么是否应当将未参保群体也作为医保战略购买服务的对象呢？

（三）购买什么

"购买什么"就是要确定医疗医药服务内容、待遇范围及待遇水平，医保战略购买应当围绕医保使命及"为谁购买"的问题确定购买内容。购买内容要致力于为参保人提供整合型医疗服务；通过协同推进医疗医药发展，优化卫生资源配置；合理确定医保目录范围、支付标准，缓和不同群体医疗卫生服务利用的不平等。

1. 购买系统性、连续性的整合型医疗服务

医疗保障制度建立之初以解决参保人大额医疗支出为主，但随着疾病谱向以慢性病为主转化及人们对高质量健康服务需求增多，仅以治疗为中心的医疗服务体系已不能为人们提供良好的健康保障。各国均在探索将预防、治疗、康复、健康管理乃至临终关怀整合在一起，为患者提供系统性、连续性

的整合型医疗服务。近年来，我国大力推进家庭医生签约，建立健康“守门人”制度，并致力于形成“基层首诊、双向转诊、急慢分治、上下联动”分级诊疗秩序，其目的就是建立整合型医疗服务体系。然而，时至今日，全国范围内的分级诊疗效果不佳，2019 年乡镇卫生院和社区卫生服务中心（站）门诊量占门诊总量的23.3%，公立医院尤其是三级大医院仍承担了主要的门诊服务。由于未能建立激励有效的服务补偿机制，家庭医生签约制度的发展受到限制，“签而不约”和服务供给不堪重负问题普遍存在。因此，医保战略购买可以通过购买家庭医生签约服务助力健康“守门人”建设。探索医保和公卫资金协同使用办法，购买关键性预防服务、普通门诊和健康管理服务。将制约人民健康需求满足的近期因素、远期因素都考虑在内，恰当选择服务内容，为参保人提供系统性、连续性的整合型医疗服务。

2. 通过购买服务协同推进医疗、医药发展，优化卫生资源配置

我国医保在“三医”联动中对医疗卫生资源起到的配置作用并不明显，医疗卫生资源配置呈“倒三角”状态，医务人员劳务价值补偿不合理、药价虚高、过度医疗等问题突出。为此，医保战略购买应当在“购买什么”这一关键环节上协同推进医疗、医药发展。

首先，从医疗机构的层级选择上看，应侧重选择二级及以下医院，尤其是区县级医院及基层医疗卫生机构提供医疗服务，引导卫生资源配置由三级大医院向二级医院、区县级医院集中。以紧密型县域医共体建设为契机，给予县域医共体更多服务提供机会，并通过制度设计，强化对乡镇卫生院、村卫生室及家庭医生服务的购买，促进医疗服务资源、卫生技术人才资源等的下沉。

其次，从医疗机构的所有制类别选择上看，要兼顾公立和民营两种市场主体发展，加大对民营机构服务的购买，均衡卫生资源配置。截至 2019 年，我国公立医院有 11930 家，诊疗人次达 32.7 亿人次（占医院总诊疗人次的85.2%）；民营医院有 22424 家，诊疗人次达 5.7 亿人次（占医院总数的14.8%），民营医院诊疗人次远低于公立医院，这一差距主要因为公立医院规模普遍较大，吸纳了更多的医保基金，限制了民营医院的发展和充分竞争。因此，医保战略购买应着眼于充分促进市场竞争，加大对民营医疗卫生

机构服务的购买力度。另外，对医药医疗耗材的购买，应发挥市场在资源配置中的决定性作用，着重选择在临床价值和技术产品方面具有市场竞争能力的供给者，以引导价值创新。

最后，从医疗服务供给主体的选择上看，应当着重对体现医务人员劳务价值的医疗服务进行购买，并探索将药事服务纳入购买范围，形成更加合理的医疗医药服务补偿机制，激发医务人员和药事服务人员控制不合理医药费用的内生动力，达到规范过度医疗的目的。

3. 合理确定服务内容和标准，缓和医疗卫生服务利用不平等

首先，前文已述，医保基金战略购买应侧重为中低收入群体而购买，因此在购买服务的甄选上，应更加重视对中低收入群体医疗服务需求的调查，应侧重根据中低收入群体的个人自付能力购买相应价格的医疗服务产品，药品耗材的选用应当以中低档产品为主、以高档产品为辅，有效改善医保制度的逆向再分配作用。

其次，医保战略购买需要合理分配基本医疗保险和大病保险基金的使用范围，协同考虑医疗救助基金的支付能力和保障效益。同时，要为商业健康保险留足发展空间，在系统考虑商业健康保险保障范围和保障对象的基础上，做出医保战略购买的决策，促进多层次医疗保障体系均衡发展。战略购买的待遇标准要以医保基金的可持续性为前提，进一步明确基本医保"保基本"的边界是医保目录符合临床必需、安全、有效、经济的原则。

（四）如何购买

"如何购买"是选择购买路径、购买工具、合理使用购买工具并恰当做出购买决策的问题。为此，应当充分发挥市场机制在战略购买中的价格调节作用，完善医保药品目录、定点医药机构协议管理等传统工具的使用，规范药品医疗耗材带量采购、特殊用药专项谈判等新购买工具的使用，并在多元主体合作治理的基础上恰当做出购买决策。

1. 在充分发挥市场机制的基础上，完善战略购买工具的使用功能

首先，充分发挥市场机制在医保战略购买中的作用。虽然医保局及其经

办机构作为政府部门承担着战略购买的主体角色，但并不意味着战略购买的具体实施需要政府一手操办。不论是医保标准制定、带量采购，还是药品谈判，其最终效果都是通过价格实现市场供需关系的调节。因此，市场机制是战略购买具体运作的核心。在战略购买的具体策略中，应当避免政府直接披挂上阵，使用过多的行政手段干预购买活动，扭曲市场价格信号。可通过创新医保经办体制或委托专业性的第三方采购、谈判服务机构执行战略购买。

其次，利用好医保药品目录和定点医药机构协议管理两种医保购买工具。医保药品目录既关系着控制医药费用的经济性考量，也关系着参保人健康权和基本医疗需求能否保障的使命考量，应科学衡量基本医保定位与经济性考量的比例原则，进一步利用卫生经济分析、卫生技术评估等方法完善基本医保药品目录动态调整机制。完善医保药品目录和国家基本药物目录的有效衔接机制，适应以慢性病为主背景下的参保人的日常用药需求，并注重将现阶段易致患者灾难性卫生支出的大病用药考虑在内。同时，为及时将疗效好、价格适中的市场新药纳入目录，可根据药品创新程度，对不同药品设置分类准入流程。对定点医药机构的协议管理，以创造公平竞争环境为主，根据医药机构协议履行情况，及时取消不合格机构的医保服务资格。侧重支持基层医疗机构成为定点协议机构，以促进资源下沉。

最后，进一步总结带量采购、药品谈判等取得的基本经验。通过对实践经验的总结，形成医保战略购买工具使用手册。尤其注意带量采购等购买工具对相关利益群体形成的效应分析，减少购买工具产生的负面影响，平衡战略购买的当前效益和未来效果。例如药品带量采购，中选与非中选药企资本市场与市场份额分化严重。一方面，非中选药企面临利润不足和结构转型的双重压力；另一方面，中选药企可能在大规模采购压力下降低药品质量，也可能难以保障药品配送或形成供给垄断，以至于在特殊事件影响下出现药品断货。战略购买应全面衡量上述问题出现的可能性，并做好战略应对。不应过度追求医疗医药服务的超低价格，而不考虑对产品质量、市场创新等产生的不良影响。

2. 构建多元主体合作治理的购买协商机制

医保治理现代化要求医保战略购买形成多元主体合作治理的购买协商机制。虽然我国基本医保目录调整、药品带量采购等在医疗保障部门主导下吸纳了相关主体的参与，如聘请相关领域专家组展开购买评估、谈判和决策等，但由于医保战略购买涉及的相关利益群体众多，如参保人、医院、医药企业、医师协会、医院管理协会等，这些治理主体的意见还不能在战略购买中得到很好的体现。因此，医保战略购买应当进一步推动多元主体共治的局面形成，吸纳不同利益主体的观点，从不同利益主体角度考虑战略购买的适宜性问题。比如战略购买的最终效果应当以是否满足参保人健康需求为准则，医保支付机制的改革及对医疗服务的调节政策应当将医务人员的评价意见纳入其中，药品集中带量采购政策要倾听不同药品企业的声音。所以，要搭建行政机制、市场机制和社群机制协作互动的平台，以此提高医保战略购买的决策质量。从未来发展的角度看，可在医保经办机构社团法人改革的基础上，由医保社团法人代表参保人履行战略购买职能，与医疗机构开展平等的协商谈判，并引入医药行业的自治团体协商。

（五）如何支付

“如何支付”是指明确医保战略购买支付手段，使战略购买内容得以落地执行。医保战略购买支付包括宏观支付流程、微观支付标准以及支付方式的改革等方面。

1. 优化对服务供给者的宏观支付流程

宏观支付流程是指医保资金管理方、医疗服务供给方、医药服务供应商之间的医保资金支付流程。主要包括医保经办机构对医疗服务机构的医保付款、药品和医用耗材使用机构对供给商的资金支付两个环节。为确保战略购买的顺利进行，医保经办机构应按照服务协议按时兑现医疗服务机构的医保基金，避免医院因垫付医保基金制约服务提供，尤其对于结余留用资金和绩效奖励资金应依据契约规定足量保障，以调动医疗机构积极性。医疗机构对于战略购买中标药品、耗材供给商的付款也应当按照购买协议及时完成相应回款，以避免影响供给商生产周转。

2. 合理确定微观的药品支付标准和医疗服务支付方式

支付标准和支付方式改革是医保战略购买得以实现的重要抓手，因此要重点围绕支付标准形成和支付方式改革，推动医保战略购买的落地执行。首先，支付标准的确定要综合考虑医保基金承受力和医药服务供给者的市场效益，同时兼顾支付标准，确定可能对不同药品和服务产生的竞争性冲击，避免由于较低的支付标准抑制医药企业的再创新。其次，在支付方式改革方面，应继续推进总额预算制下的多元复合支付方式改革，完善基层医疗服务机构门诊服务按人头预付制，减少住院支付中按项目付费比重，综合运用DRGs、DIP分值付费等改革措施，构建基于价值导向的医保付费机制，着重对医务工作人员的劳务价值进行估算和补偿，适当提高基层医疗卫生机构的支付比例。对于紧密型县域医共体的支付，可根据不同医疗服务特点，实施激励相容的复合式医保支付体系。

四 结语

中发〔2020〕5号文已经明确指出，医保基金战略购买是深化医疗保障制度的指导思想之一。未来医保改革应当注重发挥医保战略购买的作用，促进多层次医疗保障体系建设，优化医疗卫生资源配置，并助力健康中国的实现。当前国内外文献研究多从技术、内容等具体层面对医保战略购买进行解读，未能赋予医保购买在中国医疗卫生体制改革中应当发挥的战略性功能。本报告在系统性、前瞻性和整体性视角的基础上，结合中国医保制度改革、医疗卫生体制改革的具体情境，从“谁来购买”“为谁购买”“购买什么”“如何购买”“如何支付”五大要素着手，对医保基金战略购买的中国内涵进行了初步阐释。认为未来中国医保基金战略购买应当在明确购买主体和服务对象的基础上，将以人民健康为中心的理念融入购买决策，合理选择购买内容、购买方式及支付手段，满足人民群众的健康需求，并推进医疗保障和医药服务的高质量协同发展。

参考文献

李珍、刘小青、王超群：《关于“十四五”期间推进医疗保障治理现代化的思考》，《中国医疗保险》2020 年第 11 期。

李珍、王怡欢、杨帆：《论新时代医疗保险公法人治理体制的创新——基于多中心治理理论》，《中国卫生政策研究》2019 年第 11 期。

李珍、黄万丁：《城镇职工基本养老保险个人账户向何处去》，《国家行政学院学报》2016 年第 5 期。

张琦：《社会医疗保险制度的公平性》，《中国社会科学报》2016 年 11 月 2 日，第 4 版。

金双华、于洁、田人合：《中国基本医疗保险制度促进受益公平吗？——基于中国家庭金融调查的实证分析》，《经济学》（季刊）2020 年第 4 期。

金双华、于洁：《医疗保险制度对收入分配的影响——基于陕西省的分析》，《中国人口科学》2017 年第 3 期。

解垩：《与收入相关的健康及医疗服务利用不平等研究》，《经济研究》2009 年第 2 期。

王新军、郑超：《医疗保险对老年人医疗支出与健康的影响》，《财经研究》2014 年第 12 期。

胡宏伟、张小燕、赵英丽：《社会医疗保险对老年人卫生服务利用的影响——基于倾向得分匹配的反事实估计》，《中国人口科学》2012 年第 2 期。

《2019 年我国卫生健康事业发展统计公报》，国家卫生健康委员会网站，2020 年 6 月 6 日，http：//www. nhc. gov. cn/guihuaxxs/s10748/202006/ebfe31f24cc145b198dd730603ec4442. shtml。

《2019 年全国医疗保障事业发展统计公报》，国家医疗保障局网站，2020 年 6 月 24 日，http：//www. nhsa. gov. cn/art/2020/6/24/art_ 7_ 3268. html。

徐榕、何得桂、蔡杨：《“健康中国”视域下家庭医生签约服务制度安排与实践思考》，《卫生经济研究》2020 年第 8 期。

李珍、王怡欢：《论基本医疗保险与商业健康保险的定位与衔接》，《中国卫生政策研究》2020 年第 1 期。

浮文婷：《医保药品目录调整：基本医保定位与经济性考量之比例原则》，《北京化工大学学报》（社会科学版）2020 年第 1 期。

王煜昊、徐伟、李赛赛等：《日本医保药品目录动态调整机制研究及对我国的启示》，《中国卫生经济》2019 年第 9 期。

谭清立、陈依婷：《药品带量采购政策的推进对我国药企的动态影响分析》，《中国卫生经济》2020年第8期。

顾昕：《“健康中国”战略中基本卫生保健的治理创新》，《中国社会科学》2019年第12期。

倪沪平：《医保药品支付标准：增量改革新杠杆》，《中国社会保障》2019年第6期。

苗艳青：《激励相容：医保打包支付对紧密型县域医共体建设的机制设计》，《中国医疗保险》2020年第7期。

B.8
我国药品供应保障体系改革路径研究

傅卫　赵锐*

摘　要：建立药品供应保障体系是“实施健康中国战略”的五项重点工作之一，自深化医改以来，国家药物政策体系顶层设计进一步完善、国家基本药物制度进一步巩固、适应中国医药市场特点的药品价格管理体系逐步建立、药品供应体制改革逐步深入、药品流通领域改革卓有成效、药品集中采购制度进一步常态化、国家医保药品目录准入价格谈判机制逐步建立、药品临床综合评价机制逐步建立。“十四五”期间，我国开展药品供应保障体系改革，需要以高质量发展为引领，围绕“健康中国2030”战略目标，以保障质量和合理使用为重点，强化政策协同性、切实提高药品供应保障可及性、提升国产仿制药质量、促进药品合理使用，建设稳定的、可持续的药品供应保障体系。

关键词：医改　药品供应保障体系改革　医药产业

一　背景

建立健全药品供应保障体系是深化医改的关键抓手，是国家基本医疗卫

---

* 傅卫，医学博士，国家卫生健康委基层卫生健康司监察专员，国家卫生健康委卫生发展研究中心原党委书记、主任，研究员，主要研究方向为健康经济、卫生改革、健康中国等；赵锐，管理学博士，国家卫生健康委卫生发展研究中心副研究员，国家药物和卫生技术综合评估中心主任助理，主要研究方向为医药卫生政策评价、卫生技术评估等。

生体制的“要紧事”。2009 年 3 月，中共中央、国务院印发了《关于深化医药卫生体制改革的意见》（中发〔2009〕6 号），明确指出“要建成把国家基本药物制度作为核心的药品供应保障体系。药品供应保障体系、公共卫生服务体系、医疗服务体系、医疗保障体系构成了基本医疗卫生体制的四大支柱体系”①。随着改革的深入，着眼于规范药品生产、流通、使用各个环节，保障人民群众用药安全。逐步形成覆盖药品生产、流通、零售、招标采购、配送、储备、监管、价格等全链条的药品供应保障体系。新医改以来，国家围绕药品供应保障的重点领域和关键环节，先后组织施行了国家基药制度、审评审批改革、药品流通两票制、药品价格形成机制改革、药品集中采购制度、医保药品目录准入价格谈判、短缺药供应保障、鼓励仿制药产业发展等重要改革，不断完善药品供应保障制度，更加保证药品的安全有效，使药品价格水平日渐合理化，患者用药可及性也得到有效保障。但在改革过程中，社会群众对药品供应保障的公平性、可及性需求也不断提升，对药品价格、质量、疗效提出了新的更高要求。本报告旨在通过梳理我国药品供应保障改革的背景和过程，分析政策演变脉络和过程，对我国新医改以来的药品供应保障改革成效进行系统评价，以期为“十四五”期间药品供应保障改革提供改革思路和参考建议。

二　药品供应保障体系历史沿革

我国药品供应保障体系的政策框架和内涵不断丰富，其发展过程可以概括为三个阶段。第一阶段（2007～2014 年）是概念提出及探索阶段，主要以建立健全国家基本药物制度为核心，解决“用得上”药的问题。第二阶段（2015～2017 年）是加快推进阶段，全面推进药品生产、流通、使用全流程改革，解决“供得上”药的问题。第三阶段（2018～2021 年）是规范

① 《中共中央国务院关于深化医药卫生体制改革的意见》，中国政府网，2009 年 4 月 6 日，http：//www. gov. cn/jrzg/2009－04/06/content_ 1278721. htm。

实施阶段，重点推进医保药品目录的动态调整与市场导向的价格形成机制，解决“用药贵”的问题。新医改以来，药品供应保障体系改革相关政策文件如图1所示。

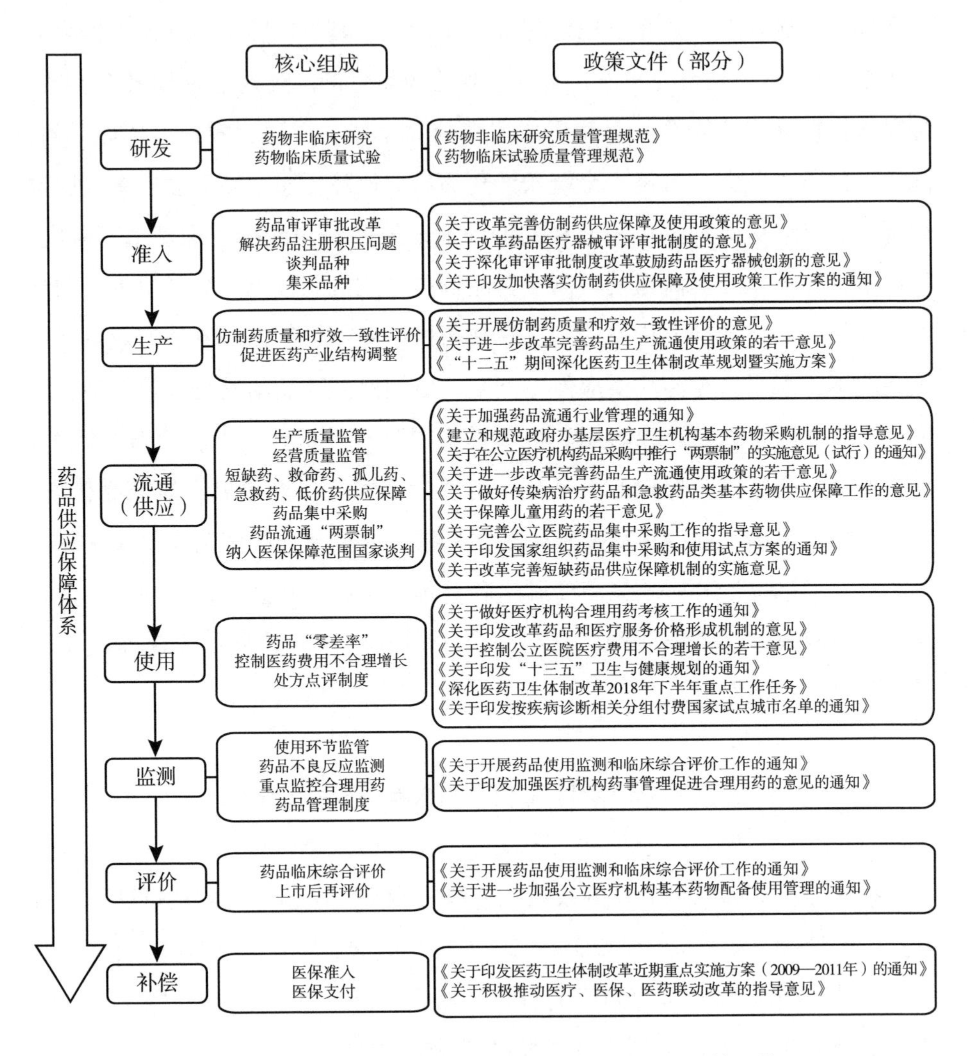

图1　新医改以来，药品供应保障体系改革相关政策文件

1. 概念提出与探索阶段（2007～2014年）

2007年10月，党的十七大报告中，我国首次指出“要建设覆盖城乡居民的公共卫生服务体系、医疗服务体系、医疗保障体系、药品供应保障体系”。2009 年 3 月，中共中央、国务院印发《关于深化医药卫生体制改革的意见》（中发〔2009〕6 号），明确“建立以国家基本药物制度为基础的药品供应保障体系”[①]。在《国务院关于印发医药卫生体制改革近期重点实施方案（2009—2011 年）的通知》（国发〔2009〕12 号）中，指出“初步建立基本药物供应保障体系，具体包括基本药物生产、流通、零售、招标采购、配送、储备、监管、价格等”[②]。自此，国家基本药物制度迅速发展，初步建立起了以政府为导向、市场为辅助、法律为根据的基本药物供应保障体系。

2011 年国家基药制度初步构建完成，基本药物价格平均下降 50%，有力减轻了患者用药负担水平。[③] 2012 年 10 月，国务院出台了《卫生事业发展“十二五”规划》（国发〔2012〕57 号），指出“要建立健全药品供应保障体系，强化基本药物供给能力”[④]。2014 年 4 月，《关于印发做好常用低价药品供应保障工作意见的通知》（国卫药政发〔2014〕14 号），指出“要做好常用低价药品供应保障工作”[⑤]。同年 10 月，国家食品药品监督管理总局出台《国家卫生计生委办公厅关于开展国家药品供应保障综合管理信息系统建设试点工作的通知》（国卫办药政函〔2014〕980 号），指出“着力推进药品供应领域的信息化建设，建立健全国家药品供应保障信息共享机制”。

2009 ~ 2011 年，基本药物制度已在全国基层公立医疗机构整体落实，

---

① 《关于深化医药卫生体制改革的意见》，中国政府网，2009 年 4 月 6 日，http://www.gov.cn/jrzg/2009-04/06/content_1278721.htm。

② 《国务院关于印发医药卫生体制改革近期重点实施方案（2009—2011 年）的通知》，中国政府网，2009 年 4 月 7 日，http://www.gov.cn/zwgk/2009-04/07/content_1279256.htm。

③ 《九部门印发关于建立国家基本药物制度的实施意见》，中国政府网，2009 年 8 月 18 日，http://www.gov.cn/gzdt/2009-08/18/content_1395423.htm。

④ 《国务院关于印发卫生事业发展“十二五”规划的通知》，中国政府网，2012 年 10 月 19 日，http://www.gov.cn/zwgk/2012-10/19/content_2246908.htm。

⑤ 《关于印发做好常用低价药品供应保障工作意见的通知》，国家卫生健康委员会网站，2014 年 4 月 15 日，http://www.nhc.gov.cn/yaozs/s3573/201404/900c9f1fbe954acb80f829c0f4d96f3d.shtml。

年均增速超过30%。这一原则要求基本药物在基层得到充分配备和使用。进入“十二五”时期，基本药物制度继续向二三级医院和非政府办医疗机构覆盖，药品供应保障体系也在改革中不断得以完善。目前，国家基本药物制度已全国公立医院执行。

2. 加快推进阶段（2015～2017年）

2015年7月，国家食药监总局为保证药品安全有效，发布了《关于开展药物临床试验数据自查核查工作的公告》（国家食品药品监督管理总局公告2015年第117号），根据《药物临床试验质量管理规范》规定，参照临床试验方案，对已申报生产、进口的待审药品，需开展其药品申请临床试验情况自查，确保临床实验数据可靠、确凿，相关证据确保完整。同年8月，为解决长期以来我国药品审评审批效率相对较低、注册审批缓慢严重影响临床用药需求等问题，国务院办公厅发布《关于改革药品医疗器械审评审批制度的意见》（国发〔2015〕44号），全面推进审评审批改革，通过优化审评审批队伍结构和程序，加快具有明显临床价值的新药的上市。通过对已批准上市的仿制药进行一致性评价，倒逼提升我国的仿制药质量和企业生产能力，公众用药安全得到明确保障。

2016年3月，国务院办公厅颁布了《关于开展仿制药质量和疗效一致性评价的意见》（国办发〔2016〕8号），提出仿制药一致性评价的相关规定。同年4月，国务院办公厅印发了《深化医药卫生体制改革2016年重点工作任务》，提出“要全面推进落实公立医院药品集中采购，改进药品购销秩序，压缩流通环节，综合医改试点省份要在全省范围内推行两票制”。同年6月，人力资源社会保障部发布了《关于积极推动医疗、医保、医药联动改革的指导意见》（人社部发〔2016〕56号），旨在完善统一的城乡居民基本医疗保险支付制度和大病保险制度，解决百姓看病难、用药负担重等问题。同年8月，药品供应保障制度的地位进一步提升。至此，药品供应保障已成为我国基本医疗卫生制度的五个重要支柱之一。同年10月，《“健康中国2030”规划纲要》的颁布，把“完善药品供应保障体系”提升到了国家战略新高度。

2017 年 1 月，《关于在公立医疗机构药品采购中推行“两票制”的实施意见（试行）的通知》（国医改办发〔2016〕4 号）发布，要求强力整顿流通秩序，规范经营行为。同年 10 月，党的十九大提出“实施健康中国战略”，“全面取消以药养医，健全药品供应保障制度”。彰显了党和国家完善药品供应保障制度的意志与决心。

3. 规范实施阶段（2018 ~ 2021 年）

2018 年 4 月，国务院办公厅颁发了《关于改革完善仿制药供应保障及使用政策的意见》（国办发〔2018〕20 号），提出“改革完善仿制药供应保障及使用政策，促进仿制药研发”。2018 年 7 月，国家医保局出台了《关于开展抗癌药省级专项集中采购工作的通知》（医保发〔2018〕4 号），实施以抗癌药为突破口的重大疾病药品专项集采工作，通过集中带量采购，降低用药价格。2019 年 1 月，国务院办公厅发布了《关于印发国家组织药品集中采购和使用试点方案的通知》（国办发〔2019〕2 号），明确以北京、天津、上海、重庆 4 个直辖市和沈阳、大连、厦门、广州、深圳、成都、西安 7 个省会城市或计划单列市共 11 个试点城市公立医疗机构为集中采购主体（“4 +7” 带量采购）。国家集中带量采购和使用试点大幅降低药品价格，逐步形成通过一致性评价的仿制药逐步抢占原研药市场的局面。同年 9 月，国务院办公厅出台了《关于完善国家基本药物制度的意见》（国办发〔2018〕88 号），明确其功能定位，调整完善了国家基本药物目录，增加了品种数量，优化了结构，进一步规范了剂型和规格，继续坚持中西并重，强化了临床必需。同时，探索老年人免费用药，鼓励儿童用药研发，更好地满足群众用药需求。2019 年 8 月，全国人大表决通过了新修订的《药品管理法》，药品储备与供应首次设立专章，新增加了实施基本药物、短缺药品清单管理、上市许可持有人等制度内容，药品供应保障制度自成一体。国务院办公厅于 10 月发布的《关于进一步做好短缺药品保供稳价工作的意见》（国办发〔2019〕47 号）指出，对基本药物在不同级别医疗机构的使用提出了“986 新规”，提出“开展基本药物监测评价，加强数据分析利用，为药品供应保障、合理使用、医保支付等政策制定提供循证依据”。2019 年 12

月28日，十三届全国人大常委会第十五次会议表决通过了《基本医疗卫生与健康促进法》，这是我国卫生健康领域的第一部基础性、综合性法律。在《药品管理法》《疫苗管理法》《医疗器械监督管理条例》等相关法律法规基础上，进一步完善修订药品供应保障制度，建立健全工作协调机制，科学保障药品安全性、有效性、可及性。2020年2月，国家卫生健康委发布《关于印发加强医疗机构药事管理促进合理用药的意见的通知》（国卫医发〔2020〕2号），为进一步加强医疗机构药事管理和药学服务，加大药品使用改革力度，全链条推进药品领域改革，提升医疗机构管理水平，促进合理用药，更好地保障人民健康。2020年10月，党的十九届五中全会提出坚持以改革创新激发卫生健康事业活力。党的十九大以来，为解决人民群众看病难、看病贵问题，以降药价为突破口，深化医疗、医保、医药联动改革，取得积极进展。

总体来看，随着国家经济的高速发展和人民群众对健康的需求丰富多元，药品供应保障体系逐步从单一的层次涉及药品生产、运输和供给，延伸到以实现药品可及、品质可靠、合理用药作为根本宗旨，覆盖到药品生产、流通、使用等全流程，是一套立体化、多层次的制度体系。

三　药品供应保障体系改革主要成效

1. 国家药物政策体系顶层设计进一步完备

长久以来，党中央、国务院高度重视、精心组织并认真部署药品供应保障体系建设，注重顶层设计，建立了在国务院统一领导下，覆盖国家药品监督管理局、国家医疗保障局、国家卫生健康委、商务部、国家发展改革委、国家中医药管理局等多部门的协调联动机制，各部门加快政策沟通，及时有效应对新形势、新问题，聚焦社会主要矛盾，全力推进药品研发、生产、流通和使用多流程全面改革，大大提高了我国药品的质量和可及性，进一步规范了药品流通秩序，切实降低了虚高的药价，大幅度降低了群众用药开支，缓解了经济负担，药品供应保障体系得以更加深入健

全，有助于加快医改核心领域的改革和促进关键环节的推进。药品供应保障体系示意如图 2 所示。

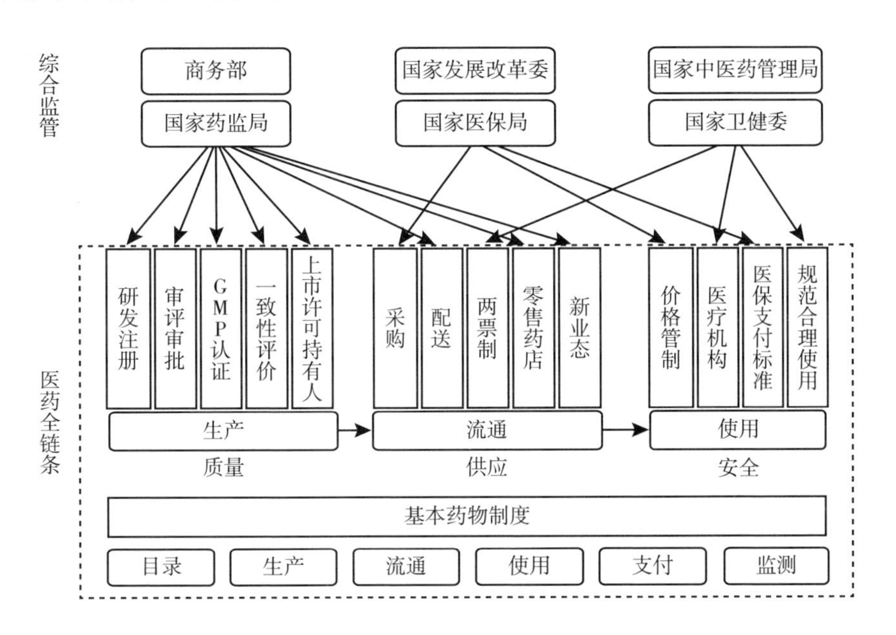

图 2　药品供应保障体系示意

2. 国家基本药物制度进一步巩固

（1）基本药物目录动态调整机制逐步完备

基本药物制度的根本是基本药物目录，为尽可能覆盖更多的临床主要疾病病种，更全面地适应基本医疗卫生需求，国家不断完善和修订基本药物目录，先后颁布了 9 版《国家基本药物目录》，如表 1 所示。2018 年版基本药物目录涵盖了更多的临床主要病种，更好地满足了基本医疗卫生需求，也为进一步健全基本药物制度提供了基础依据。总品种数从 520 种上升到 685 种，增幅为 31.73%，其中包含化药和生物制品共 417 种，增幅为 31.55%；涵盖中成药 268 种（含民族药），增幅为 32.02%（见图 3），调整后的目录依然坚持中西药并重，中西药的构成比同 2012 年版大体一致，并且在中成药部分新增了功能主治范畴，临床症候覆盖面明显扩大，有利于更深一步建立健全分级诊疗制度。目录中共调入药品 187 种，占总品种的 27.30%；共调出药品22种，占总品种的3.21%，体现了国家坚持调入、调出并重的原则。

表1　历版《国家基本药物目录》品种数量

单位：种

版本	制定年份	总计	化药和生物制品	中成药
第1版	1982	278	278	0
第2版	1996	2398	699	1699
第3版	1998	2073	740	1333
第4版	2000	2019	770	1249
第5版	2002	1001	759	1242
第6版	2004	1033	773	1260
第7版	2009	307	205	102
第8版	2012	520	317	203
第9版	2018	685	417	268

资料来源：1982年版至2018年版《国家基本药物目录》。

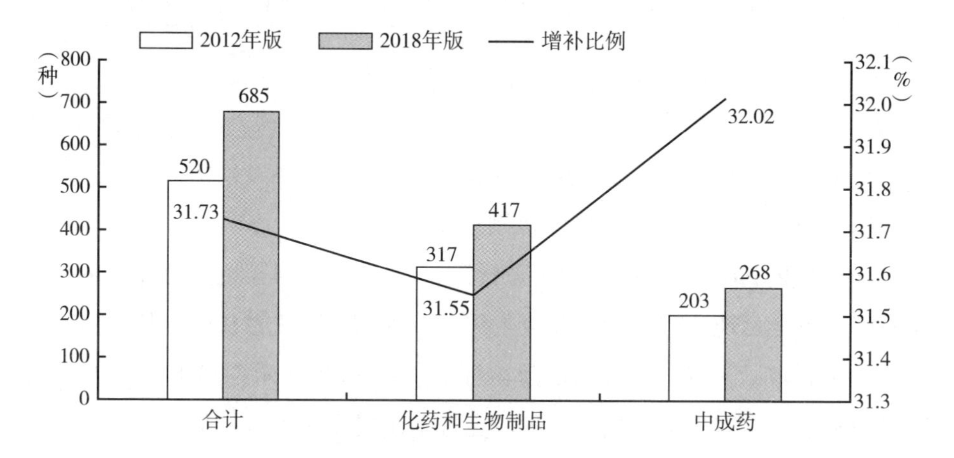

图3　2018年版与2012年版《国家基本药物目录》对比

资料来源：1982年版至2018年版《国家基本药物目录》。

（2）基本药物可及性明显提高

基本药物制度实施以来，根据各省份区域经济和病种谱差异较大等实际情况，各省份制定了省级基本药物增补目录，切实保障了人民群众用药权益、健康安全。各省份均已建立省级招采平台，并加强对配送企业的监管，建立了相应的基本药物采购、配送机制，符合基本药物“集中招采、统一配送”的制度要求；通过取缔药品的加成，执行药品零差率销售，对基层医疗机构实行年度绩效考核评估，并建立补偿机制，破除了多年来形成的“以药养医”局面，大幅度减轻了群众用药负担；基层医疗机构合理用药的情况也得到了明显改善。王洪涛等人研究发现，“基于山东、湖北、四川三省的监测数据，主要从制度可及性、药品质量和合理用药三个方面对基本药物制度实施效果进行评价研究。实施国家基本药物制度后基本药物的可及性得到保障与提高；抗生素使用率、联用率，激素使用率均有所降低，合理用药水平提高”①。

3. 符合中国药品市场特点的药价管理体系逐步建立

逐步建成以市场为中心的药品价格管理体系。自 2015 年 6 月 1 日起，取消除麻醉和第一类精神药品之外的 2000 多种药品政府定价，目前，仅麻醉药品和第一类精神药品实行政府指导价管理。目前，所有公立医院均已落实国家取消公立医院药品加成政策。同步推进医疗服务价格调整，初步建立了新的、科学的公立医院补偿机制。陆续开展全国药品价格谈判，逐步扩大国家谈判药品的品种范围，以降低药价。2015 年将部分专利药品、独家生产药品纳入国家价格谈判策略试点品种清单，并将谈判品种纳入国家医保目录。针对抗癌药价格昂贵的情况，再降低抗癌药（及其生产所需原料药）进口关税。同时，2018 年 7 月，国家医保局启动了新一轮抗癌药物谈判，17 种药品纳入国家医保报销范畴，进一步减轻了患者的就医负担。

4. 药品供应领域改革逐步深化

近年来，多部门统筹发力，不断加大药品供应保障领域的改革力度，实施优化药品审评审批环节，推动仿制药一致性评价工作，实行加强短缺药品

① 王洪涛、唐玉清、刘云云等：《我国基本药物制度政策效果评价——基于山东、湖北、四川三省的监测数据》，《中国卫生政策研究》2012 年第 4 期。

生产等措施，健全完善药品供应保障体系。

（1）药品审评审批体系逐渐科学高效

一是注册申请积压得到改善。2015年至2018年期间，药审中心职责重心由缓解药品注册申请积存的矛盾，逐步过渡到提高药品注册申请过程中时限审评审批效率，截至2020年11月，共计受理品种8620种，其中化药6742种、生物制品1498种、中药380种（见图4）。二是一批新药优先获准上市。有效提高了患者用药的可及性，解决了一些临床治疗难题，满足了临床急需（见图5）。三是推动仿制药一致性评价。对提高我国医药产业整体水平、确保药品安全性和有效性、倒逼制药业结构升级和转型调整、增加国际竞争力，都具有十分重要的意义（见图6）。四是出台药品上市许可持有人制度。打破了“卖青苗”的窘境；鼓励创新，吸引资本；方式多元化（研发外包CRO、生产外包CMO、营销外包CSO）；与国际接轨。五是改革临床试验管理机制。伦理委员会体系逐步完善；伦理审查效率显著提高；境外临床试验数据获得许可；拓展性临床试验得到支持；数据造假行为得以严惩，提高了临床试验数据的质量、保障了数据的真实性。

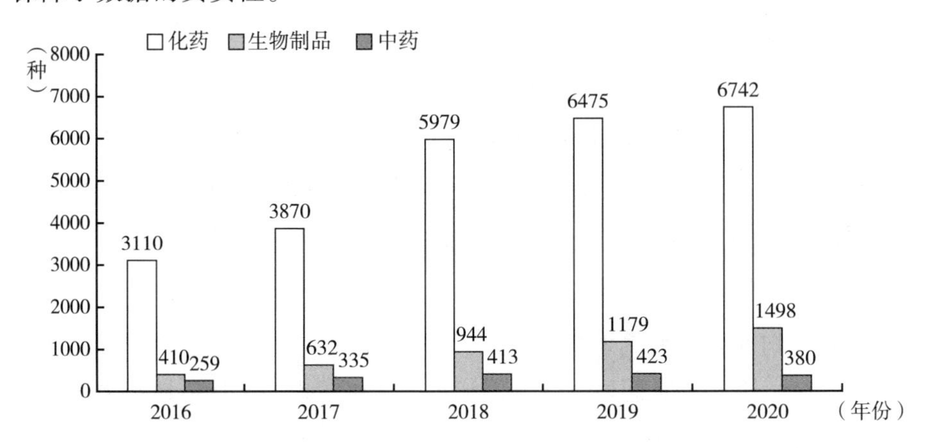

图4　2016～2020年Ⅰ类新药的受理情况

资料来源：2016～2019年数据来源于国家药监局药品评审中心；2020年数据来源于Insight数据库。

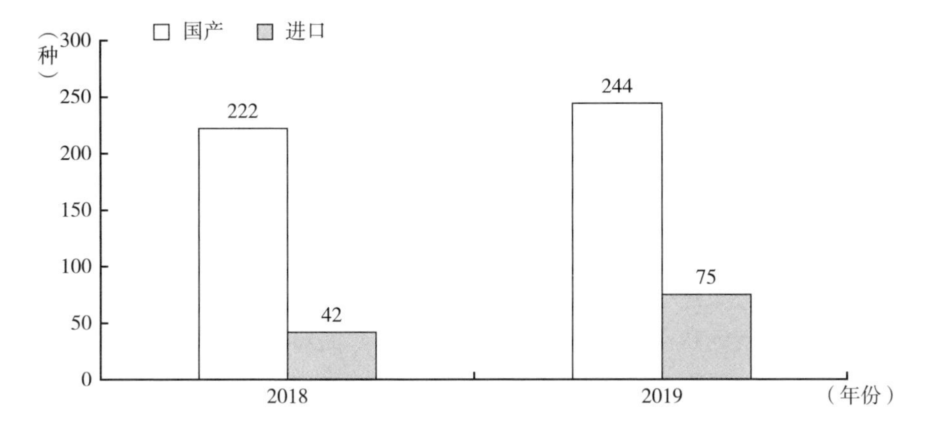

图5　2018～2019年Ⅰ类新药的受理情况

资料来源：国家药监局药品审评中心。

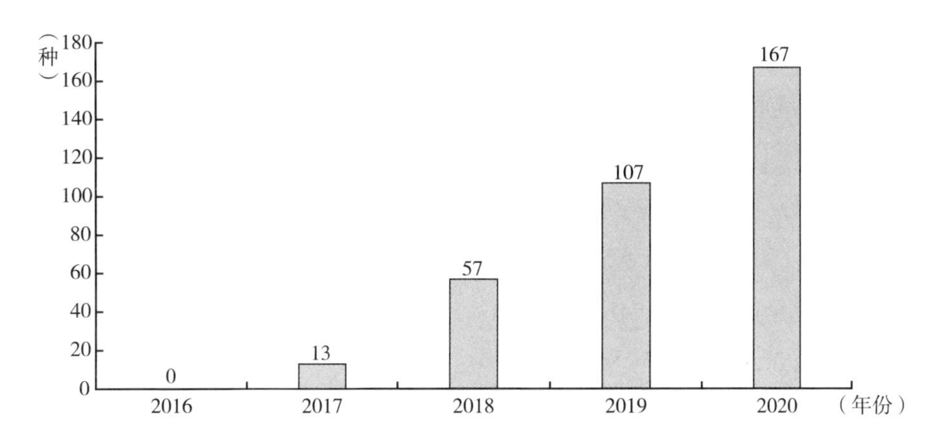

图6　2016～2020年仿制药一致性评价比较

资料来源：国家药监局药品审评中心。

（2）短缺药品供应保障体系逐渐精细化

短缺药品供应保障是一项重大民生工程，党中央、国务院始终高度重视药品短缺问题，明确强调要加强药品供应保障体系建设。

一是构建网络，强化预警。我国对短缺药品监测预警体系不断健全和精细化。2014年以来，“国家针对药品短缺建立了一系列政府干预措施，包括完善监测预警体系，优化药品研发生产流程，完善药品生产流

通环节等”[①]。2016 年开始了全国范围短缺药的上报工作；2017 年底完善了短缺药品信息收集与汇总分析机制、短缺药品监测预警与清单管理机制，初步建成短缺药品信息平台；2019 年完善了短缺药品信息直报系统，并在 2020 年实现了短缺监测预警信息资源的共享共用；全国所有的公立医疗机构均为短缺药上报单位，并在全国范围建成了短缺药品监测预警和分级联动应对机制。国家和省两级多部门联动并形成短缺药品供应保障会商联动机制，参与政策制定和药品供应保障能力评估、药品短缺问题处置等。

二是清单管理，分类研判。我国短缺药品实施清单管理制度，《关于改革完善短缺药品供应保障机制的实施意见》明确提出：“建立健全短缺药品清单管理制度。综合分析我国疾病谱变化、重点人群临床用药需求、突发事件应急保障需求、药品及其原料药生产审批等情况，合理界定临床必需药品短缺标准，建立国家、省两级短缺药品清单管理制度。根据短缺原因、短缺程度、影响范围等情况，及时启动国家或省级应对机制，定期公布相关信息。”[②] 2020 年 12 月 30 日，国家卫生健康委发布《关于印发国家短缺药品清单的通知》（国卫办药政发〔2020〕25 号），公布了国家短缺药品清单（6 个品种）和国家临床必需易短缺药品重点清单（57 个品种）[③]。已经开展短缺药品现状调查的省份包括四川[④]、湖北[⑤]、辽宁[⑥]、上海[⑦]等。

三是地方创新，保障供给。随着短缺药品供应保障体系逐步完善、健

---

① 盛亚楠、李勇、马爱霞等：《我国短缺药品供应保障政策研究》，《卫生经济研究》2017 年第 8 期。

② 《关于改革完善短缺药品供应保障机制的实施意见》，国家卫生健康委员会网站，2017 年 6 月 28 日，http：//www.nhc.gov.cn/cms-search/xxgk/getManuscriptXxgk.htm？id=ec2c5910ba4341559e0176e5e237d5e6。

③ 《关于印发国家短缺药品清单的通知》，国家卫生健康委员会网站，2020 年 12 月 30 日，http：//www.nhc.gov.cn/yaozs/s7653/202012/f30aad8ec4ba48a9afa2e559f4d20e7c.shtml。

④ 罗维楠、武航海：《四川省医疗机构药品短缺现状调查与分析》，《中国药业》2020 年第 8 期。

⑤ 马利云、马源源、汪汉香等：《湖北省药品短缺的原因及应对策略》，《医学与社会》2020 年第 8 期。

⑥ 李英楠：《辽宁省短缺药品监测预警现状》，《中国药物经济学》2020 年第 11 期。

⑦ 葛靖、王淑庆、常峰等：《上海市短缺药品特点及使用变化情况研究》，《卫生经济研究》2020 年第 2 期。

全，我国药品短缺矛盾得到显著缓解，大范围、长期性等短缺问题逐渐消失，暂时性、局部性短缺问题依然存在。为了缓解药品短缺，我国出台了一系列政策文件。各个省份结合自己的特点，探索创新开展了一系列措施，具有代表性的有江苏、辽宁、山东、广东、甘肃等（见表2）。

表2　国内具有代表性省份短缺药品供应保障经验分析

省份	主要经验及措施
江苏	发布短缺药品清单:2012 年便率先颁布了《江苏省短缺药品供应保障方案》(苏卫药政〔2012〕14 号),在全国率先建立定点储备制度和动态监测体系
辽宁	动态监测预警:辽宁省卫生健康委同省政府采购中心,依托辽宁省药品和医用耗材集中采购平台,设计、研发了辽宁省短缺药品监测预警系统;在 2016 年及 2017 年分别公布了短缺药品清单,并对短缺原因进行了分析
山东	开展短缺药品市场撮合工作:由政府部门搭平台、促对接,由医疗机构和药品生产企业协商谈判并最终达成协议,实现一定时期内药品价格稳定、临床供应稳定,更好地满足人民群众健康和合理用药需求
广东	依托省级第三方药品电子交易平台、深圳采购平台,整合国家短缺药品监测哨点;在收集药品短缺信息的基础上,将可能出现供应短缺的品种列为重点监控品种;同时,采取药品短缺清单制度对上报信息进行评价,并通过定点生产、完善药品储备推进委托议价及联合议价等方式应对药品短缺问题
甘肃	甘肃省针对承担定点生产和直接挂网配送任务的药企实行鼓励政策,即这些企业不受遴选配送企业名额和数量限制,可在全省范围内配送;甘肃省还开发了短缺药品信息共享系统,由药品配送企业进行药品信息维护等

（3）特殊人群基本用药进一步保障

保障儿童基本用药需求，鼓励儿童药品研发。首批研发申报的儿童药品有 32 种。对儿童用药重大科技项目立项，放宽对医疗机构儿童药品的“一品两规”限制，满足儿科特别是综合医院儿科用药需求。此外积极协调推动生产供应，确保地高辛口服溶液等儿科临床急需药品供应充足，协调恢复去皮质素等 66 种可用于儿童的短缺药物的生产供应。妇儿专科非专利、急抢救药品、基础输液、常用低价药品等不列入招标采购范围，实行直接挂网采购，确保上述药品的供应保障。加强罕见病的用药保障，制定罕见病目录并不断动态更新，推进罕见病规范化诊疗，为罕见病患者提供及时、高效的

医疗服务。同时，新药专项支持罕见病用药研发，加快罕见病用药审评审批，加快罕见病临床急需药品上市。

5. 药品流通体制改革成效显著

药品流通体系不仅连接着供需双方，也是药品价格形成的环节。新医改以来，党和政府在推动流通企业转型升级、加快流通产业现代化、规范流通秩序、提高流通效率、打造面向国际的现代流通新体系等方面开展了卓有成效的工作。

（1）流通企业转型升级

一是推进零售药店分类分级管理试点。二是发展现代化仓储物流，鼓励四川、山东、江西等地的药品流通企业与顺丰速运、京东商城、德国邮政及亚马逊开展合作；支持海南引进九州通现代医药物流中心项目，以电子商务为核心开展现代化医药分拣配送服务；支持黑龙江哈药集团与华润医药集团合作开展多仓协同、跨区域配送。三是推动企业兼并重组，促使药品流通企业集约化发展。

同时，在药品流通领域引入互联网技术，推进药品流通服务的线上线下融合发展。鼓励天津、浙江等地药品流通企业与当地医疗机构合作，通过信息化管理平台动态监测医院药库库存；鼓励国控医药、上海医药、华润医药等龙头企业，在全国范围内开设 DTP（Direct to Patient，直接面向患者药房），为特慢病患者提供专业化医疗健康服务；引导四川、湖北等地药品流通企业依托线下实体门店和物流配送网络，开设 O2O 网上药店和智慧药房，全面提供“网订店取”、“网订店送”及远程轻问诊等诊治服务。同时药监部门加强线上监管，规范其行为。

（2）药品流通“两票制”进一步落实

2018 年 6 月各省份全部执行“两票制”。31 个省（区、市）“两票制”全面实施时间跨度较大，于 2016 年底前、2017 年底前和 2018 年底前启动的省份分别是 3 个（9.7%）、19 个（61.3%）和 12 个（38.7%），其中最先启动的福建、安徽、青海和陕西 4 省份，同步实行药品、医用耗材“两票制”，以期通过同步压缩药品、医用耗材的流通环节达到减轻群众就医用药负担的目的。

 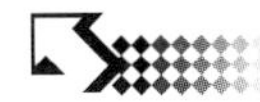

同时，面对不同省的省情，部分省区对“两票制”有一定的创新和突破。例如，广西壮族自治区规定“境内药品国内总代理可视同生产企业”，即生产厂家和境内药品国内总代理之间可不视为一票。浙江省允许纵向、横向各方向调拨，但多省只允许集团内单向调拨，即药品流通集团型企业内部向全资（控股）子公司或全资（控股）子公司之间调拨药品可不视为一票，但最多允许开一次发票。除此之外，湖北省规定村卫生室药品可由乡镇卫生院代购。①

对药品生产企业而言，“两票制”简化了药品从生产企业到医疗机构的流程，减少了流通环节的层层加价，对提高药品流通效率和财务收入、加强部门监管均有益处。对药品流通企业而言，“两票制”的推行直接简化了药品流通的中间环节，使广大药品流通企业受到冲击。对公立医疗机构而言，“两票制”有助于切断医药领域“灰色利益链”，将治疗、诊断、护理等相关医疗服务价格项目调整作为取消药品加成的补偿，成为医院、医生财务创收的主要来源，有助于合理用药和缓解“医患矛盾”，破除“以药补医”旧局面。对人民政府药品监管部门而言，“两票制”压实了药品的主体责任，使监管责任脉络更清晰、操作更方便。②“两票制”提高了药品流通集中度，大量依靠“挂靠”“过票”方式生存的批发商退出历史舞台，存活下来的大多是大型流通企业，并走向规模化和集约化，也为药品的可追溯提供了便利，降低了药品监管工作的难度。③

6. 药品集中采购制度进一步常态化

通过集中采购，控费效果较为明显。自 2015 年实施省级网上采购和市级议价采购模式以来，浙江省医疗费用的增长趋势发生了变化。年平均增长率稳定在 2% 左右，且药品价格迅速下降；北京市从 2016 年实行跨区域联合采购后，药品费用减少，药占比从 32.19% 下降至 25.11%；上海市在实

① 熊康、陈昊、张治国等：《公立医疗机构药品采购“两票制”可行性分析及实施方案比较研究》，《中国医院管理》2019 年第 2 期；李翠翠、傅鸿鹏：《药品采购“两票制”实施效果评价研究》，《卫生经济研究》2018 年第 5 期。

② 黄丽君、干荣富：《对药品采购实施两票制的分析与思考》，《上海医药》2016 年第 17 期。

③ 张帆、王帆、侯艳红：《“两票制”下药品供应链的重塑和发展》，《卫生经济研究》2017 年第 4 期。

行药品集团采购后，药品费用减少，2018 年人均医药费增长率仅为 0.09%，可见以上三种省市级自主采购模式的控费效果显著。[①] 在次均药费方面，学者通过研究认为，国家组织药品集中采购政策实施后，患者药品费用的降幅明显，达到 20% 以上，极大地节约了医保基金。[②] 自 2018 年国家组织药品集中采购和使用试点至今，政策思想、任务目标和主要措施等方面均得到了较好验证和落实，总体平稳有序，中选的 25 个药品品种价格大幅下降，对比试点城市 2017 年中选药品的最低采购价，药价平均降低了 52%，降价最多的药品降幅达 96%；在扩面试点阶段，与扩围地区 2018 年同种药品最低采购价相比，价格平均降幅为 59%，极大地缓解了群众使用中选药品的经济负担，并开始推动医药行业生态转变。进一步证明了以药品集中采购和使用为突破口，发挥“三医”合力，深化医改，是降低群众医药费用负担、促进中国医药产业高质量发展、维护人民健康水平的有效途径。

7. 国家医保药品目录准入价格谈判机制逐步建立

参照国际经验，根据我国实际情况和实践经验，我国医保药品目录动态调整机制趋于完善。尤其是近几年来，2017 年版、2019 年版和 2020 年版医保药品目录更多地融入了对用药监管、药品精细化管理及药品创新等深层次的思考和科学考量。2020 年版医保药品目录在探究满足中国实际的医保药品目录调整方式上取得了长足进展。通过引用“竞争性谈判”“与支付标准相衔接”“药物经济学评价”等知识，使谈判更加科学、规范、有效。首先，医保药品目录结构明显优化。疾病用药的覆盖、药品剂型的适宜等方面都有前所未有的提升，例如医保药品品种从 1140 种增加到 2800 种。其次，还将国内认可度较高、最新上市、临床价值较高的药品增调目录，癌症、罕见病、慢性疾病、急救抢救、儿童等方面用药保障得到加强。

8. 药品临床综合评价机制逐步建立

药品临床综合评价是基本药物遴选和动态调整、药品采购、临床合理用

① 张芳芳：《我国药品集中采购模式及其效果研究》，硕士学位论文，广东药科大学，2020。

② 安扬、唐婧、毛乾泰等：《国家组织药品集中采购对医保患者的影响及药物经济学评价》，《临床药物治疗杂志》2020 年第 11 期。

药等工作的有力支撑，对健全药品供应保障制度的决策部署、及时准确掌握药品使用情况、不断提高药品规范科学使用管理水平、更高质量保障人民健康具有重要意义。①

2018 年 9 月，国务院颁布了《关于完善国家基本药物制度的意见》（国办发〔2018〕88 号），再次明确指出“开展以基本药物为重点的药品临床综合评价，指导临床安全合理用药”。自此，药品临床综合评价步入新发展阶段。2018 年 12 月，国家卫生健康委等 12 部委在《关于印发加快落实仿制药供应保障及使用政策工作方案的通知》（国卫体改发〔2018〕53 号）中指出，要“开展药品临床综合评价工作，重点围绕治疗效果、不良反应、用药方案、药物经济学等方面开展评价”。2019 年 1 月，国家强调“要以基本药物为重点，优先开展儿童用药、心血管病用药和抗肿瘤用药等重大疾病用药评价”。2019 年 4 月，国家卫生健康委发布的《关于开展药品使用监测和临床综合评价工作的通知》（国卫药政函〔2019〕80 号）强调“加快建立健全药品临床综合评价标准和工作机制，该文件对药品临床综合评价制度的推行具有里程碑意义”。2020 年 11 月，《药品临床综合评价管理指南（试行）》出台，明晰了“药品临床综合评价目的原则、组织管理、规范流程、内容方法、质量控制、结果应用等内容，开展基于安全性、有效性、经济性、创新性、适宜性、可及性六个维度的药品临床综合评价，开展新时期中国特色的药品临床综合评价，不仅需要相关政策的不断完善，构建互联互通的组织体系，对评价过程进行质量控制，还需将信息化和真实世界大数据相结合，努力做好评价结果的转化和应用”。

四 讨论

总体来说，药品供应保障体系改革全面提速，发文密度高，涉及价值链

① 《关于开展药品使用监测和临床综合评价工作的通知》，国家卫生健康委员会网站，2019 年 4 月 9 日，http：//www. nhc. gov. cn/yaozs/pqt/201904/31149bb1845e4c019a04f30c0d69c2c9. shtml。

的各个环节。近年来，各地、各部门按照党中央国务院的统一部署，着力推动药品、生产、流通使用全流程改革，更深入完善国家基本药物制度，着力推动仿制药质量和疗效一致性评价，开展抗癌药医保准入专项谈判，国家组织药品集中采购和使用试点等一系列工作，将药品供应保障制度改革从单个政策的单兵突破转向以集采为突破口，推进"三医"联动深化医改的关键阶段，保障了"腾空间、调结构、保衔接"的改革逻辑有效落地。但是，药品政策本身具有复杂性，各地区改革执行效果差异化，也暴露出许多问题，突出表现在以下几个方面。

1. 政策相关主体改革协同性亟待提高

以药品改革为切入点的"三医"联动，不仅涉及部门利益协调，而且牵涉医院、药店、配送企业、药品生产企业和参保患者等市场、社会领域的多元主体。尤其是在药品集中招标采购的过程中，采购机构能力参差不齐，运行机制效率低下。集中招标采购方、医疗机构使用方、医保出资方常常各执一端，招标和采购分离现象普遍。在现行的药品集中采购和使用工作中，通过采取"带量采购""量价挂钩""保证使用""及时回款"等措施，要求医疗、医保、医药等主体加强部门联动配合，以保证在药品质量达标、药品供应保障、药品通过一致性评价、中标药品及时配送、中标药品采购使用、回款及时到位等流程上形成有效政策衔接和部门精细化管理。药品和医疗服务并未实行分开支付，谈判和集采品种的医保支付标准，与医疗机构试行的按价值分值评定医疗服务绩效，以及医疗服务打包支付如 DRGs 之间尚未理顺关系。随着国家医疗保障局各项工作的推进，招采职能的归属发生转变，这直接决定着药品的供应水平。在当前政策环境下，推进"三医"联动不仅要着力改善"三医"体系的内部矛盾，还要着力解决好跨体系、跨部门的问题。

2. 政策推进和发展地区间不平衡

目前，受地区经济水平、政府治理能力、医疗资源分布和城市体量特征多因素综合影响，各试点城市的政策内容和实施情况呈多样化趋势。同时，医疗机构、医生认知不足，不熟悉国家集采等药物政策措施，甚至也不了解中标药品相关信息，导致被动执行相关规定任务，积极性和自主性较差，这在一定程度上影响了医生合理处方行为，增加了不合理用药风险。同时，对于偏远地区的基层医疗机构而言，其药品需求量小、配送成本高，在集采“城乡同价”的背景下也无疑增加了基层药品配送不及时的风险。因此，在现阶段，不能单纯激励中选药品临床用量的做法，而是要进一步转变医疗机构发展理念、优化绩效考核和实施效果评价、规范管理模式和医疗行为、充分调动医务人员积极性，进而促进合理用药机制的形成。

3. 以质量为核心的药品监管机制有待健全

目前，存在仿制药行业产能过剩、产品质量参差不齐、产品价格恶性竞争等问题。高质量创新药物缺失，多为独家生产，或者过度依赖进口，导致国内市场竞争格局混乱。因此，在当前体系中，不同种类的药品质量监管方面还有待完善，通过一致性评价的药品无论是数量和种类都有待增加。同时，带量采购给我国医药企业带来极大的考验，打消了研发能力弱、未过评的中小企业恶意低价中标的企图。然而，医药企业“增量不增收”，其营收和利润大幅下降，尤其是核心产品落标，意味着出局药品主流市场，通过带量采购、一致性评价等措施能否倒逼企业重视研发创新、加速产业转型升级尚未可知，大部分医药企业的可持续发展存在风险。

五　建议

保障药品“用得上、用得起、用得好”是药品供应保障的核心指标。“十四五”期间，完善药品供应保障制度应转向高质量发展，围绕“健康中国 2030”战略目标，特别要在重视提升药品质量的前提下，加大对药物合理使用的管理和政策支持力度，持续关注用药的可及性，确保各方面举措协同推进。本部分提出的具体举措建议主要包括加强改革协同性、保障药品可及性、提高药品质量、合理用药等。

1. 加强药品供应保障体系的改革协同性

“三医”联动作为中国医改的基本方略，是十年医改实践的重要经验总结，也是在新的发展阶段持续推动改革系统集成的基本要求。为保障国家药物政策的落实，积极发挥“三医”联动的作用，国家卫生健康委、国家医疗保障局、国家药品监督管理局等相关政府部门亟须强化跨部门间合作和政策协同，突出顶层设计和总体规划布局，完善药品质量监管、生产供应、流通配送、医疗服务、医保支付、市场监管等配套政策，加强部门联动，注重改革系统集成、协同高效。具体而言，要增进政策衔接，深化联动改革，充分发挥医保战略购买和支付引领的调节作用。要全面深化药品集中采购和使用改革，把握药品集中采购改革的窗口期，及时相应调整医疗服务价格，探索采取药品分类支付方式，科学设计医保报销政策和支付方式，促进医保支付标准和支付方式改革与集中采购协调结合，发现利益方最大公约数，提高医保基金支配水平，激发医务人员工作热情，促使医药企业可持续发展，解决患者看病难、看病贵等问题，使各方受益。

2. 切实提高药品供应保障可及性

一是保障药品配送及其效率。一方面，继续广泛执行药品购销“两票制”，简化药品流通环节，提高流通效率和用药安全性，防范流通领域的不法行为；另一方面，对特定品种和配送条件有限的地区，可适当放宽“两票制”限制。同时，利用信息化手段再造药品流通供应链。通过互联网技术和信息化手段，简化流通环节、降低流通成本，进一步提高药品供应产业集中度。二是确保短缺药保供稳价。建立药监、卫健、医保等多部门会商的工作机制，探索多途径敏锐发现临床用药短缺问题，根据预警监测点医疗机构报告，建立完善医疗机构药品采购或使用监测系统，结合患者调查、反馈、投诉情况，汇总短缺及易短缺药品清单。根据具体的短缺状况及原因，完善分级应对，实施分类处置。可以通过企业招标的方式定点生产部门临床用量小且临床必备的短缺药品种，制定统一的医疗机构采购价，确保定点生产企业盈利，提高定点企业生产积极性。三是加强应急药品储备投入和加大国家储备资金管理与保障力度。“建立多方参与的应急药品储备体系，优化应急药品仓储建设和区域布局，在发挥国家储备核心作用的基础上，调动企业、社会组织及地方储备的积极性，形成央储、地储与企储的三网联动机

制。”此外，各地应结合当地经费投入、药品存储等客观条件和药品储备损耗等因素，科学制定应纳入储备的药品类别、数量等操作方案，当地政府与相关部门协调落实储备及管理。

3. 提升国产仿制药质量

充分认识质量和临床价值是药品的本质属性，是药品供应保障体系改革的长远目标。在药品集中带量采购政策影响下，医药产业市场集中度将显著提高，大量企业可能被淘汰出局或被兼并重组，此将是未来市场发展的主要态势。医药产业因此提质增效，向创新型方向转变。对于国产仿制药，应以监管手段持续提升仿制药质量，提高药品质量整体水平。一方面，坚持推进仿制药质量和疗效一致性评价工作，不断完善、提高一致性评价标准，为药品采购、医保支付和临床使用提供质量可靠的仿制药品种，与相关政策实现联动，为实现临床治疗仿制药替代使用、控制药品费用提供保障；另一方面，积极鼓励并推动国内首仿药研发，在首仿药上市、集中采购与医保支付等方面予以鼓励性支持政策，提高我国仿制药产业整体实力和国际竞争力。对于目前尚未通过仿制药一致性评价的品种，根据医疗机构临床需求，要求临床需求大或临床紧缺的品种限期过评，对过评者予以优先使用与支付政策。并可根据当地情况，由企业所在地政府对过评产品给予奖励，弥补其过评的成本投入。此外，加大科研攻关力度，对诸如新冠肺炎疫情等突发事件需要的药物，以及影响人民群众生命安全和身体健康的疾病，组织攻关、创新研究。

4. 促进药品合理使用

一是推动药品临床综合评价结果服务政策决策。围绕我国卫生健康事业决策治理需求，药品临床综合评价需聚焦用药类别和用药结构的优化。高效转变政府政策决策理念和决策方法，明晰评价目标和评价意义，将药品临床综合评价获得的证据切实作为科学、民主决策的重要依据，同时，评价的结果可作为基本药物目录动态调整的理论支持，指导医疗机构药品科学、合理配备和分级诊疗用药衔接。

二是扩展体现价值的药学服务。在门诊服务中，强调药师的用药交代和药物治疗管理对促进合理用药的价值，可尝试开设由医师决策是否转诊、完全独立的药学门诊、多学科联合会诊等，以减少不合理用药情况，包括减少预防性、辅助性药物的过度使用，评估药品联用风险，儿童、多种慢性病共患患者的用药指导，在疗效可比的前提下建议患者替代使用仿制药，加强对药品不良反应、用药错误、药害事件的常态化监测并按规定及时严格上报，强化应急处置能力，确保用药安全。以卫生健康行政管理部门为主，明确并逐步提高对合理用药的监管要求，掌握并分析各级医疗机构药品采购、使用情况。规范并不断完善处方点评制度，探索将专家点评与智能系统点评相结合，提高监管效率和质量。监管内容逐步扩展到住院用药评价，以此作为医疗服务质量评价的重要维度。逐步将处方点评规则电子化与智能化，并嵌入医疗机构 HIS 系统或区域医疗服务信息系统，以实现事先提示与约束作用，提高监管合理用药的有效性。

参考文献

赵锐、石秀园、王兴邦等：《我国建立突发公共卫生事件医药研发储备机制的思考》，《卫生经济研究》2020 年第 6 期。

石秀园、赵锐、李璠等：《构建我国药品临床综合评价工作机制的思考》，《中国药房》2020 年第 31 期。

李璠：《我国基本药物供应链利益博弈与规制研究》，博士学位论文，中国药科大学，2016。

B.9
中医药在疫情防控和深化医改中的独特优势作用

黄璐琦*

摘　要：本报告围绕2020年中医药重点工作，梳理了中医药为新冠肺炎疫情防控做出的贡献，从中医药振兴发展、健康中国行动、分级诊疗制度、现代中医医院管理制度、医保支付方式改革、药品供应保障、信息化建设、健康扶贫等方面总结了医改中医药工作。

关键词：中医药　医改　疫情防控

一　中医药为新冠肺炎疫情防控做出重要贡献

2020年6月2日，习近平总书记在主持专家学者座谈会时强调，“中西医结合、中西药并用，是这次疫情防控的一大特点，也是中医药传承精华、守正创新的生动实践”。9月8日，习近平总书记在全国抗击新冠肺炎疫情表彰大会上强调，“在没有特效药的情况下，实行中西医结合，先后推出八版全国新冠肺炎诊疗方案，筛选出‘三药三方’等临床有效的中药西药和治疗办法，被多个国家借鉴和使用”。这充分体现了以习近平同志为核心的党中央对中医药抗疫所做贡献的充分肯定。

---

* 黄璐琦，博士，中国中医科学院院长、中国工程院院士，主要研究方向为中药资源、中药材产业和医改研究。

在这场惊心动魄的抗疫大战中，中医药系统坚决贯彻习近平总书记关于疫情防控的系列重要指示精神，推动中医药全方位参与、全过程使用，首次大范围有组织实施早期干预，首次全面管理一个方舱医院，首次整建制接管病区，首次中西医全程联合巡诊和查房，首次在传染病重型、危重型患者救治中深度介入，探索形成了以中医药为特色、中西医结合救治患者的系统方案，为我国疫情防控取得重大战略成果贡献了重要力量。

（一）统筹协调中医药疫情防控工作

为全面贯彻坚定信心、同舟共济、科学防治、精准施策的总要求，国家中医药管理局密集出台做好新冠肺炎中西医结合救治工作、建立健全中西医协作机制、加强定点医院中西医结合救治工作等通知文件，中医药系统全面投入疫情防控的人民战争、总体战、阻击战。在国家中医药管理局党组的决策部署下，2020 年 1 月 25 日，中国中医科学院第一时间组建了第一批国家中医医疗队奔赴武汉，整建制接管金银潭医院南一重症病区。该病区前期有床位 32 张，后扩增至 42 张。截至 3 月 30 日医疗队撤离，累计收治患者 158 例（其中重症 124 例、危重症 26 例），出院 140 人，治愈出院率达 88.61%，其中中医辨证纯中药治疗出院 88 例、中西医结合治疗出院 42 例、西医治疗出院 10 例（为克力芝、瑞德西韦等药物临床试验病例）。中医药系统共选派 5 批国家中医医疗队 773 人，累计近 5000 人驰援武汉。

（二）优化诊疗方案，加强科研攻关

一是从古典医籍中挖掘精华，从临床实践中优化方案。先后制定 6 版中医药治疗方案，形成覆盖预防、治疗和康复全过程的中医药技术方案，有关内容纳入国家诊疗方案中，促进治疗同质化、规范化，在临床使用中得到广泛推广。二是坚持临床科研一体化。获得应急科研攻关项目经费支持 3700 万元，筛选出以清肺排毒汤、化湿败毒方、宣肺败毒方等为代表的“三药三方”。“三方”通过医疗机构制剂备案管理，清肺排毒汤、化湿败毒方获批药物临床试验批件，探索了中医药应对重大疫情的药物研发、筛选和注册机制。

以化湿败毒方为例，中国中医科学院医疗队坚持边救治、边总结、边优化，形成了“化湿败毒方”。2020年3月初，化湿败毒方经北京市药品监督管理局批准为北京市第一个治疗新冠肺炎的医院制剂。3月18日，经国家药监局批准，化湿败毒颗粒成为治疗新冠肺炎的进入临床试验阶段的首个中药，并且具有完全知识产权，使中医药对此次疫病的认知理论和临床救治有了物化的载体。3月30日，化湿败毒颗粒临床批件成功转让，其转让收益将成立“中国中医科学院人才基金”，用来资助所有来鄂中医医疗队子女学习中医药的奖学金，支持中国中医科学院大学建设等。2021年3月2日，国家药品监督管理局通过特别审批程序，应急批准清肺排毒颗粒、化湿败毒颗粒、宣肺败毒颗粒上市。

（三）全程深度介入救治和防控

每个定点医院都组建中医药治疗团队，每个病区都有中医药专家参与诊治，每个隔离点都有中医药工作者提供服务，基本实现了轻症治疗全覆盖、重症治疗全参与、预防康复全使用。在早期预防和轻症治疗阶段，中医药早干预、早介入，有效促进治疗关口前移。特别是在疫情发生初期，武汉社区排查时就组织大范围使用中医药，方舱医院轻症患者中药使用率达99.9%，有效缓解了疫情发生后医疗资源不足的压力。在重症治疗阶段，中医药在提高血氧饱和度、促进渗出吸收、降低肺纤维化及退高热方面的疗效都很明显，减缓重症向危重症发展，中西医协同极大地提高了治愈率、降低了病亡率。在康复阶段，针对恢复期人群乏力、气虚等症状，制定康复方案，促进预后转归。

（四）完善中西医结合防控机制

国家密集制定实施一系列在新冠肺炎救治过程中加强中西医结合的文件，召开定点医院中西医结合工作会议，组建中医和西医专家联合开展巡诊会诊的重症救治专家组，建立了“有机制、有方案、有团队、有成效”的工作机制，中西医结合、中西药并用。

（五）积极开展中医药抗疫国际合作

积极加强与世界卫生组织的合作，中医药系统与80多个国家和地区举办40余次视频连线分享中医药经验，选派50名中医专家赴28个国家和地区开展生命救援，向15个国家和地区捐赠中药饮片和中医器具，向286个驻外使领馆捐赠清肺排毒汤复方颗粒，中国中医科学院西苑医院、广安门医院、望京医院分别组建3支医疗队赴阿联酋、沙特阿拉伯、伊拉克等国成功救治821名中资机构感染员工，实现“零病亡、零转重、医护人员零感染”。

（六）持续做好疫情常态化防控

进一步提升中医医疗机构防控能力。一是规范发热门诊、预检分诊点设置管理，开展知识培训和应急演练，强化哨点作用，落实“四早”要求。二是三级中医医院建立P2以上实验室，有条件的二级中医医院加强实验室建设，开展县级中医医院传染病防治能力建设。中国中医科学院启动建设P3实验室，3家中医医疗机构已纳入国家高级别生物安全实验室“十四五”规划。三是组建中医疫病防治和紧急医学救援国家队。按照“平战结合、专兼结合、协调联动、快速反应”的要求，组建国家级、省级中医药应急专家委员会和专家组，国家中医应急医疗队伍，规划设置35个国家中医疫病防治基地、33个国家中医紧急医学救援基地。

将中医药防控救治内容纳入常态化防控工作。一是国家中医药管理局与国家卫生健康委共同组建应对聚集性疫情防控常备工作队，加强对重点地区疫情防控救治中医药工作指导，推动定点医院建立健全紧密型、常态化中西医协作工作机制，确保患者第一时间用上中药，对重症和危重症患者组织辖区内高水平中医专家巡诊指导。二是国家中医药专家团队指导各地中医医疗机构强化院感防控和医护人员防护，杜绝院感事件发生。三是加强中医药公共卫生队伍建设及疫病防控知识培训。国家中医药管理局印发《国家中医药应对重大公共卫生事件和疫病防治骨干人才库建设方案》，录制中医疫病防治培训精品视频，培训中医疫病防治骨干人才，强化中医疫病防治知识与

技能，并通过专题节目、科普专栏、短视频、专家访谈等形式，向群众介绍中医药预防传染病知识和方法。

二　促进中医药振兴发展

（一）贯彻落实中央《关于促进中医药传承创新发展的意见》，形成中医药特色发展强大政策合力

2019年10月，《中共中央　国务院关于促进中医药传承创新发展的意见》（以下简称《意见》）正式印发，全国中医药大会胜利召开，国务院中医药工作部际联席会议制度的统筹协调作用充分发挥，125项重点任务进一步明确了牵头部门、参与部门，为政策落地落实奠定基础。国家有关部门立即行动、主动作为，围绕中医药特色发展、教育改革、科技创新、中药注册、综合改革等重点领域，研究制定系列政策，不断完善加快中医药特色发展政策措施。2020年在中央领导的指示下，国家中医药管理局会同国家发展改革委等20多个部门，历时8个月，聚焦破解中医药发展面临的具体问题，围绕实施中医药发展重大工程，提高中医药发展效益，营造中医药发展良好环境，提出7个方面28条政策举措，研究形成了《关于加快中医药特色发展的若干政策措施》，2021年2月以国务院办公厅名义印发。《国家中医药综合改革示范区建设工作方案》《关于深化医教协同进一步推动中医药教育改革与高质量发展的实施意见》《中医药科技创新体系建设实施方案》等配套政策文件陆续发布或正在研究制定过程中。

各地党委和政府高度重视中医药振兴发展，加强了省委省政府中医药工作领导机构的建设，据初步统计，2020年22个省份党委政府主要负责同志主持召开40余次党委常委会会议、深改会议、政府常务会议等专题研究贯彻落实措施，20个省份党委政府主要负责同志对中医药工作做出批示。22个省份成立或调整了中医药工作领导小组或部门协调机制。目前，27个省份印发了《意见》的落实举措，17个省份召开了中医药大会，14个省份出台了医保支持中医药发展政策文件。

（二）总结新冠肺炎疫情防控经验，深入促进中西医协同发展

一是创新中西医结合医疗模式。大力推广“有机制、有团队、有措施、有成效”的中西医结合医疗模式，逐步建立“宜中则中、宜西则西”的中西医多学科诊疗体系。在综合医院、传染病院、专科医院中打造中西医结合“旗舰”医院、“旗舰”科室，将中西医结合工作成效纳入医院等级评审和绩效考核以及院长考核工作中，推动中西医结合医疗发展。二是完善西医学习中医制度。试点开展九年制中西医结合教育，临床、口腔、公共卫生类别执业医师接受必要的中医药继续教育，培养一批高层次中西医结合人才和能够提供中西医结合服务的全科医生。三是开展中西医结合学科（专科）建设，开展重大疑难疾病、传染病、慢性病等中西医联合攻关。逐步建立中西医结合临床疗效评价标准，遴选形成优势病种目录。组织专家起草了冠状动脉血运重建术后心绞痛、脑梗死、脑出血、慢性阻塞性肺疾病、糖尿病足病、肺癌、肝癌、胃癌、食管癌、结直肠癌等疾病中西医结合临床诊疗专家共识。

（三）加强中医医疗服务体系建设，提升中医药服务能力

一是加大投资力度，修订中医医院建设标准，完善中医药服务体系。2020年中央预算内投资计划共投资116.88亿元支持499个中医药领域建设项目。修订了《中医医院建设标准》，正式印发实施后将提高中医医院基础建设标准，为提升中医药服务能力提供基础支撑。二是开展中医药循证医学中心建设和中医经典病房试点。中国中医科学院建设国家中医药循证医学中心，实施循证能力建设项目。国家中医药管理局印发《中医药传承创新工程重点中医医院中医经典病房建设与管理指南》，指导中医医院更好地推进中医经典病房建设，提升中医药解决重大疑难疾病能力。据不完全统计，目前已有50余所中医医院开展中医经典病房建设。三是国家中医药管理局印发实施《中医病案质量控制中心建设与管理指南（试行）》，指导各地中医病案质量控制中心建设与管理，31个省区市均建立了中药药事管理质控中心和中医病历质控中心。印发新版《中医病证分类与代码》和《中医临床

诊疗术语》，提升中医医疗服务标准化水平和管理效率。

截至2020年6月，全国中医类医院5298家、床位数109.91万张，分别比2019年同期增长5.62%、7.72%；受新冠肺炎疫情影响，全国中医类医院诊疗量22389.9万人次、出院人数1164.7万人，分别比2019年同期下降16.37%、14.49%。

（四）鼓励推动科技创新，推进中药注册管理改革

国家药监局、国家中医药管理局出台一系列中药注册管理改革的创新举措。一是制定《关于促进中药传承创新发展的实施意见》，推进实施调整中药注册分类，建立中医药理论、人用经验和临床试验“三结合”的中药注册审评证据体系等创新举措，进一步加大鼓励开展以临床价值为导向的中药创新研制力度。二是发布《中药注册分类及申报资料要求》，尊重中药研发规律以临床价值为导向，将“安全、有效、质量可控”的药品基本要求与中医药传承创新发展独特的理论体系和实践特点有机结合，加强古典医籍精华的梳理和挖掘，新增“古代经典名方中药复方制剂”注册分类，发挥中医药原创优势，促进古代经典名方向中药新药转化。三是发布《古代经典名方关键信息考证原则》《古代经典名方关键信息表（7首方剂）》，加快推动《古代经典名方目录（第二批）》遴选工作。为经典名方制剂简化审批及其质量提升提供了技术支撑。

三　实施健康中国行动中医药工作

以“突出发挥中医药在治未病中的主导作用、在治疗重大疾病中的协同作用，在疾病康复过程中的核心作用”为指导，以政府主导、社会参与、个人行动为基本路径，将中医药融入健康中国行动的主要任务中。

（一）优化完善基本公共卫生服务中医药项目

根据《关于做好2020年基本公共卫生服务项目工作的通知》《国家基

本公共卫生服务规范（第三版）》，为老年人和儿童提供规范化中医药健康管理服务。2019 年，全国 65 岁以上老年人和 0～3 岁儿童中医药健康管理人群管理率分别为 62%、69%，分别比 2015 年提高了 20 个、15 个百分点，超额完成了 55% 的年度目标。

（二）加快推进治未病健康工程升级

目前 15 个省份在健康中国行动中单列中医药行动任务。如慢性病患者、偏颇体质患者、妇女、儿童等 9 个重点人群中医治未病干预方案即将试点试用；试点推广耳穴压豆等中医适宜技术防治儿童青少年近视；国家中医药管理局正在起草《关于实施中医药健康促进行动推动治未病健康工程升级的指导意见》。

（三）切实提升中医药慢性病防治水平

依托重大疑难疾病中西医临床协作试点项目，组织制定癌症、慢性阻塞性肺病、糖尿病足病等慢性病中西医结合专家共识。中华中医药学会制定了基层高血压中医药防治方案，并纳入修订的《国家基层高血压防治管理指南》中。各地中医医院落实高血压、糖尿病分级诊疗服务中医技术方案，实施癌症、肺病、糖尿病等中医诊疗方案和临床路径，做好患者中医康复指导。

（四）大力促进中医药与养老服务融合

持续推进中医医院老年病科建设。截至 2019 年底，全国二级以上公立中医医院设置老年病科的比例为 19.35%，全国三级公立中医医院设置老年病科的比例为 50.17%。中医药特色医养结合机构创建活动成为全国医养结合示范项目创建活动的重要内容，《关于开展医养结合机构服务质量提升行动的通知》《关于印发医疗卫生机构与养老服务机构签约合作服务指南（试行）的通知》《关于开展建设老年友善医疗机构工作的通知》等均涉及中医药内容，国家中医药管理局正在起草《中医药特色医养结合机构建设与服务标准》。

（五）提高中医药康复服务能力和水平

国家中医药管理局启动实施中医康复能力提升工程，加强中医康复中心建设，持续推进中医医院康复科建设。截至 2019 年底，全国已设置康复科的中医类医院共有 2041 家，三级公立中医医院设置康复科比例为 73.14%，二级公立中医医院设置康复科比例为 53.35%。

（六）积极参与健康知识普及行动

深入开展“中医中药中国行”活动，提升中医药健康文化素养。一是积极服务群众中医药文化需求，湖北省人民政府举办中医药文化传播行动启动仪式，开展中医药专家直播互动、中医药主题文艺节目展演、中医药主题展览、中医药健康咨询和讲座等，共吸引 10 万人次参与。二是积极开展中医药文化科普巡讲活动，采取线上线下相结合的方式提高巡讲覆盖面。举办中医药文化科普巡讲专家培训班，不断提升开展中医药文化传播和科普的能力水平。三是大力开展中医药健康文化精品（动漫类）遴选、全国悦读中医活动、中医药健康文化知识大赛等活动，出版青少年中医药漫画书籍，推出中医药科普文化作品，提高中医药文化服务可及性、可得性，将中医药健康知识送到群众身边。四是健全公民中医药健康文化素养水平监测机制，2019 年公民中医药健康文化素养水平达 15.62%，超额完成“十三五”预期目标。五是推动部分国家级中医药文化宣传教育基地制作 VR 全景线上展示场馆，探索宣传推广中医药文化的新手段、新途径。

四　推进分级诊疗制度建设

（一）加快推进国家中医医学中心和区域中医医疗中心建设

国家中医药管理局正研究国家中医医学中心、区域中医医疗中心等的设置规则，组织专家起草制定中医肿瘤、心血管、针灸和康复等医疗中心设置标准，即将逐步开展设置工作。根据《区域医疗中心建设试点工作方案》，中国中医科学院广安门医院、中国中医科学院西苑医院和上海中医药大学附属龙华医院等三家中医医院入选区域医疗中心，正在积极输出优质中医资源。

（二）进一步加强中医医院牵头医联体建设

按照《医疗联合体管理办法（试行）》《关于印发紧密型县域医疗卫生共同体建设评判标准和监测指标体系（试行）的通知》系列文件要求，加强中西医协同，鼓励中医医院牵头组建各种形式的医联体。在城市医疗集团和县域医共体建设中，应当加强中医医院建设，落实其功能定位，保留其独立法人地位。据不完全统计，目前全国60%以上的地区由县级中医医院与综合医院分别牵头组建医共体，29个省区市成立了470个区域和省级中医专科联盟。

（三）持续提升基层中医药服务能力

一是完善基层中医药服务网络建设。以县级中医医院医疗服务能力基本标准和推荐标准为指导，提升县级中医医院医疗服务能力，努力实现县办中医医疗机构全覆盖，筑牢基层中医药服务阵地。目前，88%的县设置了县级公立中医类医院，80.38%的县级中医医院进行了新建或改扩建，85%的二级以上综合医院设置了中医科，多数县级妇幼保健机构能够提供中医药服务。在基层医疗卫生机构中，90%以上的社区卫生服务中心和乡镇卫生院设置了中医科，大多数社区卫生服务站、村卫生室配备了一些适宜中医诊疗设备。截至2019年底，社区卫生服务中心、乡镇卫生院、社区卫生服务站、村卫生室能够提供中医药服务的比例分别为98.3%、97.1%、85.9%、71.3%，中医类门诊部、诊所达6.1万个。二是加强基层中医药人才队伍建设。农村订单定向、全科医生培训等项目持续推进，全国累计下达中医专业农村订单定向医学生招收计划1.3万人、中医助理全科医生招收计划0.5万人，建设902个全国基层名老中医药专家传承工作室，培养5400余名县乡村中医临床技术骨干，对16万名基层卫生技术人员开展中医药知识与技能培训。三是提升基层中医药服务能力。2019 年，社区卫生服务中心、乡镇卫生院、社区卫生服务站、村卫生室中医诊疗量占同类机构诊疗量比例分别为 9.3%、6.9%、9.3%、41.4%，均逐年有所增长。中医药适宜技术运用能力不断提升，全国范围内建立基层常见病多发病中医药适宜技术推广省级基地 32 个、县级基地 1800 多个，并依托基地加强对基层卫生技术人员适宜技术推广培训。目前，能够提供 6 类以上中医药技术方法的社区卫生服务中心和乡镇卫生院分别占 81%、74%，能够提供 4 类以上中医药技术方法的社区卫生服务站和村卫生室分别占 64%、43%。四是逐步实现所有家庭医生团队能提供中医药服务。持续推动《关于推进家庭医生签约服务的指导意见》《关于规范家庭医生签约服务管理的指导意见》落实落地，不断完善签约服务内涵，突出中西医结合，基本医疗服务涵盖常见病、多发病的中西医诊治，逐步实现每个家庭医生团队都能够提供中医药服务。五是加强评估与绩效考核。《加强基层医疗卫生机构绩效考核的指导意见（试行）》中，将中医类别医师占比、中医馆设置等 7 项中医药内容纳入绩效指标考核体系，提高基层医疗卫生机构中医药基本卫生服务质量和效率。开展全国基层中医药工作先进单位创建活动。六是鼓励开办中医诊所。根据《中医诊所备案管理暂行办法》，中医诊所由许可管理改为备案管理。截至 2020 年 6 月底，全国备案中医诊所共计 18171 个。落实《关于开展促进诊所发展试点的意见》《诊所改革试点地区中医诊所和中医（综合）诊所基本标准》（2019 年修订版）的要求，在北京、上海等 10 个城市开展促进诊所发展试点工作中，同步将中医类诊所纳入。中医诊所备案管理和 10 个城市诊所备案试点等工作有效提高了中医药服务在基层的可及性和可得性。

五　建立健全现代中医医院管理制度

（一）切实加强公立中医医院的党建工作

坚持以党的政治建设为统领，加强公立中医医院的党建工作，以高水平党建促进中医药事业高质量发展。全面落实党委领导下的院长负责制，以党风带政风促行风，促进医院党建工作迈上新台阶。成立中国卫生健康思想政治工作促进会中医药分会，加强和改进中医医院思想政治工作。

（二）健全公立中医医院绩效考核机制

国家中医药管理局与国家卫生健康委同部署、同推进公立中医医院绩效考核工作。制定全国二级公立中医医院绩效考核指标，充分发挥公立中医医院绩效考核“指挥棒”作用，持续推动中医医院强化以中医为主的办院方向和服务功能。制定2020年度中医医院巡查工作手册，围绕公立医院党建、行业作风建设、运行管理三个方面，完成两家局直属（管）医院巡查。

（三）推进中医医院现代医院管理制度试点建设

全国27个省区市开展现代医院管理制度省级试点工作，试点中医医院有262个。国家中医药管理局继续与有关部门共同研究起草《关于深化公立医院薪酬制度改革的指导意见》，明确提出充分考虑中医药医务人员收入总体偏低的情况。按照《公立中医医院章程范本》推动章程制订修订工作，推动公立中医医院高质量发展。

六　完善中医药医保管理措施

开展深入研究，以临床价值为导向，以中医优势服务、特色服务为重点，探索医疗服务价格形成机制，协调推动中医药价格和医保政策完善。

一是探索完善中医医疗服务价格机制。《关于加快中医药特色发展的若干政策措施》明确优化中医医疗服务价格政策和启动调整价格时充分考虑中医医疗服务特点等内容。国家中医药管理局会同国家卫生健康委修订《全国医疗服务价格项目规范（2012年版）》，形成《中医医疗项目技术规范（初稿）》，并开展2019年医疗服务价格和成本监测工作。二是出台鼓励中医药医保政策。《关于加快中医药特色发展的若干政策措施》明确支持疗

效和成本有优势的中医医疗服务项目纳入基本医疗保险支付范围。目前，江苏、山东、广东、江西、广西、青海、贵州、四川、黑龙江、云南、辽宁、浙江、山西、内蒙古等14个省区医保部门出台一系列针对医保支持中医药发展政策措施。其中，广东省出台医保促进中医药发展的指导意见，对同病同效的中医治疗病例给予西医治疗病例相同的支付标准，中医治未病项目进入职工医保个人账户的支付范围，建立中医医疗服务价格动态调整机制等。目前安徽、甘肃、广东、广西、河北、河南、江苏、山东、重庆、浙江、湖南、福建、吉林、山西、内蒙古、辽宁等16个省区市探索开展门诊和（或）住院中医优势病种收付费方式改革，发布中医优势病种目录。

七　健全药品供应保障体系

一是建立健全中医医疗质量管理与控制体系，促进中药药事管理质控中心等质控中心规范化建设，加强监管和医疗风险防控。以社会办中医医疗机构为重点，落实中药饮片处方专项点评制度。二是将合理用药相关内容纳入大型中医医院巡查重点，将“抗菌药物使用强度”纳入三级和二级中医医院绩效考核国家监测指标。三是根据《2020年中医药系统行风建设工作方案》，持续开展“放心用中药”专项行动。四是研究起草《关于提升中药质量促进中药产业高质量发展的实施意见》，促进科学合理用药作为重要内容。五是中国中医药循证医学中心开展具有独特疗效的中药品种遴选工作。

八　加强中医药信息化建设

根据《关于深入推进“互联网+医疗健康”“五个一”服务行动的通知》《关于印发全国公共卫生信息化建设标准与规范（试行）的通知》《关于加强信息化支撑新型冠状病毒感染的肺炎疫情防控工作的通知》《互联网医院管理办法（试行）》《互联网诊疗管理办法（试行）》《远程医疗服务管理规范（试行）》等文件要求，对医师执业注册进行有条件的适度放开，并用信息化手段加强监管，保证医疗质量安全底线。推进实施基层医疗卫生机构中医诊疗区（中医馆）及其健康信息平台项目。截至2020年，全国已设置基层中医馆3.88万余个，平台已接入中医馆1.4万余家，注册医生3.88万余人，完成接诊病人1379万人次。

九　做好中医药健康扶贫

一是加强贫困地区县级中医医院基础设施建设，2020年中央预算内投资安排25.24亿元支持78个贫困地区县级中医医院建设项目，健康扶贫工程以集中连片特殊困难地区和国家扶贫开发工作重点县为重点，支持县域千人口床位数不达标、业务用房面积缺口较大（含危房改造）的县级医院开展业务用房建设。中央财政资金安排6.86亿元支持712个贫困县中医院提升服务能力和县域医共体建设，安排1.115亿元支持“三区三州”基层医疗卫生机构中医馆建设，安排3200万元支持“三区三州”64个未设置中医类医疗机构的贫困县开展中医（民族医）县域医疗中心建设。二是全国优质中医医疗资源对口帮扶686所贫困县县级中医类医院，指导支援、受援医院签订对口帮扶协议。依托东部省份和中国中医科学院、北京中医药大学优势资源，组建8支国家中医医疗队赴“三区三州”进行巡回医疗、技术支援、管理指导和人员培训。推进三级中医医院对口帮扶贫困地区县级中医医院远程医疗平台建设。三是促进定点帮扶的五寨县中医医院特色发展。派驻专家驻点帮扶，重点针对心血管、骨伤、肛肠等中医诊疗具有优势的专科加强业务指导。建设全国基层名老中医药专家传承工作室，发挥好驻点帮扶专家和医疗队的作用，有针对性地开展培训和带教工作。组织专家对医院建设发展等情况进行评估并指导整改，指导制订医院章程，五寨县中医院已顺利通过二甲医院评审。四是深入开展中医药健康扶贫调研。中医药专家赴四川凉山州、阿坝州，青海西宁市，甘肃甘南州、临夏州开展中医药健康扶贫调研，指导并推进健康扶贫工作。国家中医药管理局召开片区中医药健康扶贫工作推进会和“三区三州”中医药健康扶贫工作交流座谈会，全力推动对

 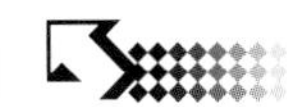

口帮扶、县级中医院服务能力提升、基层中医馆和中医（民族医）县域医疗中心建设等工作，赴西藏实地推进中医（民族医）县域医疗中心等健康扶贫项目建设。

中医药健康扶贫工作实现了四个“全覆盖”：712 个建有县级中医院的贫困县实现“县级中医院能力提升建设项目”全覆盖；686 个有帮扶需求的贫困县中医院实现“对口帮扶工作”全覆盖；“三区三州”2835 个基层医疗机构实现“中医馆建设项目”全覆盖；“三区三州”64 个未设置县级中医类医院的贫困县实现“中医（民族医）县域医疗中心建设项目”全覆盖。

地方经验与案例

Local Experience and Cases

B.10

提升医改的系统集成和协同高效

——综合医改试点省份实践与启示

国家卫生健康委体制改革司　国家卫生健康委统计信息中心*

摘　要：　省级综合医改试点工作是国务院医改领导小组贯彻落实党中央、国务院关于深化医改的部署要求，进一步加大地方改革力度，探索总结医改经验和模式作出的重要制度性安排。2015年国务院医改领导小组确定在江苏、安徽、福建、青海4个省份启动省级综合医改试点工作；2016年增加上海、浙江、湖南、重庆、四川、陕西、宁夏7个省份，两批共确定11个综合医改试点省份。五年来，试点省份以省为单位，从省情实际出发，重视改革顶层设计和整体推动，针对重点领域和关键环节，勇于攻坚克难、创新突破，深化医改取得积极进展和明显成效，为全国面上深化医改提供了许多可供借鉴、推广的有益经验。

* 执笔人：许树强、薛海宁、周小园、冯佳园、吴士勇、武瑞仙。

关键词：　综合医改　试点省份　医疗卫生服务体系

一　改革背景和意义

2009 年新一轮医改启动后特别是党的十八大以来，各地按照党中央、国务院的决策部署，积极推进分级诊疗、现代医院管理、全民医保、药品供应保障和综合监管制度建设等各项重点工作任务，加快构建优质高效的医疗卫生服务体系，深化医改取得了重大阶段性成效。

从各地实践看，改革中一些好改的、容易改的任务都基本完成，剩下的都是难啃的硬骨头，单项改革或个别地区的推动很难取得实质性突破，必须进行综合系统的改革，才能破除深层次的体制机制障碍，蹚出改革新路子。我国发展不平衡，区域间差异大，一个省份的人口规模往往不亚于一个中等国家，不同地区经济社会发展情况也不平衡，如能在省内取得突破，无疑对全国有重要示范意义。

一是破解医改难题的重要途径。实践是认识的源泉。新一轮医改坚持从实践中来，到实践中去，国家确定改革的方向、原则和基本框架后，鼓励地方进行试点探索，取得成功经验后再总结提炼并上升为国家政策。基层医疗卫生机构综合改革、城乡居民大病保险制度、药品招标采购办法等，都是在地方先行取得突破后才在全国推开的。开展省级综合医改试点工作，目的是鼓励地方先行先试，探索路子，加快形成可复制、可推广的改革模式。

二是突破改革重点难点的重要举措。医改面临新老问题叠加和各种矛盾交织，涉及诸多重大利益格局调整，不可能一蹴而就。选择一些改革基础好、改革意识强的地区开展综合改革试点，进一步探索和积累改革经验，通过局部示范和重点突破，能够达到以点促面的改革效果，为有效解决面上的共性问题提供借鉴。

三是增强医改系统性、整体性和协同性的重要实践。深化医改是一项综合性改革，涉及方方面面，仅靠单项推动或个别地区推动，很容易形成改革

“孤岛”，难以形成改革的整体效应。以省为单位开展医改综合试点，充分发挥地方党委政府的主动性、积极性和创造性，有利于实现改革的上下联动、内外联动和区域联动，也有利于试点省份在体制机制改革方面先行一步，先见成效，先出经验，更好地发挥对全国医改的示范带动作用。

二　主要做法

试点省份按照党中央、国务院关于深化医改的决策部署，紧紧围绕“一个转变、两个重点”，统筹推进五项基本医疗卫生制度和优质高效医疗卫生服务体系建设，深化供给侧结构性改革，切实发挥改革“排头兵”“先遣队”的作用，既围绕重点领域和关键环节先行先试、率先突破，又在综合医改“试验田”上深耕细作，狠抓落实见效。

（一）有序推进分级诊疗制度建设

以医联体建设、家庭医生签约服务和远程医疗为重点内容推进分级诊疗制度建设。

一是推动建立多种形式的医联体。各试点省份从加强规划、完善配套政策、加强绩效考核等多维度入手，推进多种形式的医联体建设。浙江高位推进县域医共体建设，省人民代表大会常务委员会出台《关于促进县域医疗卫生服务共同体健康发展的决定》，将县域医共体建设上升到法治化要求；省委、省政府出台有关医共体人员统筹、财务管理、医保支付、公共卫生等配套文件，形成“1 + X”医共体建设政策支撑。全省 70 个县（区、市）将 208 家县级医院和 1063 家乡镇卫生院组建成 161 家医共体，实现县域全覆盖。安徽按照“两包三单六贯通”（即实行医保和公卫两项经费打包预付，建立政府办医责任、医共体内部运行管理、外部治理综合监管三个清单，专家资源、医疗技术、药品保障、补偿政策、双向转诊和公共卫生服务等群众看病就医六个关键环节实现上下贯通）的路径组建紧密型医共体，实现县市全覆盖，有效推动优质医疗资源下沉基层。福建推进医联体建设，引导医疗机构从提升“单体效率”到注重“整体效率”，在城市组建以三级医院为龙头的医联体或紧密型医疗集团，包括儿科等专科医联体；在县域，组建以县级医院为龙头、乡镇卫生院为成员单位的县域医共体，以县带乡、乡村一体，推进县域综合医改。

二是做实做细家庭医生签约服务。各试点省份从完善配套政策、建立家庭医生激励机制、落实签约居民优惠政策入手，保证签约一个履约一个，推动基层转变服务模式。上海切实落实签约居民预约优先转诊、畅通双向转诊、慢性病长期处方、延伸上级医院处方等优惠政策，吸引群众签约，建立患者与“1+1+1”医疗机构组合自愿签约服务机制。2020年，超过70%的签约居民在签约机构组合内就诊。江苏盐城市响水县、大丰区等于2013年启动乡村医生签约服务，基层医疗卫生服务模式发生重大转变，基本形成“基本医疗卫生服务与个性化延伸服务相结合，个人付费与医保付费相结合，群众健康需求与基层服务供给相结合”的新型签约服务模式。

三是加快推进远程医疗。各试点省份大力促进“互联网+医疗健康”发展，通过远程医疗引导优质医疗资源下沉。宁夏建立了“国家—自治区—市—县—乡”五级远程医疗服务体系，实现了远程会诊、影像、心电等多种远程医疗应用。四川将远程单学科会诊、多学科会诊等8项医疗服务纳入收费项目，按服务类别和医师级别不同，远程会诊、门诊收费范围在20~300元。

四是提升基层医疗服务能力。各试点省份将提升基层医疗卫生机构服务能力作为分级诊疗的基础性工程大力推进。江苏将农村区域医疗卫生中心建设纳入省政府民生实事项目，建成农村区域医疗卫生中心80家；创建社区医院，印发《社区医院示范县（市、区）建设评估标准》，着力提升基层服务能力。湖南紧密结合自身实际，坚持强基层、补短板，加快补齐基层和农村的薄弱环节，省委出台《促进人才向基层流动实施方案》，明确加强基层人才队伍建设的硬举措。湖南、安徽、重庆等地探索人才柔性流动政策，吸引人才到基层服务，为基层留住人才。

（二）加快建立现代医院管理制度

各试点省份着眼于构建维护公益性、调动积极性、保障可持续的公立医院运行新机制和决策、执行、监督相互协调、相互制衡、相互促进的治理机制，进一步深化公立医院综合改革。

一是加强党的建设。各试点省份提高政治站位，公立医院充分发挥党委在把方向、管大局、做决策、促改革、保落实方面的领导作用。上海将党建工作情况纳入公立医院绩效考核指标，权重占比为6%。浙江扎实推进新时代公立医院党的建设工作，部门职责、党委领导下的院长负责制、党建制度体系、工作要点和指导体系“五位一体”的工作经验得到中央《党建要报》专刊介绍。陕西成立全省医院党建工作指导委员会，在全省二级以上公立医院实行党委领导下的院长负责制。湖南组建全省医院党建工作指导委员会，制定公立医院党建工作标准，全面落实公立医院党委领导下的院长负责制。

二是健全公立医院补偿机制。各试点省份积极按照本省份取消药品和医用耗材加成的补偿方案落实财政投入政策，调整医疗服务价格，加强公立医院内部管理。上海加大财政卫生投入力度，2016～2020年市财政医疗卫生支出由383.1亿元增加至522.2亿元，年均增长8.1%，高于同期GDP增速。同时，进一步完善政府卫生投入机制，改革划分医疗卫生领域市与区之间的财政事权和支出责任。福建深挖三明市医改经验，持续“三医”联动，通过调价和综合控费等，不断优化公立医院收入结构，2019年全省公立医院医疗服务收入占总收入的30.3%，比2015年增加5.7个百分点；其中三明市占比达40%左右。青海进一步调整优化财政支出结构，将取消加成等公立医院综合改革的财政补助方式转变为支持医院设备购置、重点学科发展等服务能力提升项目，并始终把理顺医疗服务比价关系作为医改工作的重中之重，于2016年以省为单位开展医疗服务价格改革，降低检查检验类项目价格，提高体现技术劳务价值的服务项目价格。2020年以来，青海共调整医疗服务价格7次，新增医疗服务项目100余项，医疗服务收入占比逐步提升。

三是深化人事编制制度改革。安徽巩固完善公立医院编制周转池制度，通过聚合分散闲置的存量编制资源，形成全省一体、余缺调剂的公立医院编制周转池，覆盖省市县199家公立医院，核定周转池事业编制5.4万名，重点保障医药卫生专业技术人员。湖南于2016年选择5家省市属医院开展编制备案制改革试点，试点医院核定人员总额较原编制数量增加4653个，新进人员实行备案管理，在岗位聘用、收入分配、职称评定等方面与编内人员享受同等待遇。

四是建立符合行业特点的薪酬制度。各试点省份积极落实“两个允许”的要求，调动医务人员积极性。上海充分考虑医疗行业特点和现实基础，按照“4411”模型（即40%参照现状水平、40%参照国际同行水平、10%参照国内同行业水平、10%参照其他事业单位平均水平）合理确定公立医院薪酬水平，建立动态增长机制，并落实公立医院高层次人才（按单位人数3%～5%核定）薪酬不受绩效工资总量限制政策。重庆从2017年开始先后分3批在67家公立医院开展薪酬制度改革试点，创新实行“基础绩效＋超额绩效”模式，基础绩效“保基本”，超额绩效以医疗服务收入扣除成本并按规定提取不低于15%的事业基金后，主要用于人员奖励。同时注重配套，强化以公益性为导向、优绩优酬的绩效考核机制，激发改革活力。试点医院医务人员人均收入水平较改革前增长10%。在试点的基础上，2018年青海在全省各级各类公立医疗机构推开薪酬制度改革，实行岗位绩效工资制，核定绩效工资标准，并通过增量改革、绩效考核、搞活分配等措施，提高公立医院绩效工资水平，完善激励约束机制。宁夏在试点医院探索建立以岗位工资为主、档案工资与实际工资相分离、体现以知识价值为导向的岗位薪酬制度，并加快推进同工同酬，职工满意度显著提高。

（三）不断健全全民医保体系

各试点省份强化兜底线、补短板，不断健全全民医保体系，提高保障能力和水平。

一是提高医保筹资和基金统筹水平。各试点省份在统筹城乡居民医保、着力完善多层次保障体系基础上，不断提升保障能力和水平。福建建立全省职工医保基金统筹调剂机制，按照当年实际基金收入的30%筹集省级调剂基金，发挥医疗保险“大数效应”，有效均衡地区间基金负担，促进山区、沿海地区医疗卫生事业均衡发展。在职工医保实行省级调剂的基础上推进统收统支，扩大基金池，提高基金的抗风险能力和战略购买力，于2020年7月起实行个人账户家庭共济。青海实行城乡居民医保省级统筹，并参照商保机构经办大病保险服务的经验和做法，推进基本医保商保经办。宁夏实行职工和城乡居民医保自治区级统筹，2020年城乡居民医保筹资待遇模式由“一制三档”改革为“一制一档”，城乡居民医疗保障公平性进一步提升。

二是深化医保支付方式改革。全面推行以按病种付费为主的多元复合式医保支付方式。浙江在全省域推进住院费用按DRG点数付费，并针对疾病诊断相关分组（DRG）管理、点数管理、医保基金结算等制定实施细则，开展门诊医保支付方式改革，对金华、台州门诊医保支付方式改革试点工作进行总结评估，研究推出全省门诊医保支付方式改革政策。福建推进按病种、按DRG收付费和医保打包支付改革，规范诊疗行为“控成本”，公立医院按病种收付费病种达960个以上。三明在全市二级以上公立医院全面实施国家C-DRG收付费，疾病分组数达到796个；进一步优化DRG收付费政策，并将DRG改革纳入总医院绩效考核体系，最大限度减轻患者负担；建立医保机构与总医院会商机制，落实打包付费“结余留用，合理超支分担”，每年包干结余资金全部返还医院。新冠肺炎疫情发生后，虽然医疗服务量明显减少，但结余基金仍按规定拨付给各医疗机构，保障了医疗机构的正常运营和医务人员收入。

三是扩大医保便民惠民范围。全面落实异地就医住院费用直接结算政策，覆盖全部参加基本医保人员，每个县区至少1家跨省异地就医直接结算机构。陕西不断完善异地就医信息化系统，做好农民工和就业创业人员异地就医备案工作，在县及县以下全部实现医保结算“一站式”服务。安徽推进医保领域“放管服”改革，简化备案手续、优化备案流程，推行网上备案和App备案。推广使用医保电子凭证，实现挂号就医、费用结算、药店买药“一码通行”。

四是提高贫困人口医疗保障水平。重庆设立健康扶贫医疗基金，形成以基本医保、大病保险为基础，医疗救助、扶贫济困医疗基金、健康扶贫医疗基金、疾病应急救助为补充，商业补充保险为兜底的健康扶贫“七道保障线”。青海贫困人口大病医保住院费用报销比例提高到90%，商业补充医疗保险覆盖20.58万建档立卡贫困人口，新增大病救治病种19种，共救治3568人。

（四）进一步完善药品供应保障制度

从药品生产、采购、流通、使用全流程发力，完善药品供应保障体系，积极推进国家组织药品集中采购和使用试点。

一是推进药品耗材集中带量采购。四川积极推进药械供应保障机制改革，基本形成药品、高值医用耗材、医用设备、二类疫苗和体外诊断试剂“五位一体”的集中采购格局；2019年以来积极推进国家组织药品集中采购和使用试点及全省扩围工作，2020年进一步完善药品和医用耗材集中采购制度。同时，还牵头辽宁、黑龙江等9省份联合开展药品和医用耗材省际联盟带量采购。陕西牵头四川、宁夏、青海、湖南等15个省份成立高值医用耗材省际采购联盟，实行采购数据共建共享，制定并执行省际抗癌药物采购联盟协议，执行进口抗癌药品采购新价格，陕西采购价格比全国最低价低7%～12%。

二是完善基本药物制度。湖南明确三级、二级和政府办基层医疗卫生机构基本药物使用金额分别不低于药品总金额的25%、40%和70%，鼓励营利性医疗机构参照同级公立医疗机构有关规定配备使用基本药物。重庆各区县医院和基层医疗机构共同纳入药品采购联合体，统一目录、统一采购、统一配送、统一结算。

三是加强短缺药品的供应保障。江苏建立部门会商联动机制，按月对收集到的短缺药品信息进行汇总分析，形成监测预警报告。将破伤风抗毒素等短缺药品列入《短缺药品清单》（2019年版），对其中部分药品实行省级定点筹备供应。重庆将短缺药品监测哨点扩展到全市所有公立医疗机构、药品生产和配送企业，短缺药品信息网上报送平台与国家药管平台互联互通。

（五）切实加强综合监管

各试点省份着力加强综合监管体系建设，完善综合监管机制，利用信息化手段，不断提升综合监管能力。上海整合卫生信息网、人口计生网、医联网、医保网等网络，建立上海健康大数据中心，形成基于大数据的卫生全行业监管体系。四川成立医疗机构监督管理委员会，建立完善医疗机构、医务人员、医疗行为信息监管平台和机制，启动新监管指标和责任追究办法。推进医保智能监控系统建设，全省 22 个统筹区实现智能监控系统全覆盖。安徽在部分地市开展公立医院“双百”综合考评，对全市二级以上医院进行综合考评，考评指标分为医院管理和费用控制两大类，分值各 100 分。

三　改革成效

经过几年的综合改革发展，试点省份在降低患者就医负担、引导基层首诊、大病不出县、改善公立医院收支结构、助力新冠肺炎疫情防控等方面取得了实实在在的成效。

（一）患者就医负担逐步减轻

2015～2018 年，全国个人支出占卫生总费用比重稳步下降，由 29.3% 下降到 28.6%。试点省份各年度个人卫生支出占比均低于非试点省份，且下降幅度大于非试点省份（见图 1）。

（二）引导患者到基层就医，落实“大病不出县”

2015～2019 年，全国社区卫生服务中心（站）和乡镇卫生院诊疗量占总诊疗量的比例整体呈上升趋势，由 22.9% 提高到 23.3%，试点省份 2019 年上升幅度较大，较 2018 年提高 2.9 个百分点（见图 2）。2019 年，社区卫生服务中心（站）和乡镇卫生院诊疗量占总诊疗量的比例最高的试点省份是浙江（32.4%）、上海（31.1%）、江苏（30.8%）和安徽（30.5%）。

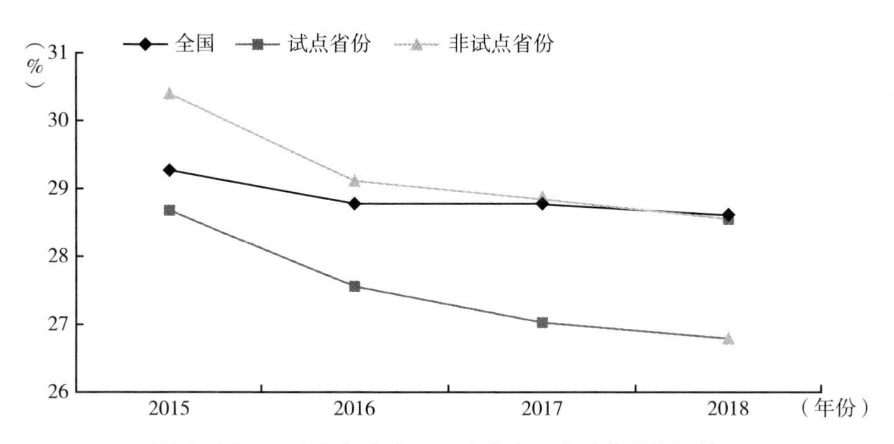

图1 2015~2018 年个人卫生支出占卫生总费用比重情况

资料来源：2015~2018 年医改监测数据。

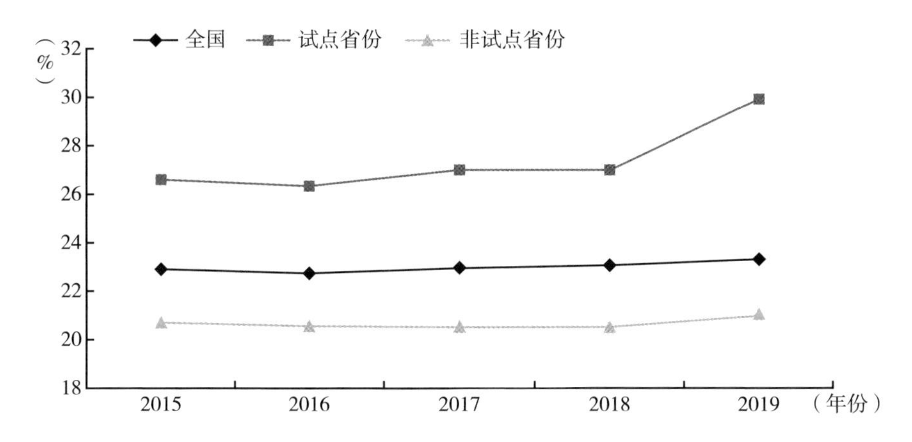

图2 2015~2019 年社区卫生服务中心（站）和乡镇卫生院诊疗量占总诊疗量的比例情况

资料来源：2015~2019 年医改监测数据。

2015~2019 年，全国县域内住院量占比①整体呈上升趋势，由 79.7% 提高到 81.6%。其中，试点省份上升明显，由 74.3% 上升到 81.4%，提高 7.1 个百分点（见图 3）。

① 县域内住院量占比（%）= 县域内参保住院补偿人次数/全县参保住院补偿总人次数 × 100%，县域包含县和县级市。

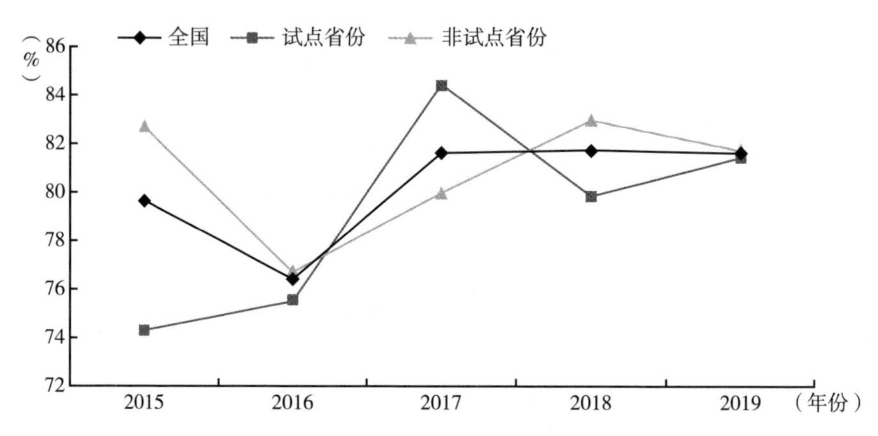

图3　2015～2019年县域内参保住院补偿人次数占全县参保住院补偿总人次数的比例

资料来源：2015～2019年医改监测数据。

（三）公立医院收支结构得到改善

2015～2018年，全国公立医院人员经费支出占业务支出比例持续提高，由32.0%提高到36.1%，试点省份各年度公立医院人员经费支出占比均高于非试点省份，增长幅度为4.31个百分点，略高于非试点省份（4.05个百分点）（见图4）。增长幅度最高的是青海、福建和安徽，均为试点省份。

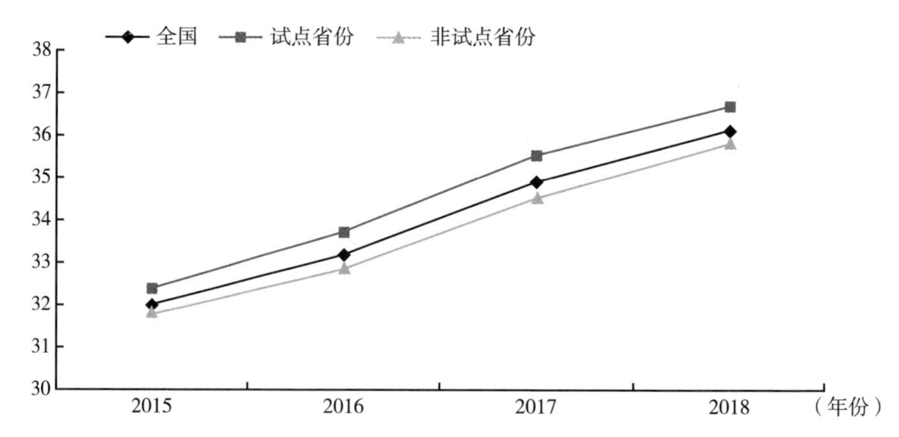

图4　2015～2018年公立医院人员经费支出占业务支出比例情况

资料来源：2015～2018年医改监测数据。

（四）助力新冠肺炎疫情防控

试点省份坚决贯彻落实习近平总书记关于疫情防控的系列重要讲话和批示指示精神，坚守防控与救治两个阵地，注重发挥体制机制优势和综合医改成效，充分发挥公立医院党的建设、家庭医生签约服务、紧密型医联体、“互联网 + 医疗”等医改成果助力抗击疫情的作用，织密织牢疫情防控网。总体来看，11 个试点省份疫情控制较为迅速、有效，均未出现大规模传播，确诊患者救治及时，病亡人数均为个位数，青海和宁夏实现了“零病亡”。

四 经验启示

（一）组织领导坚强有力

各试点省份均建立了强有力的医改领导体制和工作推进机制，将党的领导贯穿于改革全过程。大多数试点省份由党委和（或）政府主要负责同志担任医改领导小组组长，一把手亲自推动、一抓到底；有些省份由一名副省长分管“三医”工作，还有的省份通过在省（市）委深改委下设立医改专项小组、建立联席会议制度等方式，高位推动，统筹谋划，为深化医改提供了坚实的组织保障。

（二）顶层设计求真务实

各试点省份在贯彻党中央、国务院关于深化医改决策部署的同时，根据当地经济社会发展水平和卫生基础条件等实际情况，因地制宜制定省域综合医改试点方案，围绕医改的重点领域和关键环节出台配套政策，不搞“一刀切”，确保改革举措“接地气”。

（三）“三医”联动凝聚合力

各试点省份以省域为单位，注重整体协调，统筹推进药品集中采购、医疗服务价格、薪酬制度、医保支付方式等综合改革，医疗、医保、医药相关部门密切配合，实现各项改革举措的政策集成、效果集成和目标集成，发挥政策叠加效应，增强了改革的系统性、整体性和协同性。

（四）区域联动以点带面

各试点省份重视对省域内已有改革经验的总结提炼，将地市、县区局部试点探索的经验做法及时规范完善，总结经验，在“点”上突破的基础上在全省域内整体推进。还有的省份将总结的经验做法上升为制度规范，加以巩固深化。

（五）督导考核有力有效

各试点省份将医改工作纳入党委全面深化改革、政府目标管理考核中，并通过建立医改任务台账、开展医改监测、定期组织医改专项督查等方式，促进真抓实干。对考核结果进行排名通报并与财政补助资金挂钩，对进展缓慢地区予以通报或约谈，有效督促各地将各项改革举措落实、落地。

医改是一项系统工程，综合医改工作仍需持续推进。思想上继续高度重视，把综合医改作为推进卫生健康事业健康可持续发展的“发动机”。组织领导上继续高位推进，建立部门协同、合力推进综合医改的工作机制，为医改提供强有力的组织保障。改革路径上继续敢闯敢试，发挥基层首创精神，通过试点探索总结经验，并予以推广。推动实施上继续鼓足干劲，以“咬定青山不放松”的精神，瞄准重点难点问题集中精准发力，逐步构建有序就医格局，推动公立医院高质量发展，建立优质高效的整合型医疗卫生服务体系。

B.11
福建省构建整合型医疗卫生服务体系的探索与实践

福建省卫生健康委员会*

摘　要：推动医疗资源均衡配置和下沉共享，构建定位清晰、分工明确的医疗卫生服务体系，是形成合理有序分级诊疗格局的重要基础，也是当前深化医药卫生体制改革的重要内容。“十三五”期间，福建省作为全国首批综合医改试点省份，立足医疗资源发展实际，坚持以问题和需求为导向，围绕补短板、强弱项、建机制，出台实施了系列改革举措，全省医疗资源总量稳步增长，资源结构与分布逐步优化，县域医共体建设覆盖全省所有县域，城市医联体稳步推进，医疗卫生服务体系正朝整合型、网格化方向发展，资源利用整体效率逐步提高，群众基本医疗卫生服务得到改善。

关键词：分级诊疗　医疗卫生服务体系　福建省

一　改革背景

建立并完善覆盖城乡的医疗卫生服务体系，是保障人民生命安全和身体健康的重要基础，也是深化医改的重点任务之一。通过长期发展，福建省建

---

* 执笔人：杨闽红、张福弟、黄佛生、徐旭亮。

立了由医院、基层医疗卫生机构、专业公共卫生机构等组成的医疗卫生服务体系，卫生健康服务能力不断增强。但与经济社会发展和人民群众日益增长的健康需求相比，还存在医疗卫生资源总量不足、质量水平有待提高、布局结构不合理、分工协作不明确等问题。

（一）医疗卫生资源总量相对不足

存在区域发展不平衡、不充分的问题，优质医疗资源和儿科、产科、精神科等学科床位较紧缺。例如，2015 年全省每千常住人口医疗机构床位数、执业（助理）医师数分别为 4.51 张、2.04 人，均明显低于全国和东部省市平均水平；高层次人才较少，全省本科及以上学历卫技人员占 29.15%，其中研究生学历仅占 4.23%。

（二）基层服务能力短板日益凸显

随着人口老龄化、城镇化进程加快，城乡基层医疗卫生资源与分级诊疗、疾病预防控制、突发公共卫生事件应对等需求不相匹配，城市新城（新区）、小城镇、农村地区明显薄弱。究其原因，基层岗位待遇偏低、职业发展平台受限，是人才“招不来、留不住”的突出因素，尤其是乡村医生队伍面临后继乏人的困境。

（三）各级医疗机构缺乏联通共享

医疗卫生服务体系碎片化问题比较突出，医疗机构之间分工协作机制不健全，不同程度存在无序发展、重复建设等现象；医疗人才下沉缺乏制度保障，公立医疗机构医师多点执业缺乏配套政策支撑，优质资源未能顺畅共享；临床诊疗分工日益细化，单个医疗机构难以满足公众系统连续的健康需求。

（四）“防、治、管”存在脱节现象

传统医疗服务以医院为平台、以治病为中心，不同程度存在重治轻防的

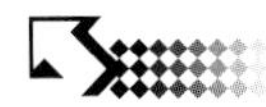

倾向，疾控、医疗、教学、科研等存在相互割裂的现象，医疗机构的公共卫生职能亟须加强；专业公共卫生机构与医院、基层医疗卫生机构等联系不够紧密，传染病监测防控、慢性病危害干预、卫生应急处置等缺乏联动，平急结合、医防融合机制有待建立。

（五）政府办医宏观调控有待加强

政府对医疗卫生领域的投入相对不足，资源配置需要进一步优化；区域医疗卫生规划的科学性、导向性和前瞻性不够，对医疗卫生领域的财政投入、编制配备、基础建设等缺乏刚性约束，医疗保障、医养结合等健康相关政策有待完善。

二　改革思路与主要举措

“十三五”期间，作为全国首批医改综合试点省份，福建省结合世行贷款医改促进项目实施，借鉴国际国内先进经验，树立“大卫生、大健康”理念，以生命全周期、健康全过程、人才培养全方位为导向，强化整体思维，优化动力机制，积极探索构建整合型医疗卫生服务体系。

（一）总体思路

改革总体思路可概况为“五个新”。一是树立“以健康为中心”的发展新理念，强化政府办医职责，重点推动药品回归质优价实的导向、医生回归守护健康的本职、医院回归公益优先的定位；二是改革完善医疗卫生服务供给新体系，突出强基层、补短板，为提供更高质量、更加公平、更低负担、更可持续的医疗卫生服务奠定基础；三是构建医疗卫生全行业治理新体制，强化事中事后与实时动态监管，建立管办分开、权责清晰、监管有力、行业自律的综合监管制度；四是建立健全医疗机构运行新机制，持续深化“三医”联动改革，多措并举降低医疗成本和提升医保基金使用效益，将改革红利转化为卫生健康事业高质量发展的动力；五是打造卫生健康服务新模式，促进优质资源下沉共享，推动疾病预防、治疗和健康管理相结合，努力全方位、全周期保障全民健康。

（二）主要举措

1. 突出规划引领，优化配置医疗卫生资源

重点针对资源总量不足、分布不均的问题，省政府印发《福建省医疗卫生服务体系规划（2016—2020年）》等文件，对全省医疗卫生机构的数量、规模、职能及布局等进行优化调整。一是分类制定各地资源配置标准。根据人口分布、经济发展、医疗卫生资源及未来需求趋势等因素，将9个设区市和平潭综合实验区划分为三类：经济发展水平较高、人口流入量较大的福州、厦门市为一类地区，其床位配置标准接近或略高于全省平均水平；人口密度较高且流入较多、服务半径较短的泉州、漳州、莆田市和平潭综合实验区为二类地区，标准适当低于全省平均水平；人口流出量较大、人口密度较低的三明、南平、龙岩、宁德市为三类地区，标准接近或高于全省平均水平。截至2020年底，全省医疗卫生机构床位总数21.68万张，比2015年增加4.36万张（增幅为25.15%），其中一类、二类、三类地区分别增加1.31万张、2.32万张、0.73万张；每千人口医疗机构床位数由2015年的4.51张增加到2020年的5.22张，各设区市区域资源配置逐步趋于均衡。全省共有三级医院87所、二级医院272所，分别比2015年增加22所、90所；实现每个设区市均有1所以上的三甲综合医院，超过30万人的县（市）均有1所二甲及以上综合医院。二是严格控制省市属公立医院单体规模。所有省属公立医院编制床位数降至2000张以下，6家省办医院共核减床位3520张，为新建省儿童医院、省妇产医院等补短板项目腾出空间。截至2020年底，省、设区市及县属公立医院床位数分别为1.48万张、4.56万张、5.94万张，分别比2015年增长11.17%、11.64%、21.29%，县属医院增幅明显高于省市属医院。三是加快补齐薄弱学科资源短板。“十三五”期间，全省妇产科、儿科、精神科床位合计增加1.75万张，占同期新增床位数的44.13%。

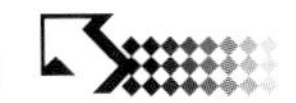

2. 围绕看得好病，积极打造医疗技术高地

结合省委、省政府实施“闽东北、闽西南”协同发展战略，通过高位嫁接、院地合作等方式，加快补齐优质医疗资源短板。一方面，实施医疗“创双高”（高水平医院和临床医学中心），发挥辐射带动作用。在国家卫生健康委的大力支持下，2016 年，北京协和医院、复旦大学附属瑞金医院和复旦大学附属华山医院等 3 所国家级高水平医院分别与福建省立医院和福建医大附属协和医院、福建医大附属第一医院“一对一”合作共建；同时，支持建设 21 个临床医学中心、90 个省级临床重点专科。另一方面，建设国家区域医疗中心，打造医疗服务高地。目前，已有 6 家医院被列入国家区域医疗中心建设试点。即在“闽西南”，有厦门市政府全资投建，交付复旦大学附属中山医院实行同质化管理的复旦中山厦门医院；以及复旦大学附属儿科医院厦门医院、四川大学华西厦门医院、上海市第六人民医院福建医院（晋江市医院）。在“闽东北”，复旦华山福建医院、上海儿童医学中心福建医院（福建省儿童医院）项目已投入使用，有效填补了省会城市福州滨海新区、省属薄弱专科医院的短板。同时，将福建医大附属第二医院、三明市第一医院等4 个项目纳入首批省级区域医疗中心试点。为有效推动区域医疗中心的建设发展，2020 年，省卫健委等十二部门联合印发了《福建省支持区域医疗中心建设政策清单》，明确了投融资、用地、人才引进、编制及薪酬职称、医保政策、大型医用设备配置和药械使用、科研等诸多方面的支持政策。

3. 促进资源共享，推进多形式医联体建设

按照先试点、后推开的思路，以紧密型县域医共体为重点，建设和发展多种形式医联体。一是积极推进城市医联体建设。截至 2020 年底，全省共组建医疗集团 33 个、专科联盟 126 个、远程医疗协作网 20 个，二级及以上公立医院 100% 参与医联体建设；福州、厦门、泉州、三明等 4 个设区市入选国家级试点城市。二是全面推开县域医共体建设。在三明市先行试点的基础上，2020 年，紧密型医共体建设已覆盖全省所有县域；其中永泰县等 26 个县（市、区）入选国家级试点县。通过整合县乡公立医疗机构，为县域医疗卫生资源共享创造更有利条件，并推动服务模式向以健康为中心转变。如县域医

共体构建的横向到边、纵向到底、上下联动、整体作战的服务网络，在此次新冠肺炎疫情防控中，发挥着重要的前沿堡垒作用；尤其是三明市医共体的医保打包支付改革成效明显，2020 年该市在医药总收入和医保基金筹资减少的情况下，通过调剂历年医保结余资金增加包干额度、强化综合控费等举措，全市医共体的工资总额增加了 1.5 亿元，有效调动了医疗机构和医务人员的改革积极性。同时，注重发挥中医药优势作用，安溪等 20 个县（市）通过组建“共享中药房”，开展中药饮片处方调剂、中药代煎、网络配送等延伸服务，促进县域中医药服务资源共享。三是加强城乡对口支援工作。开展城市三级医院对口支援县级医院、县级医院对口支援乡镇卫生院，每年下派医务人员 1000 名，帮助下级医疗机构加强专科建设，提升诊疗能力。

4. 结合项目实施，加快提升基层服务能力

在加大政府投入力度的同时，借力世行贷款医改促进项目，并按“填平补齐”原则，持续提升县域医疗卫生服务能力。一是实施县级医院综合能力提升工程。2017 年以来，除世行贷款医改促进项目的 3.1 亿美元基本投向县域能力建设外，省级财政还累计投入资金约 7.58 亿元。例如，依托 69 个县（市、区）的综合医院实施消毒供应、心电诊断等“六大中心”建设，截至 2020 年底，已建成 395 个，占规划设置县域医疗中心的 95.10%，县域医疗服务条件显著改善。二是加强县乡医疗机构能力建设。截至 2020 年底，全省 59 个县级医院（不含区属医院）医疗服务能力基本标准达标率为 88.66%，位居全国第 5；推荐标准达标率为 56.68%，位居全国第 8；在全省 1110 个基层医疗卫生机构中，有 332 个达到基本标准，有 35 个达到推荐标准。三是加强村卫生所建设。重点支持乡镇卫生院延伸举办村卫生所，全省完成标准化建设的村卫生所有 11063 个，占规划设置的 93%，基本实现医保“村村通”或“就近通”。

5. 推动医防融合，率先开展疾控体系改革

针对公共卫生体系机制不活、动力不足等问题，按照“自上而下、由点到面、先试后推”改革思路，2019 年，在省疾控中心综合改革基础上，推动三明市以医防融合为重点的市县疾控体系改革，重点在四个方面求突破：一是建立疾控机构“一类保障、二类管理”机制，突破现行事业单位

工资调控水平，以政府购买服务、参与签约服务、拓展对外技术服务等方式，做大绩效工资增量资金，激发疾控人员积极性。二是强化公立医院的公卫职责，在市、县医院设立医防融合办公室，医院工资总量与公卫服务项目考评挂钩，目标年薪制的对象扩大到公立医院的公卫医师，以及疾病防治机构（妇幼保健、皮肤病、性病、精神病）的党委书记、院长等。三是创新医防联动“六个融合”，即推进医防机构的专业人员、业务培训、疾病监测、医防资源、考核方式、数据信息等融合，重点培养“会治病、懂预防、能应急”的复合型人才。四是构建“防、治、管”服务模式，在推广慢性病“分区、分级、分类、分标”管理基础上，引导公共卫生人员融入家庭医生团队，探索建立“一病五方”制度（即为患者医疗、运动、饮食、心理和疫苗五种处方），对辖区内重点人群实施全面健康干预。

6. 强化数字赋能，加快卫生健康信息化建设

用好数字福建建设成果，围绕“智能管理、技术协同、便民惠民”三大目标，结合国家“4631－2”全民健康信息化建设框架（即国家、省、市、县4级平台，公共卫生、医疗服务、医疗保障、药品管理、计划生育、综合管理等6项业务应用，电子健康档案、电子病历和全员人口3个基础数据库，1个统一网络；信息标准体系和信息安全防护2个体系），按照“统筹规划、高点定位、分步实施”原则等进行总体规划设计。目前已取得积极进展：一是依托政务外网建立由省到村的五级卫健专网，覆盖全省各级卫健行政部门、公立医疗卫生机构和部分民营医院，包括全省1.6万个的行政村卫生所；二是通过省市两级信息平台，初步实现全省诊疗记录和健康档案跨区域、跨机构共享调阅，三级医疗机构实现检查检验结果网络互认；三是建成全省统一业务流程的基层医疗卫生信息系统，实现全省基层医疗卫生机构临床诊疗和公共卫生服务管理业务的统一部署应用，带动儿童免疫规划、妇幼保健、慢性病管理等一系列基层卫生机构业务信息化发展；四是推进省级平台各大业务信息系统整合共享，自建系统数量从33个精简至26个，平台应用协同能力进一步提升；五是初步完成全员人口信息、电子健康档案和电子病历三大数据库建设，累计存储全员人口个案3800万条，电子健康档

案 3767 万份，诊疗记录近 6.5 亿份；六是落实“互联网 + 医疗健康”便民惠民服务项目，全省三级公立医院实现远程医疗服务全覆盖，县域医共体的远程影像、心电诊断等服务项目已覆盖基层医疗卫生机构 905 家，占基层医疗卫生机构的 84%，有效改善了群众看病就医体验。

7. 深化联动改革，完善分级诊疗配套政策

坚持医疗、医保、医药“三医”联动改革，助力构建整合型医疗卫生服务体系。一是深化“药、价、保”领域改革。推进药品和耗材带量采购，建立了药品耗材采购、配送、监管、结算一体化平台，县域医共体内成员单位实行药械统一采购、统一配送和统一管理。建立健全医保管理制度，在职工医保基金市级统筹基础上，2019 年起实施省级统筹调剂，按照 30% 比例集中后再行分配，近年来，全省各地年人均拥有基金量差距从 1256 元下降到 758 元，缩小了 40%，有效均衡沿海与山区的基金负担，促进全省医疗服务体系的均衡发展。推动医疗服务价格动态调整，以设区市为单位，按照“先平移、后理顺、再优化”思路实施价调，并逐步理顺各级医疗机构之间的比价关系，发挥价格政策对分级诊疗的引导作用。二是强化卫技人才的培养与使用。推进医教协同，完善医学高等院校的招生机制，至“十三五”末，全省举办临床医学专业的本科院校达 6 所，其中厦门医学院于 2016 年成为医学类本科高校，华侨大学于 2017 年成立医学院。针对基层人才短板，建立并完善本土化医学培养和职称评聘倾斜等政策；截至 2020 年底，全省每千人口基层医疗卫生机构在岗人数为 3.09 人，比 2015 年提高 18.85%；基层医疗卫生机构（不含村卫生所）大专以上学历执业（助理）医师占 74.62%，比 2015 年（60.23%）提高 14.39 个百分点。三是完善家庭医生签约制度。引导医共体内县级医院专科医护人员充实基层签约团队，提高签约服务能力。截至 2020 年底，全省已组建 8970 个家庭医生签约团队，签约常住人口 1319.21 万人，其中重点人群 752.51 万人；尤其是厦门市建立“三师共管”（专科与全科医师、健康管理师）慢性病签约服务机制，居民在签约基层医疗机构的首诊意愿达 89.46%，对签约机构的综合满意度达 95.22%。四是推进医养融合发展。作为全国医养结合试点省之一，通过取

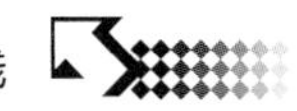

消养老机构内设诊所的设置审批，鼓励基层医疗卫生机构发展康复、中医养生保健等特色科室，支持有条件的医疗机构设置养老床位、有条件的养老机构举办医疗机构，建立健全老年健康服务体系。目前，全省建有医养结合机构117家，医疗机构与养老机构签约服务1959对。

三　改革主要成效

（一）医疗资源配置逐步优化

资源总量，截至2020年，全省医疗卫生机构床位数、执业（助理）医师数、注册护士数分别达21.68万张、10.55万人、12.25万人，分别比2015年增加25.15%、35.03%、35.33%。人均资源，2020年每千常住人口医疗机构床位数、执业（助理）医师、注册护士分别达5.22张、2.54人、2.95人，分别比2015年增加0.71张、0.50人、0.59人（见表1）。其中，基层医疗卫生机构执业（助理）医师和注册护士的比例由2015年的29.09%提升到2020年的32.26%。

表1　2015～2020年福建省医疗卫生资源主要指标情况

单位：张，人

指标	2015年	2020年	比较
医疗卫生机构总床位数	173199	216753	+25.15%
其中：省属公立医院	13343	14834	+11.17%
设区市属公立医院	40846	45599	+11.64%
县属公立医院	48962	59384	+21.29%
民营医院	20205	41095	+103.39%
卫生技术人员数	213170	278397	+30.60%
其中：执业（助理）医师数	78163	105546	+35.03%
注册护士数	90503	122476	+35.33%
每千常住人口医疗机构床位数	4.51	5.22	+0.71
每千常住人口执业（助理）医师数	2.04	2.54	+0.50
每千常住人口注册护士数	2.36	2.95	+0.59

资料来源：2015～2020年《卫生统计年报》。

（二）医疗服务可及性有效提高

一是基层服务量逐渐增加。2020 年，受疫情影响，全省居民平均就诊次数仍达 5.99 次（2019 年 6.31 次），比 2015 年（5.51 次）增加 0.48 次；年住院率 13.27%（2019 年 15.32%），比 2015 年（13.60%）下降 0.33 个百分点；基层医疗卫生机构门诊量占门诊总量的比重为 56.27%，比 2015 年提高 5.27 个百分点。二是群众就医负担持续减轻。全省个人卫生支出占卫生总费用比重从 2015 年的 26.11% 下降到 2020 年的 24.69%，优于全国平均水平；近五年公立医院出院者平均医药费用增幅 4.25%，比“十二五”下降 2.72 个百分点。三是医疗保障水平逐步提升。全省基本医保参保率稳定在 95% 以上，2020 年职工医保、城乡居民医保住院政策范围内报销比例分别为 85.97%、65.04%；精准扶贫医疗叠加保险报销比例提高到 90.86%，34 种大病最高报销比例可达 98.06%，贫困人口医疗费用负担进一步减轻。

（三）医疗服务效率和质量显著提升

2020 年，全省医疗卫生机构总诊疗数达 24001.70 万人次，比上年减少 1051.62 万人次（下降 4.20%），比 2015 年增加 2841.09 万人次（增长 13.43%）；入院人数 531.36 万人，比 2019 年减少 77.36 万人（下降 12.71%），比 2015 年增加 8.61 万人（上升 1.65%）。平均住院日 8.4 天，比 2015 年延长 0.2 天；医师日均担负诊疗次数为 8.1 次，比 2015 年（9.6 次）减少 1.5 次；医师日均担负住院床日数 1.3 天，比 2015 年（1.7 天）减少 0.4 天。根据复旦大学医院管理研究所“中国医院及专科声誉排行榜”，福建省上榜的医院和专科数量逐年提升；公立医院综合改革效果评价连续 5 年位居全国前列；在 2019 年度全国三级公立医院绩效考核中，福建省总体排名提升至全国第 6 名，门诊及住院患者满意度均位居全国第 3 名。

（四）居民健康状况持续改善

2020年，全省常住人口人均预期寿命达78.33岁，比2015年（77.04岁）提高1.29岁；2020年，孕产妇死亡率、婴儿死亡率、5岁以下儿童死亡率分别为10.35/10万、2.54‰、3.53‰，比2015年均有所下降。居民主要健康指标继续保持在全国前列，以较少的卫生资源实现了较高的健康效益。

（五）新冠肺炎疫情获得有效防控

初步构建的整合型医疗卫生服务体系，在新冠肺炎疫情防控中显现出优势作用，经受住了此次重大疫情考验，至2020年3月7日，实现境内疑似病例、确诊病例、住院病例全部“清零”，成为当年全国第三个新冠肺炎住院患者清零的省份；全省新冠肺炎患者收治率、治愈率、病亡率等指标均优于全国平均水平。

四　改革经验

构建整合型医疗卫生服务体系，有力推动服务模式由分散割裂转变为系统连续、管理方式由粗放型管理转向科学化治理，实践中的经验体会是要做到以下“五个坚持”。一是坚持现实问题与未来需求“双导向”。重点破解县域资源不足、能力弱和基层“接不住、不愿留”等问题，让群众就近“看得上病、看得好病”，进而实现“少得病、更健康”。二是坚持机制创新与体系重构“同步推”。发挥政府的主导作用，深化“放管服”改革，转变政府职能，建立与整合型服务体系相适应的管理体制与运行机制。三是坚持做优存量与做精增量“双驱动”。通过组建医联体尤其是医共体，促进现有医疗资源下沉共享；按照补短板、强弱项的要求，加快建设区域医疗中心，夯实基层服务网底。四是坚持基本医疗与公共卫生“两手抓”。调动医院提供预防保健与健康管理服务、基层医疗卫生机构提供常见病及慢性病诊疗服务的积极性，推动建立专业公共卫生机构与医疗机构之间的分工协作机制。五是坚持全面推进与差异发展“相协调”。在推动各地落实规定动作基础上，充分考虑各地区、各级医疗机构之间的差异，实行差别化的财政投入、医保支付、服务价格、人事管理、绩效考评等政策，促进各级各类医疗卫生机构回归功能定位。

五 “十四五”展望

下一阶段，福建省将深入贯彻习近平总书记来闽考察重要讲话精神，坚持人民至上，生命至上，落实健康中国战略，树立新发展理念和系统观念，以全方位推动高质量发展超越为主题，以深化供给侧结构性改革为主线，以改革创新为根本动力，聚焦人民群众对卫生健康的更高需求，进一步补齐短板弱项，强化体系整合，优化资源配置，加快构建优质高效的整合型医疗卫生服务体系，着力增强人民群众健康福祉。

（一）全面实施健康福建行动，积极构建“大卫生、大健康”工作格局

推进落实《“健康福建 2030”行动规划》《健康福建行动实施方案》，深入实施 16 项健康行动，力促将健康融入所有政策。建立城乡发展与健康治理协同机制，把全生命周期健康管理理念贯穿城乡规划、建设、管理全过程各环节，积极开展健康城市和健康乡村建设。促进“三医”向全联与深动迈进，探索构建“大卫生、大健康”体制机制。

（二）推进区域医疗中心和临床重点专科建设，促进全省医疗卫生事业高质量发展

组织实施福州滨海新城综合医院（复旦华山福建医院）和复旦中山厦门医院等 6 个国家级区域医疗中心建设试点工作，积极推进省级区域医疗中心建设，充分发挥省属医院和中心城市优质资源辐射带动作用。根据福建省

疾病谱特点，按照“大专科、小综合”思路，推进临床重点专科建设，并争取培育新一批国家临床重点专科，加快提升疑难危重症诊治与临床研究的能力水平。加大投入与政策支持力度，加强呼吸、重症医学、急救医学、麻醉、病理、护理等6个薄弱专科建设，努力把短板变长板。

（三）推进医疗集团和医共体发展，健全网格化卫生健康服务机制

因地制宜组建城市医疗集团并实行网格化管理，改革完善紧密型县域医共体相关医保支付、人事编制、薪酬分配等政策，提升社区医院等基层医疗卫生机构诊疗能力，促进县域医疗卫生一体化。推进县级医院医疗服务能力达标建设，争取到2025年，人口30万以上的县（市）至少有1所医院达到国家推荐标准。完善以慢性病为重点的家庭医生签约服务机制，加快形成全方位、全周期服务和基层首诊、双向转诊模式。推进“互联网＋医疗健康”，完善医疗机构间医学检查检验结果互联互通互认机制，建立健全区域性互联网医院平台。

（四）推动医、护、养服务融合，形成系统连续的老年健康服务模式

加快发展老年健康服务，合理布局养老机构与综合医院老年医学科，以及护理院、康复疗养机构、安宁疗护机构；健全医疗机构与养老机构之间的业务协作机制，畅通预约就诊、急诊急救绿色通道，协同做好老年人慢性病管理、康复和护理；推动医养结合向社区和家庭延伸，支持基层医疗卫生机构开展老年医疗照护、家庭病床、居家护理等服务，从而形成资源共享、机制衔接、功能优化的基层健康养老服务网络。

（五）深化公共卫生领域改革，加快从以治病为中心转向以健康为中心

改革完善疾病预防控制体系，建立健全临床治疗、疾病控制、医疗保

障、物资供应、科学研究等有效协同机制；建立健全疾控机构和医疗机构、基层医疗卫生机构之间的联动工作机制，推进医防协同联动发展和公共卫生危害源头治理。完善分级、分层、分流的传染病等重大疫情救治体系，加强公立医疗机构疾病防控与应急医疗能力储备。

参考文献

《国务院办公厅关于印发全国医疗卫生服务体系规划纲要（2015—2020 年）的通知》，中国政府网，2015 年 3 月 30 日，http：//www. gov. cn/zhengce/content/2015 – 03/30/content_ 9560. htm。

《中共福建省委　福建省人民政府关于印发〈“健康福建 2030”行动规划〉的通知》，福建卫生健康新闻网，2017 年 6 月 6 日，http：//fjwsjk. fjsen. com/2017 – 06/06/content_ 19627056. htm。

《福建省人民政府办公厅关于印发福建省医疗卫生服务体系规划（2016—2020 年）的通知》，福建省卫生健康委员会网站，2017 年 6 月 22 日，http：//wjw. fujian. gov. cn/xxgk/fgwj/gfxwj/201711/t20171106_ 2378936. htm。

《福建省“十三五”深化医药卫生体制改革规划（全文）》，福建省人民政府网站，2017 年 12 月 8 日，https：//www. fujian. govcn/zwgk/zfxxgk/szfwj/jgzz/kjwwzcwj/201712/t20171208_ 1183890. htm。

《福建省人民政府关于印发福建省国民经济和社会发展第十四个五年规划和二〇三五年远景目标纲要的通知》，福建省人民政府网站，2021 年 3 月 2 日，http：//www. fj. gov. cn/zwgk/ghjh/ghxx/202103/t20210319_ 5552893. htm。

傅卫、黄二丹：《构建以人为本整合型医疗卫生服务体系研究》，载《中国医改发展报告（2020）》，社会科学文献出版社，2020。

B.12
上海市公共卫生体系建设与改革

上海市卫生健康委员会*

摘　要：　公共卫生体系事关国家安全、社会稳定和人民健康福祉。上海市长期以来高度重视公共卫生工作，将公共卫生体系建设与改革作为医改的重要任务，突出政府主导，强化公共卫生管理和服务模式改革创新，强化法律制度、财政投入、学科人才和信息化支撑保障，取得了显著成效。上海市的实践经验表明，对于公共卫生体系建设与改革而言，领导重视是前提，医防融合是关键，能力建设是核心，人才队伍是根本，信息化是基础支撑。下一步，上海市将深入践行将健康融入所有政策，把握历史机遇，加快推进公共卫生体系现代化建设，打造高水平公共卫生人才队伍，加强大数据、人工智能等新一代信息技术应用，打造智慧化公共卫生体系。

关键词：　公共卫生体系　医改　上海市

一　背景情况

公共卫生体系是一个国家或地区为了公众健康，由政府主导，相关部门、专业机构、社会组织等各尽其责、协作联动，综合运用法律规制、组织

---

* 执笔人：冷熙亮、付晨、王贤吉、汤仲夷、吴春峰、罗雅双。

保障、资源配置、技术支撑等措施，向全社会提供适宜的公共卫生服务的有机整体[①]。公共卫生体系事关国家安全、社会稳定和人民健康福祉，它是国家治理体系和治理能力现代化建设的重要内容，也是衡量一个国家或地区社会发展水平的重要指标，建设适宜的公共卫生体系是实现健康中国战略目标的必由之路。

上海市卫生健康事业发展基础相对较好，公共卫生体系也相对较为健全。但作为人口高度密集、经济高度开放、国际交往高度频繁的国际化超大型城市，受经济全球化、气候变化等复杂因素影响，上海市面临的公共卫生安全形势正发生深刻变化，新发和突发传染病跨境传播、生物恐怖等影响城市公共卫生安全风险因素日益增多。与此同时，随着城市化程度不断提高、人口老龄化不断加剧、行为生活方式不断变化，疾病谱持续转变，市民群众健康服务需求越来越多元化，对服务品质的要求也越来越高。有效应对公共卫生安全挑战，解决好公共卫生体系发展不平衡、不充分的问题，更好地适应广大市民群众的健康需求，这是上海市卫生健康事业在发展和改革中高度关注的重点所在。在2009年新一轮医改“四梁八柱”框架和当前医改“五项制度”（分级诊疗、现代医院管理、药品供应保障、全民医保、综合监管）建设改革以及上海市“十三五”综合医改试点中，市委、市政府均将公共卫生体系建设与改革作为核心任务之一，不折不扣予以落实，取得了显著成效。

得益于长期以来对公共卫生体系建设与改革工作的高度重视和持续推进，在本次新冠肺炎疫情防控中，上海市的公共卫生体系经受住了重大考验。面对“外防输入、内防反弹”和“人物同防”的压力，上海市坚守主阵地，驰援主战场，守国门、护城门、保家门，坚决打赢疫情防控的人民战争、总体战、阻击战，有力保障了城市公共卫生安全和市民群众生命健康，也为取得全国抗疫斗争重大战略成果做出了积极贡献。复旦大学卫生发展战略研究中心、健康风险预警治理协同创新中心“全球城市公共卫生体系适

① 郝模等：《新时代公共卫生体系的思考与研究》，《上海预防医学》2017年第12期。

宜度比较”研究结果显示，上海市的公共卫生体系在10个代表性全球城市中跻身一流，居第3位①。

二 主要做法

近年来，按照“政府主导、规划引领、创新驱动、惠民利民”原则，上海加强对全市公共卫生工作的组织领导，以实际健康问题和市民群众需求为导向，聚焦政府治理、社会治理和专业治理，不断健全以社区卫生服务机构为网底、市区专业公共卫生机构为主干、二三级医院为临床技术支撑的公共卫生服务网络，不断完善“部门协同、医防融合、联防联控、群防群控”的工作机制，不断提升公共卫生服务能力，持续推进公共卫生体系建设与改革，创新公共卫生服务和管理模式，实现“以疾病治疗为中心”向“以人民健康为中心”的转变，全方位、全周期保障市民群众的健康，为上海“五个中心”建设提供了良好的健康基础和城市公共卫生安全环境②。

（一）突出政府主导，持续推进公共卫生体系建设

1. 加强统筹协调，强化部门协同

上海市2004年建立了公共卫生工作联席会议制度，市级层面由分管副市长任召集人，相关部门主要领导或分管领导为成员；各区参照市级层面做法设立公共卫生工作联席会议，每年制定工作要点，明确重点任务及职责分工。2019年，将原市防治艾滋病工作委员会、原市精神卫生工作联席会议合并，建立新的公共卫生工作联席会议制度，并将成员扩大为发展改革、经济信息化、商务、教育、科技、民族宗教、公安、民政、司法、财政、人力资源社会保障、生态环境、住房城乡建设、交通、农业农村、水务、文化旅

---

① 周庆誉等：《建设适宜公共卫生体系：上海应能引领全球城市》，《中国卫生资源》2020年第4期。

② 吴凡：《上海公共卫生30年的实践与启示》，《上海预防医学》2019年第1期。

游、卫生健康、应急、市场监管、体育、医保、绿化市容、药品监管等部门，市委宣传部、市精神文明办、市禁毒办、市总工会、团市委、市妇联、市残联、市红十字会、市工商联，以及气象、海关、民航、铁路等近40个相关单位，压实各成员单位职责，形成工作合力①。

2. 实行高位推动，抓好顶层设计

2020年初新冠肺炎疫情发生后，上海市迅速响应，由市委书记、市长担任疫情防控领导小组双组长，下设10个专门工作组及疾病防控、医疗救治两个专家组，严格落实“四早”“四集中”，做到及时发现、快速处置、精准防控。在统筹推进疫情防控和社会经济发展的同时，及时总结疫情防控经验和短板问题，2020年4月率先按本市最高规格召开全市公共卫生建设大会，对此后5年本市公共卫生体系建设做出顶层设计和全面部署，明确提出要把上海建设成为全球公共卫生体系最健全的城市之一②。会议下发了《中共上海市委、上海市人民政府关于完善重大疫情防控体制机制健全公共卫生应急管理体系的若干意见》（简称“公共卫生20条”）重要文件。根据会议和“公共卫生20条”文件精神，先后出台疾控体系现代化建设、公共卫生体系建设三年行动计划、人才队伍建设、应急管理科技攻关、应急物资保障等配套文件，形成公共卫生体系建设与改革顶层政策框架。

3. 坚持规划引领，有序推进建设

上海市一直将“规划先行”理念贯穿于公共卫生体系建设与改革全过程。“十三五”期间，在卫生计生改革发展总体规划基础上，先后分别制定发布了妇女和儿童健康服务能力建设、艾滋病防治、结核病防治、职业病防治、精神卫生体系建设、院前急救、血液管理、计划生育、综合监督等多个专项规划。2017年9月，市委、市政府出台《“健康上海2030”规划纲要》，提出将

---

① 《上海市人民政府办公厅关于建立上海市公共卫生工作联席会议制度的通知》，上海市人民政府网站，2019年6月13日，http：//www.shanghai.gov.cn/nw12344/20200813/0001－12344_59385.html。

② 《上海召开公共卫生建设大会》，上海市卫生健康委员会网站，2020年4月8日，http：//wsjkw.sh.gov.cn/xwfb/20200408/681391c4004f490caf1f29bf4566cd98.html。

健康放在优先发展战略地位，把健康融入所有政策，以普及健康生活、优化健康服务、完善健康保障、建设健康环境、发展健康产业为重点，加快转变健康领域发展方式，全方位、全周期维护和保障市民健康①。2019 年 8 月，又发布全国首个省级中长期健康行动方案《健康上海行动（2019—2030 年）》，制定了包括实施公共卫生体系提升行动在内的 18 项行动的 100 项具体措施。

（二）强化改革创新，不断巩固完善公共卫生体系

1. 改革完善公共卫生应急体系

一是建设集中统一、智慧高效的公共卫生应急指挥体系。强化市公共卫生应急指挥中心功能，健全突发公共卫生事件应急响应制度，细化事件分级标准，按照不同级别和规模，完善监测、预警、报告、救治等应对处置方案。二是建立协同综合、灵敏可靠的监测预警体系。以新发突发传染病、食源性疾病、不明原因疾病为重点，完善监测哨点布局，设立 122 家发热门诊和 224 个社区发热哨点，实施发热门诊标准化建设，优化症候群、疾病、危险因素、事件综合监测系统，推进实时在线监测监控。依托“一网通办”“一网统管”，加强大数据技术应用，推进“多点触发”传染病监测预警和应急处置系统建设，增强早期监测预警能力。三是完善联防联控、群防群控机制。加强与社会面的协同和联动，完善爱国卫生、健康科普教育工作模式，发挥基层党组织、基层群众性自治组织、群团组织、社会组织等在公共卫生管理特别是突发公共卫生事件中的作用。四是完善平战结合机制。增加应急人力、物资储备，完成首批 3000 人的突发公共卫生医疗救治“战斗队”、1010 人的公共卫生应急处置“预备队”的组建。制定医疗卫生机构应急医用物资储备清单，以及医疗救治装备类、药品类等 5 个大类 76 个物资品种的储备目录。加强应急培训演练，优化应急征用机制，加强应急心理救助和心理危机干预网络建设。五是成立上海市重大传染病和生物安全研究院及上海市传染病与生物安全应急响应重点实验室，瞄准全球领先，发挥技术

---

① 邬惊雷：《坚持新理念、新战略，全面推进健康上海建设》，《上海预防医学》2018 年第 1 期。

支持和决策咨询作用。

2. 改革完善疾病预防控制体系

2019 年 4 月，上海市在全国省级层面率先发布加强疾控体系建设指导意见，提出 6 个方面 26 项重点任务。2020 年 4 月，根据"公共卫生 20 条"文件精神，启动疾控体系现代化建设。一是对标国际最高标准、最高水平，做优做强市疾病预防控制中心，实现一流硬件、一流人才、一流技术、一流能力。启动市疾控中心新建工程项目，投资额达 15 亿元。二是实施区级疾控机构达标建设和能力提升工程，16 家区疾控中心已有 1 家开工新建、2 家启动改扩建、12 家规划新建或改扩建、1 家无变化。三是优化功能布局。根据区域特点、产业布局等因素，将部分区级疾病预防控制机构建成符合地区功能定位和发展规划的区域中心。按照"统筹规划、能级分工、常规下沉"的原则，构建统一质控、资源联动、信息共享的实验室检测网络。四是提高待遇保障水平。科学核定市区两级疾控机构人员编制，根据实际需求逐步保障到位。优化疾控机构岗位结构比例，将市疾控中心高级岗位比例调整为 45%，区疾控中心中级岗位比例调整为 45% 至 50%。建立人员薪酬动态增长长效机制，市区两级疾控中心公共卫生医师和检验检测核心专业技术人员人均收入水平分别参照市区两级公立医疗机构上年度核定平均水平确定。

3. 改革完善妇幼保健体系

一是完善服务网络，持续建设"五网一通道两优先"。"五网"即构建临床与保健相结合的母婴保健网、多学科协作的生命救治网、疾病预防与诊断后的干预网、常态化的专家会诊工作网、高效保障妇女健康的互联网；"一通道"即建立市危重孕产妇抢救绿色通道；"两优先"即孕产妇优先、儿童优先。二是强化统筹协调，持续发挥优质医疗资源作用。成立按东西南北中方位布局、由优势专科特色综合性三甲医院牵头的专科联盟，覆盖全市 5 家危重孕产妇会诊抢救中心和 6 家危重新生儿会诊抢救中心，形成"覆盖全市、分片负责、及时响应、有效救治"的母婴安全网络，最大限度地保障母婴健康和生命安全。三是加强制度建设，落实监管问责。围绕"责任链"，在市区两级卫生健康部门、妇幼保健机构、助产医疗机构、社区卫生

机构之间形成规范有序的分级管理，建立母婴安全评审与问责机制，一旦发生孕产妇死亡，第一时间开展双盲调查评审，对发生可避免的孕产妇死亡的机构和区实行“一票否决、全市通报”，实现妇幼保健体系由粗放型管理向责任型管理模式转变。

4. 改革完善精神卫生体系

制定实施《上海市精神卫生体系建设发展规划（2020—2030 年）》及其配套政策文件，推动精神卫生工作从“以精神疾病防治为中心”向“以心理健康为中心”转变。一是构建医疗机构、心理咨询与心理治疗机构、企事业单位、社会组织和社区衔接递进、覆盖全社会的心理健康服务网络。教育系统配齐配强专职专业心理健康教育教师，公安、司法行政系统在监管场所普遍设立心理服务机构，各群团组织开设心理咨询和心理援助热线等。二是提升精神疾病综合防治服务网络能级。打造“医防高度融合、资源优化统筹、能级合理有序、功能错位互补、市区联动协同、服务优质高效”的精神疾病综合防治服务网络，建设重症精神疾病临床诊治中心和“1＋16”市区联动的精神卫生医疗联合体。三是推进精神障碍社区康复养护网络建设。建立以家庭为基础、机构为支撑的精神障碍社区康复养护网络，以阳光心园为立足点，联动民政、残联、精神卫生医疗机构、社区卫生服务中心及社会组织等多元主体，提升社区康复内涵建设水平。四是建立贯穿发病前（病因探索）、发病早期（线索筛查）和发病后（疾病治疗和康复）的精神分裂症社区预警体系，并将其纳入上海市精神卫生信息管理系统，实现预警干预技术“全市全覆盖”。

5. 改革完善院前急救体系

2016 年 4 月，市政府印发《关于深化本市院前急救体系改革与发展的指导意见》（沪府〔2016〕12 号）及 5 个配套文件，改革创新院前急救管理和服务模式。一是健全院前急救体系网络。建立科学测算模型，明确急救服务设施网络规划及布局标准，并将其纳入城市总体规划。公安、卫生健康等多部门密切合作，建立陆上、水面和空中立体化急救网络。与部队医院联动，建立日常急救与核生化等应急救援相结合的急救网络。二是推进院前急

救体系市区一体化管理。在保持区政府对区急救中心管理体制不变框架下，强化市级统筹，通过统一指挥调度、管理考核、建设标准、薪酬核定，强化市区两级院前急救体系一体化管理，实现全市急救服务效率提升和能力均等。三是构建分类救护服务模式，强化急救业务精细化管理。明确界定急救业务范围，急救业务领域引入优先分级调度系统，对病情轻重缓急进行评估，优先确保危及生命的急救服务；在院前急救机构内部设立专门承接非急救业务的运营部门，同步探索非急救业务社会化运行，逐步实现急救业务分层救护和非急救业务剥离，提高资源配置和利用效率。四是提升院前急救车辆装备配置水平。明确急救车辆配置标准，按照 3 万人/辆的目标逐步配置到位，并按照日常急救当班车、日常急救备用车、应急保障车 1∶1∶0.5～1 的比例进行分类配置。统一全市急救车辆随车装备配置、更新、报废标准，提升质量、性能，加强急救车辆和装备精细化管理。五是完善院前院内急救衔接机制。强化医疗机构急诊资源优化配置，加强院前院内信息交互协同，建设急救车与院内急救信息实时交互平台，规范院前院内交接工作流程，加强院内急救管理①。

6. 改革完善卫生健康监督体系

2020 年 4 月，市政府办公厅印发《关于改革完善医疗卫生行业综合监管制度的实施意见》，明确卫生健康监督体系建设目标和具体举措。一是进一步完善“单位自律、行业管理、政府监管、社会监督”的卫生健康监督管理模式，引入信用监管机制，将浦东新区和长宁区作为试点区先行先试。二是健全市区两级卫生健康监督执法网络，明确各级卫生健康监督执法机构职能定位和职责分工。将卫生健康监督专业机构纳入行政执法序列，以卫生健康部门名义开展执法活动。三是加强卫生健康监督执法力量。加大卫生健康监督执法人员招录力度并加强专业针对性。采取政府购买服务的方式，综合考虑人口、服务范围、工作量等因素，按照一定比例配备执法辅助人员。

---

① 朱勤忠等：《栉风沐雨谋发展，不忘初心永前行——上海打造国内最大规模的城市院前医疗急救体系》，《中国卫生资源》2019 年第 5 期。

四是实施执法能力提升工程。建立首席卫生监督员制度。加强卫生健康监督执法机构规范化和执法装备标准化建设，先后制定卫生健康监督行业规范标准23项和工作规范25项。保障依法履职所需的业务用房、执法车辆、信息化建设和执法经费等，加强重大疫情防控和公共卫生应急监管有关物资、设备、设施、技术储备。五是推进“互联网+监管”，加快卫生健康监督执法信息化建设，启动“智慧卫监”信息系统一期项目，建设“1+16”可视化监管平台，推进医疗废物信息化可追溯管理，开展生活饮用水“扫码知卫生”试点工作。

7. 推进长三角公共卫生体系一体化建设

2020年6月，与苏浙皖三省签署《长三角区域公共卫生合作协议》，加快推进长三角公共卫生体系一体化建设。一是成立长三角一体化防控专题协作组，明确公共卫生应急“7+5”协同事项和工作机制，联合开展长三角区域风险评估卫生应急演练活动。二是加强长三角区域卫生健康监督执法一体化发展。建立执法联动协调机制，逐步统一裁量基准，完善工作规范。互相支持和配合调查取证，实现线索共享，联合查处跨省市重大违法违规案件，互通违法违规案件查处数据信息，实行信用监管信息互认。三是积极打造长三角免疫规划一体化发展样板区，加速预防接种信息互通，已实现沪苏两省市预防接种数据交互共享，初步完成长三角预防接种门诊服务标准和设置要求制定，逐步推进服务标准一体化工作。此外，还推动建立食品安全标准跟踪评价区域合作机制；成立长三角院前急救联盟，启用“长三角区域转运信息共享平台”；完善长三角血液应急联动调拨机制，实现高危献血人群名单信息实时共享。

8. 统筹推进公共卫生体系其他方面建设

全面加强视觉健康综合服务管理体系建设，成立市视觉健康中心（市儿童青少年近视防治技术中心），制定儿童青少年视觉健康管理社区工作规范，将屈光筛查纳入本市0～18岁儿童视觉健康服务，实施分级分类管理，联合市教委与各区政府签订近视防控责任书。完善食品安全标准与风险监测评估体系，制定实施食品安全风险监测方案，探索采样与检验分离的风险监测模式，实现风险监测覆盖本市所有街镇和全产业链，食源性疾病监测范围扩大至全市开展食源性疾病诊疗的所有医疗机构；建立食品安全风险研判和风险预警工作制度，形成监测、通报、研判、处置多部门联动机制。不断健全职业健康治理体系，16 个区实现重点职业病监测全覆盖，职业病诊断机构报告率达到 100%。

（三）强化支撑保障，促进公共卫生体系可持续发展

1. 强化法律制度保障

上海市高度重视公共卫生相关法律制度建设，先后出台一系列地方性法规和政府规章，如上海市母婴保健条例、食品安全条例、急救医疗服务条例、精神卫生条例、职业病防治条例、公共场所控制吸烟条例、献血条例、人口与计划生育条例，以及传染病防治管理办法、生活饮用水卫生监督管理办法、集中空调通风系统卫生管理办法、艾滋病防治办法等。在充分总结新冠肺炎疫情防控经验的基础上，自 2020 年上半年起抓紧对《上海市实施〈突发公共卫生事件应急条例〉细则》政府规章进行全面修订完善，形成地方性法规《上海市公共卫生应急管理条例》，并于 2020 年 10 月正式颁布，为公共卫生体系建设与改革提供了强有力的法制保障。

2. 强化财政投入保障

自 2003 年起，上海市以三年为一个周期，实施了 5 轮公共卫生体系建设三年行动计划①，市级财政累计投入逾 34 亿元（如加上区级财政投入及其他配套资金，累计投入逾 120 亿元），投入涵盖公共卫生基础设施、设备、学科、人才、信息化等领域，推动上海公共卫生体系不断巩固和发展，多个领域实现了“从无到有”“从弱到强”“从优到精”。2020 年 8 月，上海市政府办公厅下发《上海市医疗卫生领域市与区财政事权和支出责任划分方案（试行）》，进一步明晰了市区两级财政公共卫生领域的事权和支出

① 5 轮公共卫生体系建设三年行动计划周期分别为 2003 ~ 2005 年、2007 ~ 2009 年、2011 ~ 2013 年、2015 ~ 2017 年、2020 ~ 2022 年，因每轮结束后开展成效评估和下一轮计划制订，每轮建设周期之间有一定时间间隔。

责任界定与划分。“十三五”期间，全市医疗卫生财政支出 2303 亿元，年均增长 11.6%，其中公共卫生财政支出年均增长 15.5%，高于同期全市财政支出年均增长率（5.5%）和公立医院财政支出年均增长率（12.4%）。2020 年，全市公共卫生财政支出较上年增加 64%。

3. 强化学科人才支撑

一是依托公共卫生体系建设三年行动计划，围绕“健康上海”战略目标，以本市公共卫生安全和居民健康需求为导向，倾力打造具有国际影响力和竞争力的公共卫生重点学科群和高端人才团队。例如，第 5 轮公共卫生体系建设三年行动计划设立病原微生物与生物安全、灾难医学与卫生应急管理、大数据与人工智能应用等 10 个重点学科，通过“打擂台”形式，将 26 个学科团队、34 名学科带头人和 52 名优秀青年人才作为培养对象。二是完善公共卫生人才院校教育。扩大公共卫生专业本科生、研究生培养规模，实施公共卫生人才订单式委托培养，加强公共卫生机构与高校合作，优化培养方案。三是加大公共卫生人才引育力度，设立高端人才发展项目、青年骨干人才成长项目和紧缺人才引育项目；培育公共卫生领域权威专家，提升公共卫生人才国际影响力。四是建立公共卫生医师规范化培训制度，借鉴住院医师规范化培训经验，出台本市公共卫生医师规范化培训基地建设、师资团队建设和考评认证等的配套政策，首批 31 名学员已完成第一阶段培训。五是进一步实施公共卫生人才队伍激励举措，分类分级优化各类公共卫生机构岗位结构，拓展职业发展空间；公共卫生专业人才职称评定实行单列，涉及重大公共卫生安全的流行病学调查报告可作为职称晋升的重要依据；建立薪酬动态增长长效机制，稳步提高各类公共卫生机构绩效工资水平及政府购买服务人员薪酬水平。

4. 强化信息化支撑

上海市 2010 年就启动了“基于居民电子健康档案的卫生信息化工程”项目建设，实现市级平台与医联平台、公共卫生平台、16 个区平台、近 600 家公立医疗卫生机构的互联互通和业务数据的定时采集，截至 2020 年底，已累计存储近 300 亿条各类医疗卫生服务数据，并按照居民身份信息整合形成3000多万份居民电子健康档案，成为本市卫生健康领域核心数据资源。在此基础上，持续推进“上海健康信息网”建设，不断拓展和完善各类信息化应用系统，为公共卫生服务和管理模式创新提供强有力支撑，极大地提高了工作效率效能。一是支撑疾病全程管理模式创新，推进防治一体化融合。在全国率先推进疾病管理平台化，打破临床诊疗与公共卫生之间的壁垒，实现跨区域、跨机构、跨业务协同，患者无论在哪家医疗卫生机构接受服务，都能调取健康档案和既往就诊信息，保证服务延续性。二是以慢病管理为切入点，支撑医防融合全程健康服务管理体系构建。梳理整合卫生健康服务资源，建立“上海市健康云”，作为本市卫生健康信息惠民统一门户，方便政府管理、医生随访和群众自我健康管理，形成“预约接种不用等、体征指标智能测、家庭医生自主选、健康档案随时查、亲情账户亲人管、慢病管理医生帮、预约挂号如约至”等七大特色服务。三是积极探索大数据利用，促进政府公共卫生管理决策精细化、科学化。如建设“突发公共卫生事件应急信息系统”，实现针对重点传染病开展疫情时间、空间、人群和多因素综合分析、预测预警以及基于多部门大数据的公共卫生应急指挥管理实时化和一体化，在本次新冠肺炎疫情防控中发挥了重要作用。四是依托“上海健康信息网”，建立和完善传染病监测预警、预防接种、慢病登记管理、健康危害因素监测、卫生应急处置等业务系统。率先实施基于医院电子病历直推的传染病疫情报告等工作新模式；率先建成“五码联动”免疫规划信息平台，实现了疫苗全流程管理标准化、规范化和可追溯；推动出生、身故“一件事一次办”落地，新建社区智慧健康驿站，推进院前急救信息与院内急救信息、居民电子健康档案等卫生行业信息共享；等等。

三 取得的成效

（一）城市公共卫生安全得到有力保障

继2003年SARS后，上海先后成功抵御了2005年H5N1禽流感、2009

年甲型H1N1流感，有效应对处置了2014年埃博拉出血热、2015年中东呼吸综合征、2016年寨卡病毒病和黄热病以及2017～2018年本地感染登革热等新发和输入性传染病疫情①。特别是2013年在全球首次发现并有效应对了人感染H7N9禽流感疫情，获得WHO“及时、高效、专业”的高度评价②。本次新冠肺炎疫情发生后，上海仅用半个月时间将本地日新增病例控制在个位数以内，用不到一个月时间实现本地日新增病例基本清零，本土病例治愈率达97.95%，境外输入性病例未出现死亡情况，在全国率先实现复工复产复市，交出了维护城市公共卫生安全和保障市民群众生命健康的优秀答卷③。

近年来，上海先后出色完成亚信峰会、G20杭州峰会、历届进博会公共卫生保障任务。新冠肺炎疫情防控常态化时期，上海按照市委、市政府“以更高标准、更实责任、更精准举措、更周密预案，抓紧抓实抓细疫情防控和各项筹备工作”要求，圆满完成第三届进博会公共卫生保障任务，实现“零感染”目标。此外，疫情防控常态化时期还先后圆满完成外滩大会、世界顶尖科学家论坛、中国国际工业博览会、上海国际旅游节、上海国际马拉松赛、上海国际电影节、上海—台北双城论坛及浦东开发开放30周年庆祝大会、中高考、市民运动会等近百场重大活动、会议和赛事的公共卫生保障任务。

（二）居民主要健康指标达到国际先进水平

得益于公共卫生体系的持续优化，上海市的居民健康水平不断提升。“十三五”期间，上海市的人均期望寿命由“十二五”末（2015年）的

① 吴寰宇：《上海市传染病预防控制工作的回顾与展望》，《上海预防医学》2019年第9期。

② Li Q. et al.,“Epidemiology of Human Infections with Avian Influenza a（H7N9）Virus in China,” *The New England Journal of Medicine* 6（2014）.

③ 彤彤、曹俊、皓青：《上海抗疫数据图鉴：一个月基本控制本土疫情，本土病例治愈率高达97.95%！》，“上观新闻”微信公众号，2020年9月29日，https://mp.weixin.qq.com/s/KhaEYdphk3N9-pnFhy2EGw；《昨天上海无新增本地新冠肺炎确诊病例，新增4例境外输入病例》，“上海发布”微信公众号，2021年2月26日，https://mp.weixin.qq.com/s/9D_OJI8r6ub8jAeqdibmgw。

82.75岁提高至2020年的83.67岁（其中男性81.24岁、女性86.20岁），婴儿死亡率由4.58‰下降至2.66‰，孕产妇死亡率由6.66/10万下降至3.66/10万，法定报告传染病发病率（无甲类传染病发生）由176.1/10万下降至89.8/10万（不含新冠肺炎），主要健康指标持续保持全国领先，连续10余年保持发达国家和地区先进水平。

（三）疾病防控成效持续向好

随着公共卫生体系建设与改革不断深化，疾病防控成效不断凸显。传染病防治方面，全市法定报告传染病及时率达99.9%以上（2020年数据，本段余同）；免疫规划疫苗接种率达99.9%，调查及时接种率达95.9%；HIV感染者报告例数逐年下降，艾滋病社区药物维持治疗保持率达92.4%；户籍和流动人口结核病保持在历史低位，报告肺结核患者和疑似肺结核患者的总体到位率达96.8%，活动性肺结核患者的密切接触者筛查率达100%；慢性肝炎患者家庭实现家庭医生签约管理，平均签约管理率达66.4%；维持疟疾、血吸虫病、丝虫病的消除状态，将肠道寄生虫病持续控制在低流行水平。慢病防治方面，全市重大慢病过早死亡率已降至8.98%，位于全国最低水平，在全国率先实现国家慢病综合防控示范区全覆盖。妇幼保健方面，全市危重孕产妇救治成功率达99.2%以上，危重新生儿救治成功率保持在90%以上；3岁、7岁以下儿童保健管理率分别维持在97%和99%以上，新生儿遗传代谢性疾病等的筛查率达98%以上。精神卫生方面，在册患者规范管理率达98.7%，面访率达84.2%，严重精神障碍患者服务管理率和肇事肇祸率始终保持全国最低水平。职业病防治方面，职业病监测覆盖28种重点病种，职业性尘肺病患者随访率达98.3%，居全国前列。对全市16个区市民连续开展健康素养监测发现，2020年上海市民总体健康素养水平为35.6%，较“十二五”末的21.9%大幅提高13.7个百分点①。

① 上海市公共卫生工作联席会议办公室：《上海公共卫生年报（2020年度）》（内部资料），2020。

（四）惠民利民效果不断提升

上海市的公共卫生体系建设与改革始终坚持惠民利民导向，不断创新和优化公共卫生服务，改善群众体验，让广大市民群众实实在在受益。2014年起，将儿童窝沟封闭、老年人免费接种肺炎疫苗和社区居民大肠癌筛查纳入上海市重大和基本公共卫生服务项目，累计惠及数百万市民，其中大肠癌筛查项目已将患者肿瘤早期诊断比例提高了3.4倍。2018年起，将水痘疫苗纳入免疫规划疫苗接种范围，进一步构筑免疫屏障，保障公众健康。2019年启动智慧健康驿站建设，截至2020年底，全市共建成驿站219家，居民在家门口就可实现健康自检自测。全市急救平均反应时间进一步缩短，控制在12分钟以内。随着脑卒中预防与救治服务体系持续巩固，36家市区两级脑卒中临床救治中心开展静脉溶栓院内就诊至溶栓的时间少于60分钟的比例上升至61%，较“十二五”末年提升逾20个百分点，大大提高了脑卒中救治成功率。

四　经验和启示

（一）领导重视是前提

与临床医疗服务相比，公共卫生缺乏“显示度”，是“看不见的战线”，加上公共卫生服务投入回报周期较长，往往是等到重大疫情发生，其重要性和价值才被发现[①]。上海在本次疫情防控中能做到及时发现、快速处置、精准防控，其背后缘于多年来对公共卫生体系建设的高度重视和持续投入。本次新冠肺炎疫情防控结果表明，由市委、市政府主要领导担任双组长的坚强有力、统一高效的决策指挥体系，是取得超大城市疫情防控重大战略成果的

① 叶水送：《国家疾控中心前主任李立明：疫后国内公共卫生体系如何改革?》，知识分子网，2020年5月19日，http：//www. zhishifenzi. com/depth/depth/9051. html。

重要政治组织保证。上海的实践表明，公共卫生体系的建设与改革要持续推进，必须提高各级政府领导对公共卫生事业的重视程度，转变发展理念和治理观念，从保障国家和城市公共卫生安全战略高度出发，健全跨部门协调机制，形成合力。

（二）医防融合是关键

要切实落实从“以疾病治疗为中心”向“以人民健康为中心”转变、从“治已病”向“治未病”转变，关键在于形成有效机制，实现公共卫生与临床医学、全科医学的整合，不断拓展医防融合内涵。上海的实践表明，公共卫生体系建设与改革发展必须坚持以健康为中心，以疾病发生发展和防治全过程为主线，注重以个体为中心的临床诊疗服务与以人群为基础的公共卫生服务的体系整合、流程优化和技术融合，促进实现健康管理全过程、全周期、全方位的无缝衔接。要进一步扎实社区医防融合的网底，强化社区“六位一体”功能，整合衔接健康管理与疾病管理，有效支撑公众自主健康管理的开展，支撑全社会更好地落实“个人是健康第一责任人”的理念和要求。

（三）能力建设是核心

公共卫生体系建设与改革的核心是提升公共卫生管理和服务能力。面对全球公共卫生安全挑战和复杂的健康问题，面对“健康中国”“健康上海”建设新形势新战略，面对市民群众日益增长的健康服务需求，必须持续强化公共卫生管理和服务能力。这次新冠肺炎疫情使我们警醒，一个国家和城市必须具备强大的重大疫情和突发公共卫生事件的应对处置能力，尤其是疫情监测、流调处置、检验检测、医疗救治、物资保障、科研攻关等方面的核心能力。同时，按照联防联控、群防群控要求，还必须加强基层社区组织公共卫生管理能力建设，建立网格化管理机制，形成工作合力。此外，还要重视提高公共卫生社会动员能力、舆情应对和引导能力等。

（四）人才队伍是根本

人才问题是公共卫生体系建设的根本性问题，一流的公共卫生能力来源于一流的公共卫生人才队伍。因此，要改革完善公共卫生机构的岗位设置、薪酬体系和激励机制，通过提高收入水平和明确职业前景，让人才真正“招得来”“留得住”。在人才培养方面，不能仅仅着眼于满足医疗卫生体系内部需求，更应放置于整个大的社会管理架构和国家治理体系之中考虑。要创新人才培养模式，充分利用优质卫生和教育资源，培养既有临床技能又有公共卫生视野的医防融合的复合型人才，同时还要培养更多具备多学科融合专业背景的公共卫生优秀人才，以及适应全领域、具备多种岗位胜任力的公共卫生精英人才。要落实好加强公共卫生人才队伍支撑保障相关措施，尤其是针对郊区疾控、急救、采供血、社区卫生等机构公共卫生人员，要强化编制、薪酬、职称等方面的激励举措。

（五）信息化是基础支撑

公共卫生体系的现代化离不开信息化的支撑。上海市在推进公共卫生体系建设与改革过程中，始终高度重视发挥信息化的支撑作用，注重借助信息化手段推动公共卫生管理和服务效率提高、效能提升及模式创新。特别值得一提的是，上海市在推进公共卫生信息化的过程中，十分注重夯实信息化基础工作，从居民电子健康档案及各级各类公立医疗卫生机构互联互通起步，逐步汇聚各类医疗卫生服务数据，在此基础上不断推进各项业务系统建设；与此同时，不断健全涵盖数据、应用、管理、安全等方面的信息标准体系，引领各项业务系统部署，提升数据质量和利用效率[①]。

五　展望

（一）以人民健康为中心，深入践行将健康融入所有政策

WHO 指出，健康城市建设的目标是建设一个具备不断发展的自然和社

① 谢桦、谢维：《上海区域卫生信息化建设的设计与实践》，《中国卫生信息管理杂志》2012 年第 5 期。

会环境、不断丰富的社会资源，使人们在享受生命和充分发挥潜能方面能互相支持的城市，并建议我国健康城市建设应从城市规划入手，将健康融入所有政策，提高公众参与度，促进跨部门合作，设定因地制宜的建设目标并定期评估进展，加强相关研究和教育①。《“健康上海2030”规划纲要》也明确提出，城市公共政策要充分体现健康理念，要建立把健康融入所有政策的机制。今后上海在进行城市规划和公共政策实践中，将始终秉持“将健康融入所有政策”的理念，把维护健康作为各级政府及其各部门的共同责任，建立高规格、多部门协调机制，加强各部门沟通协作，形成促进健康的工作合力，全面建立健康影响评估机制，系统评估各项经济社会发展规划和政策、重大工程项目对健康的影响，健全监督、问责机制，畅通公众参与渠道，加强社会监督。

（二）把握历史机遇，加快推进公共卫生体系现代化建设

从当前到2030年，是上海按照统筹推进“五位一体”总体布局和协调推进“四个全面”战略布局要求，加快建设“四个中心”和社会主义现代化国际大都市、加快向具有全球影响力的科技创新中心进军的关键时期，是推进健康上海建设的重要战略机遇期②。《“健康中国2030”规划纲要》《“健康上海2030”规划纲要》先后出台，明确了“共建共享、全民健康”战略主题，也为上海市公共卫生体系建设与改革指明了方向。特别是新冠肺炎疫情发生后，市委、市政府将公共卫生安全提升到前所未有的战略高度，提出加快打造与社会主义现代化国际大都市功能定位相匹配的公共卫生体系，上海公共卫生体系建设迎来重大机遇。上海将从实施健康中国、健康上海战略高度出发，立足把上海建设成为“卓越的全球城市”的发展目标，对标国际最高标准和最高水平来寻找差距，持续强化公共卫生体系软硬件建设，进一步优化空间布局规划，扎牢完善服务网

---

① Yang J. et al.，“The Tsinghua-Lancet Commission on Healthy Cities in China：Unlocking the Power of Cities for a Healthy China，” *The Lancet* 10135（2018）.

② 付晨：《新时代公共卫生体系改革发展的思考》，《上海预防医学》2020年第10期。

络，提升区域重大疾病的防治能力，强化全过程健康管理，助力长三角区域一体化的高质量发展。

（三）强化能力建设，打造高水平公共卫生人才队伍

近年来，上海市委、市政府先后发布了《关于进一步深化科技体制机制改革增强科技创新中心策源能力的意见》（简称“科改25条”）和《关于进一步深化人才发展体制机制改革加快推进具有全球影响力的科技创新中心建设的实施意见》（简称“人才30条”）以及一系列人才发展利好政策，公共卫生体系科技创新和人才发展综合环境明显改善，对人才的吸引力、凝聚力明显增强，科技创新活力将被进一步激发。上海将进一步贯彻落实《关于加强公共卫生人才队伍建设的实施意见》文件精神，秉持全球视野、国际眼光，遵循公共卫生人才发展规律，聚焦高质量引育优秀人才，以能力建设为核心、制度创新为动力，补短板、强弱项，激发人才队伍的活力、动力和创造力，持续厚植公共卫生人才优势，为上海成为全球公共卫生最安全城市之一提供坚强的人才保障。

（四）加强大数据、人工智能等新一代信息技术应用，打造智慧化公共卫生体系

近年来，大数据和人工智能应用领域不断拓展，已经成为引领科技革命和产业变革的战略性技术和重要驱动力量，为经济发展、社会进步及公共卫生建设与改革带来深远影响。习近平总书记强调，要更加重视运用人工智能、大数据等现代信息技术手段提升治理能力和治理现代化水平[①]。在本次新冠肺炎疫情防控中，上海在“重点地区”来沪人员追踪调查、入沪人员查遗补漏、流行病学调查和密切接触者排查、落实居家隔离管控措施、病例辅助诊断、支持企业复工复产和社会防控等诸多方面，大力推进大数据和人

① 《习近平关于〈中共中央关于坚持和完善中国特色社会主义制度　推进国家治理体系和治理能力现代化若干重大问题的决定〉的说明》，中国共产党新闻网，2019年11月6日，http：//cpc. people. com. cn/n1/2019/1106/c64094 – 31439569. html。

工智能技术应用，其“威力”也得到初步展现。今后，上海将促进大数据、人工智能与公共卫生相结合，推动公共卫生体系数字化转型，通过多学科交叉融合，从理论体系、关键技术、实践应用三个层面，持续开展“大数据与人工智能应用”重点学科建设，聚焦大数据、人工智能技术在传染病监测预警及风险应对、慢性非传染性疾病危险因素评估、环境卫生相关危害因素智能评价、临床医疗与公共卫生融合等领域的创新应用，优化和重构疾病防治模式、个人健康管理模式和人群健康服务模式，形成可复制、可推广的应用案例，发挥示范效应。

B.13
分级诊疗制度建设的“浙江路径”

浙江省卫生健康委员会*

摘　要：　分级诊疗制度是我国医改的核心制度之一。本报告在系统观念和系统方法的指导下，围绕中央提出的“基层首诊、双向转诊、急慢分治、上下联动”分级诊疗目标，阐述了浙江分级诊疗制度建设的顶层设计、关键政策和主要做法，并借鉴世界卫生组织提出的卫生体系绩效评价框架，从可及性、效率、公平、质量和反应性等五个维度进行绩效评价。浙江探索实践的启示是：推进分级诊疗制度要坚持系统谋划、顶层设计，聚焦问题导向、需求导向和效果导向，以供给侧结构性改革为主线，以改革创新为动力，以实施常见病、多发病、慢性病分级诊疗为突破口，完善服务网络、运行机制和激励机制，强化数字赋能闭环体系，推动分级诊疗制度更加成熟、完善。

关键词：　分级诊疗制度　供给侧结构性改革　绩效评价　浙江

一　改革背景

（一）国家决策部署

建立分级诊疗制度，是合理配置医疗资源、促进基本医疗卫生服务均等

---

* 执笔人：申屠正荣、顾亚明、李坤、高洁鸿。

化、深化医药卫生体制改革的重要内容。2013 年，党的十八届三中全会将“完善合理分级诊疗模式，建立社区医生和居民契约服务关系”写入《中共中央关于全面深化改革若干重大问题的决定》。2015 年，国务院办公厅出台的《关于推进分级诊疗制度建设的指导意见》提出要逐步形成“基层首诊、双向转诊、急慢分治、上下联动”的分级诊疗模式。2016 年，习近平总书记在全国卫生与健康大会上强调，要着力推进基本医疗卫生制度建设，努力在分级诊疗制度建设上取得突破。2017 年，国务院办公厅出台《关于推进医疗联合体建设和发展的指导意见》。2018 年，国家卫生健康委提出了区域分开、城乡分开、上下分开和急慢分开等“四个分开”格局下的分级诊疗重点。2020 年，《中共中央关于制定国民经济和社会发展第十四个五年规划和二〇三五年远景目标的建议》提出要“加快优质医疗资源扩容和区域均衡布局，加快建设分级诊疗体系”。

（二）改革迫切需要

当前，我国医疗卫生服务领域的突出问题是优质资源不足、布局不合理、配置不合理、层级失衡，城市大医院看常见病、多发病，“大马拉小车”，既浪费优质医疗资源、影响危重病人的救治，又加重了群众负担。病人流向倒三角模式（见图 1）既有大医院创收机制的诱导，也有传统就医观念的影响，更重要的是优质资源区域配置不合理，过分向大城市大医院集中，基层医疗卫生机构面临资源总量不足、质量不高和效率低下等多种困境。

（三）浙江整体谋划

近年来，浙江坚持以系统观念推进综合医改，不断强化问题导向和目标导向，以供给侧结构性改革为主线，统筹布局、改革创新、数字赋能，有力地推进了分级诊疗制度建设（见图 2）。2013 年，启动省级医院“双下沉、两提升”（城市医院下沉和医学人才下沉，推进县域医疗服务能力提升和群众满意率提升）。2014 年，省政府办公厅印发《关于开展分级诊疗推进合理

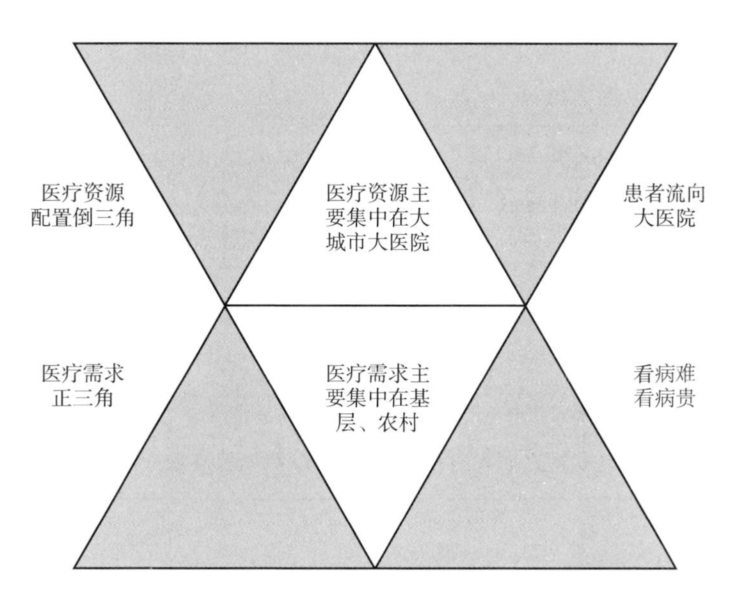

图 1　医疗资源配置倒三角和医疗需求正三角的关系

有序就医的试点意见》，省级卫生健康等 5 部门制定《分级诊疗试点工作实施方案》，在温州、绍兴以及与省级医院开展合作办医的 25 个县（市、区）分批启动分级诊疗试点。2015 年，进一步扩大试点范围至 7 个设区市及 47 个县（市、区）。2016 年，省政府办公厅印发《关于推进分级诊疗制度建设的实施意见》，分级诊疗工作在全省全面实施、稳步推进。2017 年，“双下沉、两提升”实现长效化，省政府办公厅出台《关于推进高水平医疗联合体建设的实施意见》，在 11 个市各选择 1 个县（市、区）开展县域医共体建设试点。2018 年，县域医共体建设全面推开，启动开展医疗卫生服务领域“最多跑一次”改革，在二级以上医院全面开展 DRG 质量与绩效评价。2019 年，医学高峰建设迈出大步子，国家紧密型医共体建设试点省和城市医疗联合体建设试点城市（11 个设区市）积极推进。2020 年，持续推进整合型医疗卫生服务体系更加成熟完善（见图 3）。2021 年，认真贯彻党的十九届五中全会和省委十四届八次全会精神，坚持“一张蓝图绘到底”，谋划卫生健康事业发展和医药卫生体制改革“十四五”规划。

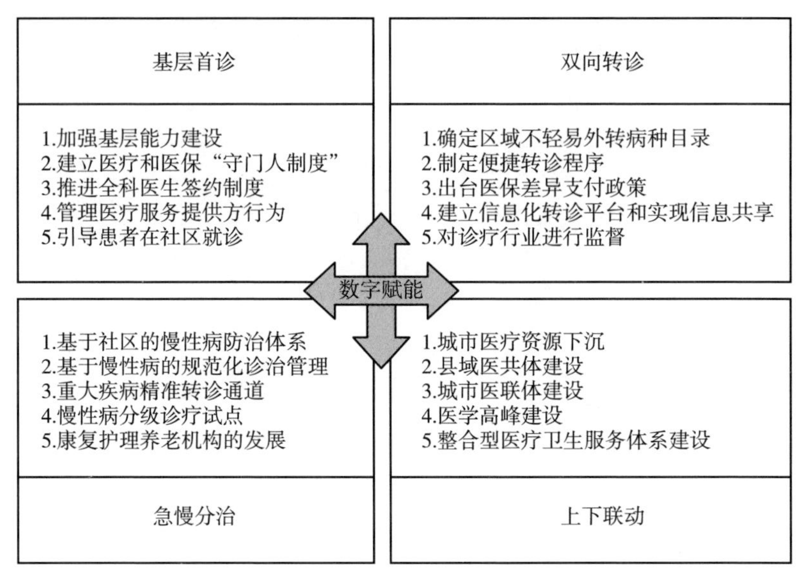

图2　浙江省分级诊疗制度建设的主要思路

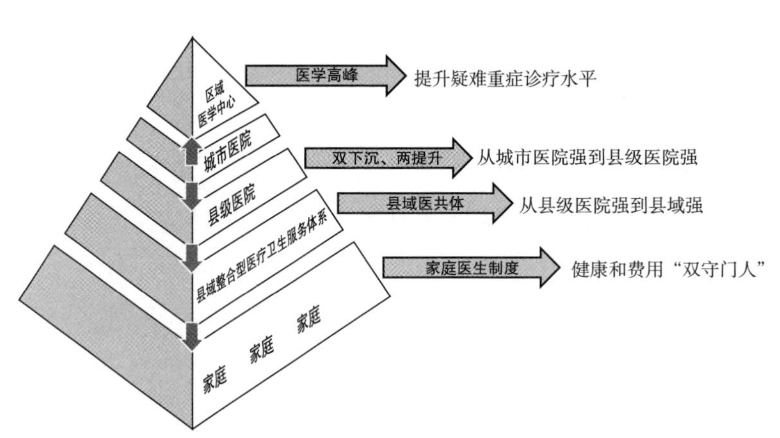

图3　浙江省构建整合型医疗卫生服务体系结构

二　改革的主要做法

（一）优化分级诊疗服务体系

坚持从夯基垒台、立梁架柱着手，深化医疗卫生服务供给侧结构性改

革，系统谋划并联动推进医学高峰建设、“双下沉、两提升”、城市医联体和县域医共体建设等，梯度构建从“城市强”到“县级强”再到“县域强”的发展格局。

1. 省级有高峰

紧扣省内群众急需、短缺优质医疗资源和主要异地就医病种，瞄准国际先进、国内一流医疗技术，借梯聚智、引才、强策，全力推进医学高峰建设。开展院省合作，以省肿瘤医院为依托，共建中国科学院肿瘤与基础医学研究所、中国科学院大学附属肿瘤医院和中国科学院大学杭州临床医学院。开展委省合作，围绕高端医学人才引育、重大技术攻关、临床学科建设，创建1个国家医学中心、1个综合类国家区域医疗中心、6个专业类国家区域医疗中心，同步建设10个省级重点专科。开展委校合作，合力打造高水平医学中心、全球诊疗中心和智能创新药物研究院等高水平医药学科及创新平台，协同推进“‘双一流’大学”和“生命健康科创高地”建设。连续两年在全国公立医院综合实力考核中位列前三，在占全国1%的前12家公立医院中入围3家，在全国前10%的119家公立医院中入围15家。

2. 市域有高地

瞄准优质医疗资源均衡布局，推进优质资源精准下沉、能力精准提升。推动省市共建、市区联动，融入长三角一体化和“大湾区、大花园、大通道、大都市区”等区域空间布局，积极推进浙东、浙南、浙中和浙北四大省级区域医疗中心建设，提升区域辐射能力。继续在新的城市功能区（医疗资源薄弱区）建设分院，推动综合医院、中医（中西医结合）医院及各类专科医院协调发展，加快补齐精神、肿瘤、儿童、妇产、康复等资源短板。持续推动城市医院、城市医生“双下沉”，54家省市级三甲医院与地方政府签约，通过全面托管、重点托管、专科托管等方式与122家县级医院开展紧密型合作，600多名城市医院专家常驻县级医院工作，7000余名城市医院专家“柔性”下沉。启动实施医疗卫生“山海”提升工程，13家省市级三甲医院将32个山区海岛县作为重点，集中资源、集中财力进一步推进优质医疗资源下沉和县域医疗服务能力提升“双精准”。推进城市网格化医联体建设，按照统筹规划、分区包片的原则，由市级医院牵头，组建41个紧密型城市医联体，市、区、街道医疗卫生资源全面整合、功能整体纳入。

3. 县域有高原

聚焦破解基层能力不强、城乡资源配置不均衡等关键难题，将县域医共体建设作为解决基层医疗卫生体制问题的一个重大探索和突破。2017年在11个县（市、区）开展建设试点，2018年省委书记、省长召开现场推进会，省委、省政府出台意见，在全省域全面推进县域医共体建设，2019年出台人事薪酬、财政投入、医保支付等多个配套文件。全省208家县级医院和1063家卫生院组成161个医共体，按照“一体两层级、三医四机制、五中心六统一”框架设计，通过服务体系重构、体制机制重建、资源要素重组、服务模式重塑，推动扁平化管理和垂直化运行，实现资源集约共享、管理同标同质和服务优质高效。2018～2020年，省政府均将县域医共体纳入市县重大政策督查激励范围，2020年11月省人大常委会审议通过《关于促进县域医疗卫生服务共同体健康发展的决定》，县乡医疗卫生机构“一家人”“一本账”“一盘棋”格局加快形成。

4. 基层有能力

“十三五”期间，相继实施200个中心镇卫生院医疗服务能力提升项目、10个卫生重点县能力建设项目，制定升级版基层医疗卫生机构建设标准，分类推进基层机构基础设施建设和能力提升。全面开展优质服务基层行活动，已有719家乡镇卫生院（社区卫生服务中心）达到基本标准，144家达到推荐标准，占比分别达51.7%和10.3%，位居全国前列。持续提升队伍素质，通过开展两轮公开招聘吸引万名医学院校毕业生到基层工作、加大基层卫生人员定向培养力度、加强规范化培训等一系列举措，全省基层卫生人员队伍数量得到补充。“十三五”期间，基层卫生人员总量增加4.1万人，其中执业（助理）医生增加1.9万人，增幅达30.8%；基层核定编制数增加5259名，在编率提高近5个百分点，达80.4%；人员结构进一步优化，中高级职称比例提高了10个百分点，本科以上学历比例提高了18个百分点。强化基层机构急救、慢性病、妇科、儿科、康复、中医药服务，推广

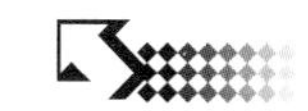

应用卫生适宜技术，乡镇卫生院（社区卫生服务中心）开设门诊手术、住院服务的比例分别达98.2%和72.8%，基层首诊率达53.6%。依托城市医联体和县域医共体建设平台，贯通服务链条，制定基层首诊、县级下转和县域不轻易外转病种清单，加强双向转诊服务，上级医院为向上转诊患者提供优先接诊、优先检查、优先住院等服务，为向下转诊患者提供后续治疗方案，形成系统、连续、有序的医疗服务模式。

（二）健全分级诊疗制度支撑

抓住公立医院这个龙头，深化公立医院综合改革，加强“三医联动”，健全分级诊疗政策保障机制，强化投入、补偿、支付、分配等政策“闭环”，完善运行机制和激励机制，协同推动医药服务领域和医疗保障制度改革同向发力，形成科学合理的就医秩序。

1. 财政制度保障

完善公立医院补偿机制，进一步明确政府办医责任，落实公立医院基本建设等“六项投入”政策，全省医疗卫生事业财政投入从2015年的304.6亿元提高到2020年的671.5亿元，公立医院财政补助收入占总支出的比重稳步提升，从2015年的8.65%提升至2020年的16.03%。全面推进基层医疗卫生机构补偿机制改革，通过基层绩效工资改革、签约服务和财政补偿机制改革，建立起一类事业单位投入保障、二类事业单位运行管理的新机制，全省各级财政拨付基层医疗卫生机构资金持续增加，2020年落实改革奖补资金1.24亿元。

2. 医疗服务价格引导

按照“控总量、腾空间、调结构、保衔接、强监管”五环联动改革路径，2019年出台《浙江省省级公立医院医疗服务价格改革方案》，启动省级13家公立医院新一轮医疗服务价格改革，通过“一取消、一升高、一降低和一资金池”（取消耗材加成、升高劳务技术价格、降低检查检验项目的价格和设立调价资金池）等措施，2019年8～12月实现药品、耗材、检查、检验四项收入占比同比下降3.64个百分点（降到64.8%），医疗服务收入占比同比上升

2.31个百分点（升至33.1%）。同时，推动市县协同改革，11个设区市全面完成新一轮价格改革。全省公立医院药占比从2015年的39.7%下降到2020的27.3%，医疗服务收入占比从2015年的27.0%增加到2020年的32.1%。

3. 薪酬分配制度激励

在人事管理方面，2019年出台《关于建立县域医共体人员统筹使用的指导意见》，推行医共体内部全员岗位管理，按照按需设岗、按岗聘用、竞聘上岗、人岗相适的原则，打破单位、科室、身份限制，实现合理轮岗、有序流动、统筹使用。在薪酬分配方面，2014年浙江省在全国率先出台《关于进一步完善基层医疗卫生事业单位绩效工资的指导意见》，实行做大基层薪酬"蛋糕"和分好"蛋糕"并举，突出增加总量、灵活比例、结余奖励、强化考核，基层卫生人员在岗年均收入从2015年的8万元增长到2020年的13.5万元，增长了68.8%，年均增幅达11%以上。2018年，又出台《浙江省公立医院薪酬制度改革指导意见》，目前各市全部出台公立医院薪酬制度改革实施意见，按照落实"两个允许"政策的要求，合理核定公立医院编制总量，完善多种形式的内部绩效分配政策。自2019年全面推进县域医共体改革以来，大力推进与县域医共体改革相配套的薪酬制度改革，探索研究医共体实施岗位工资、职务工资、医疗绩效、公卫绩效、签约绩效和其他补贴等"六位一体"的薪酬分配制度。"十三五"期间，全省公立医院人员支出占业务支出的比重从36.3%上升到43.6%。

4. 医保报销政策分流

充分发挥医保基金的战略性购买作用，引导群众有序就诊。全面实施县域医共体医保基金"总额预付、结余留用、超支合理分担"机制，通过县外病人"回流"、县内病人"分流"、不合理诊疗行为"限流"、加强预防少生病"节流"等调动医共体积极性。落实差异化报销政策，合理拉开统筹区内外和不同等级医疗机构（含医共体内成员单位）报销比例，所有统筹区不同程度落实了差异化报销政策，其中65.2%（15个/23政策统筹区）的城镇职工医保和47.8%（11个/23政策统筹区）的城乡居民医保对经转诊到统筹区外的住院患者提高报销比例达10%以上。落实起付线政策，执

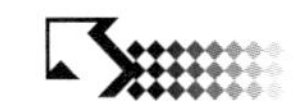

行不同等级医疗机构不同起付标准的住院起付线政策，起付标准呈阶梯式提高。对在医共体内实现基层首诊、双向转诊的住院参保人员，视为一次住院，不再重复计算起付线，起付线按较高等级医疗机构标准确定。落实慢性病门诊保障政策，将城乡居民医保慢性病门诊治疗主体范围扩大到各级定点医疗机构，逐步扩大病种范围，提高城乡居民医保慢性病门诊保障待遇，合理设置门诊起付线、报销比例和封顶线。

（三）改善分级诊疗服务体验

以数字化转型为动力，深化医疗卫生服务领域“最多跑一次”改革，发展“互联网+”医疗服务，以解决城市大医院看病难问题和提升县域医疗服务能力为重点，从群众看病就医“关键小事”做起，着力优化服务流程、改进服务方式、提升服务绩效。

1. 数字化转型赋能

大力推进部门业务协同、数据共享和流程再造，2018～2020年累计推出“看病少排队”“检查少跑腿”等35项便民惠民举措，持续改善群众就医体验。医疗健康民生事项100%开通网上办理，分时段精准预约时间控制在30分钟内，城市医院门诊和病区智慧结算率分别达80.2%和74.3%，高峰时段平均排队时间从8.26分钟缩短到2.61分钟。创新“互联网+”健康服务，开展慢性病、母子健康和家庭医生签约等在线服务管理，提供健康咨询、健康教育、健康管理等服务。推行“互联网+”分级诊疗，开发“浙江健康导航”预约转诊平台，提供预约诊疗、双向转诊、远程医疗等服务。上线浙江省互联网医院，开展远程专家门诊、远程紧急会诊、常见病和慢性病线上复诊、线上开具处方与药品网络配送等服务，截至2020年底，已接入医院770家，累计开展在线服务2852万余人次。

2. 重点慢性病突破

2019年，在温州市洞头区开展县域医共体模式下慢性病医防融合健康管理和基层首诊改革试点，2020年出台全省指导意见，扩大22个县（市、区）作为试点。以高血压、糖尿病“两慢病”全周期健康管理为突破口，依托县域医共体，以规范管理率、血压血糖控制率、基层就诊率等“三率”提升为目标，建立医防融合、连续服务和分级诊疗协同机制，引导“两慢病”患者到基层就诊和管理。组建以全科医生为主体的全专融合型家庭医生团队，建立以胸痛中心、卒中中心等专病中心为延伸的基层慢性病联合病房，加强基层医疗卫生机构慢性病患者的诊治与管理，确保基层医疗卫生机构接得住。完善县域医共体医保总额预算管理，将“两慢病”基层门诊报销比例提高到60%以上，健全“两慢病”门诊用药长期处方制度，保障“两慢病”患者用药需求，减轻患者看病负担。

3. 家庭医生签约落实

2015年，全面推进家庭医生签约服务。2018年，进一步做实做细家庭医生签约服务工作，把提高签约服务质量放在首位，制作“10+1”签约服务包。2019年，制定出台新版家庭医生签约服务工作规范和技术规范，实行“1名全科医生+1名专科医生+1个签约团队”的家庭医生签约服务新机制，新增个性化和“互联网+”签约服务等工作内容，全省共组建家庭医生签约团队13064个，签约服务人数达2024.8万，常住人口签约率达37.7%。

“十三五”期间浙江分级诊疗制度供给情况见表1。

表1 “十三五”期间浙江分级诊疗制度供给情况

维度	主要政策
服务体系	1.《关于推进分级诊疗制度建设的实施意见》(浙政办发〔2016〕63号)
	2.《关于推进高水平医疗联合体建设的实施意见》(浙政办发〔2017〕116号)
	3.《关于全面推进县域医疗卫生服务共同体建设的意见》(浙委办发〔2018〕67号)
	4.《关于印发浙江省城市医疗联合体建设工作方案(试行)的通知》(浙卫发〔2020〕44号)
	5.《关于印发浙江省医学高峰建设项目管理办法的通知》(浙卫发〔2020〕45号)
制度支撑	1.《浙江省医疗卫生领域财政事权和支出责任划分改革实施方案》(浙政办发〔2019〕66号)
	2.《浙江省公立医院薪酬制度改革指导意见》(浙人社发〔2018〕98号)
	3.《关于建立县域医共体人员统筹使用机制的指导意见》(浙人社发〔2019〕18号)
	4.《浙江省省级公立医院医疗服务价格改革方案》(浙医保联发〔2019〕8号)
	5.《关于推进全省县域医共体基本医疗保险支付方式改革的意见》(浙医保联发〔2019〕12号)
	6.《浙江省基本医疗保险住院费用DRGs点数付费暂行办法》(浙医保联发〔2019〕21号)

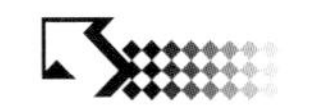

续表

维度	主要政策
服务体验	1.《浙江省医疗卫生服务领域深化“最多跑一次”改革行动方案》（浙政办发〔2018〕45号）
	2.《关于持续深化医疗卫生服务领域“最多跑一次”改革的实施意见》（浙卫发〔2019〕21号）
	3.《浙江省深化医疗卫生服务领域“最多跑一次”改革推进就医体验大提升方案》（浙卫发〔2020〕21号）
	4.《关于加强高血压糖尿病全周期健康管理推进分级诊疗改革的通知》（浙卫发〔2020〕28号）
	5.《关于进一步做实做细家庭医生签约服务工作的通知》（浙卫发〔2018〕20号）
	6.《关于印发〈浙江省家庭医生签约服务工作规范（2019版）〉的通知》（浙卫发〔2019〕46号）

三　改革成效

本报告借鉴世界卫生组织卫生体系绩效评价框架，从可及性、效率、公平、质量和反应性等五个维度评价了改革效果。

（一）可及性：城乡居民看病更便捷

基本医疗卫生服务可及性进一步提升，20分钟优质医疗圈基本形成。根据《第六次浙江省卫生服务调查报告（2018年度）》，群众20分钟以内（含20分钟）到最近医疗机构（以容易获得的最快方式，如乘坐交通工具或步行）的比例，城市、农村分别达到了97.11%和94.91%，较2013年有所上升，城乡居民卫生服务在地理上的可及性较好，地区差异逐渐缩小（见表2）。家庭医生签约服务能力进一步提高，2016年、2018年和2020年10类重点人群家庭医生签约服务覆盖率分别为54.66%、78.15%和83.64%。

表 2　2013 年、2018 年城乡家庭到最近医疗机构的时间占比

时间（分钟）	2018 年			2013 年		
	合计（%）	城市（%）	农村（%）	合计（%）	城市（%）	农村（%）
≤10	72.44	70.94	72.82	60.49	57.72	61.18
10～20	22.90	26.17	22.09	32.84	38.11	31.53
20～30	2.76	1.61	3.04	4.46	3.06	4.81
>30	1.89	1.28	2.05	2.21	1.11	2.49

资料来源：《第六次浙江省卫生服务调查报告（2018 年度）》。

（二）效率：病人流向结构更优化

基层就诊率和县域就诊率大体上均呈上升趋势，基层就诊率从 2016 年的 50.5% 上升至 2020 年的 53.6%，县域就诊率从 2016 年的 84.0% 上升至 2020 年的 88.9%（见图 4 和图 5），基本实现小病在基层，大病不出县。另据《第六次浙江省卫生服务调查报告（2018 年度）》，城乡居民县域内住院率呈上升趋势，从 2008 年的 68.46% 上升至 2013 年的 72.35%、2018 的 72.98%。病人流向结构变化的背后是医院功能定位的错位发展，以恶性增生性疾患终末期治疗为例，患者长期压床是个普遍现象，浙江恶性增生性疾

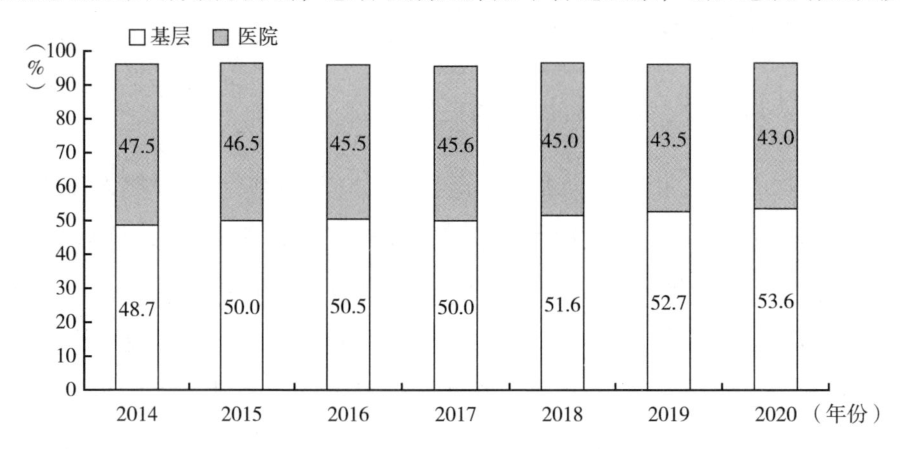

图 4　2014～2020 年浙江省基层就诊率

资料来源：历年《浙江省卫生健康统计年鉴》。

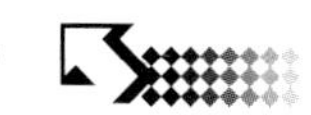

患终末期治疗例均住院日从2019年的33.00天显著减少至2020年的10.43天（见表3），例均住院日同比减少天数最为显著。此外，大部分恶性增生性疾患终末期患者主要选择在基层医疗卫生机构治疗。

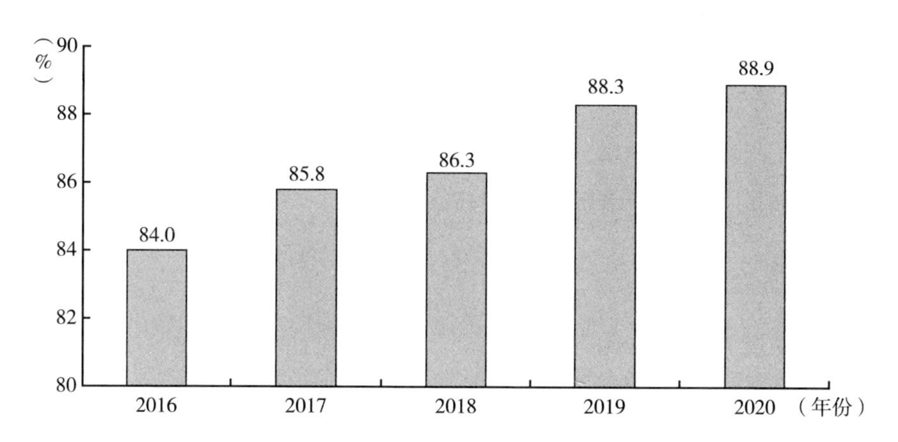

图5　2016～2020年浙江省县域就诊率

资料来源：历年《浙江省卫生健康统计年鉴》。

表3　2019～2020年恶性增生性疾患终末期治疗例均住院日减少TOP5省份情况

单位：天

病种	所属省份	2019年例均住院日	2020年例均住院日	例均住院日同比减少天数
恶性增生性疾患终末期治疗（不伴并发症或合并症）	浙江省	33.00	10.43	22.57
	山东省	25.33	6.65	18.68
	湖北省	24.01	7.00	17.01
	江苏省	20.00	5.00	15.00
	黑龙江省	23.00	13.25	9.75

资料来源：《2020年全国三级公立医院医疗效率报告》（艾登科技医疗服务大数据中心）。

（三）公平：区域资源配置更均衡

2020年，全省卫生机构（含村卫生室）增至3.44万家，每千人医疗卫生机构床位数5.59张，每千人执业（助理）医师数3.37人。全省200家中心镇卫生院基本具备二级乙等水平，所有县（市、区）均有 1 家二甲水平的综合医院，所有设区市均有 1 家以上三甲医院，东阳市人民医院成功创建成为浙江省第一家县级三甲综合医院。定向培养、规范化培训、转岗培训向基层输送全科医生 1.56 万人，培训乡村医生 4.5 万人次，社区护士 5000 人次，每万人全科医生数达到 4.94 人。2020 年浙江省医疗资源区域分布情况见图 6。

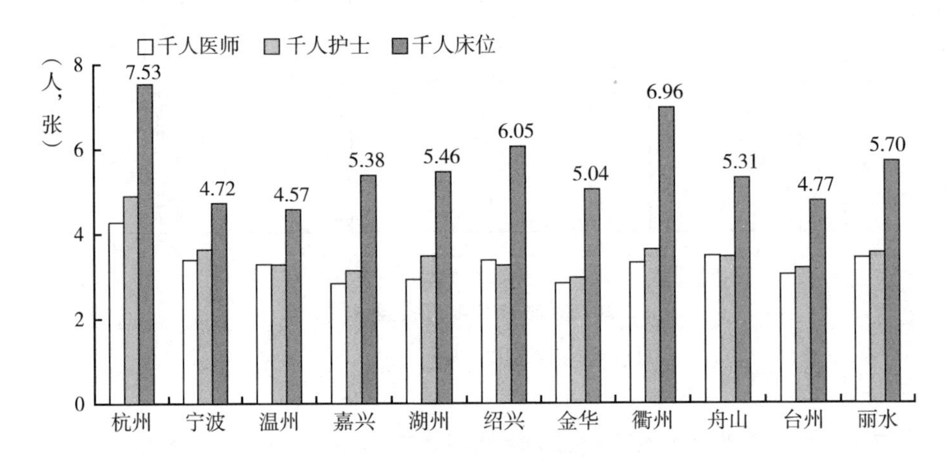

图 6　2020 年浙江省医疗资源区域分布情况

资料来源：《浙江省卫生健康统计年鉴（2021）》。

（四）质量：三级公立医院功能发挥更高效

自开展医学高峰建设以来，全省三级公立医院三、四级疑难重大手术占比呈逐年上升趋势，2017 年为 23.08%，2018 年为 27.24%，2019 年上升至 35.47%（见表 4），三级公立医院收治疑难重症患者数量增长 53.90%，收治异地患者的相对位次由全国第 5 位上升为第 4 位，危重症省域外转率持续下降。体现收治住院病人医疗难度复杂度的 CMI 值（值越高即难度系数越大）全省整体呈上升趋势，从 2019 年 1 月的 0.8630 上升到 2020 年 12 月的 0.9086（见图 7）。全省三甲综合医院平均住院日为 6.9 天，院内感染发生率为 1.40%，30 天再住院率为 2.02%。

表 4　2017～2019 年浙江省三级公立医院高质量发展情况

维度	指标	2017 年	2018 年	2019 年
能力	RW＞2 的组数占本院病例比（%）	4.84	6.42	6.11
	CMI 指数	0.91	0.94	0.93
	三、四级手术占比（%）	23.08	27.24	35.47
效率	时间效率指数	1.02	1.02	1.04
	费用效率指数	0.92	0.92	0.91
质量	医院感染率（%）	2.02	2.52	1.51
	非计划重返手术率（‰）	1.36	1.86	1.57
	低风险死亡率（‰）	0.087	0.051	0.008

注：时间效率指数指治疗同类疾病消耗的时间，计算公式为Σ（医院各 DRGs 组平均住院日比×该组例数）/医院总入组例数；费用效率指数指治疗同类疾病消耗的费用，计算公式为Σ（医院各 DRGs 组费用比×该组例数）/医院总入组例数。

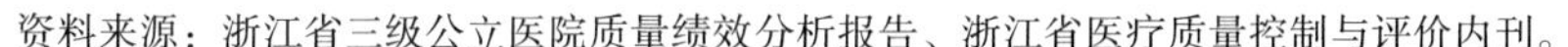
资料来源：浙江省三级公立医院质量绩效分析报告、浙江省医疗质量控制与评价内刊。

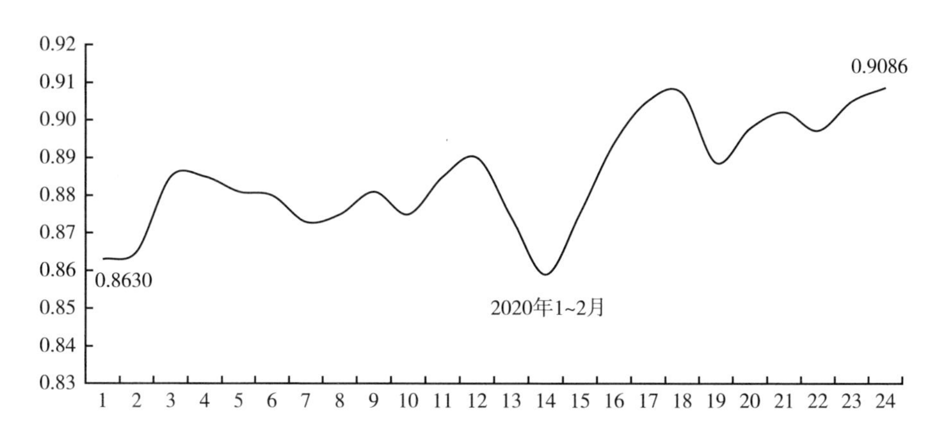

图 7　2019～2020 年 24 个月浙江省公立医院 CMI 变化曲线

（五）反应性：群众看病更满意

浙江将医疗卫生服务领域“最多跑一次”改革与国家进一步改善医疗服务行动计划（2018～2020 年）相融合，坚持以人民为中心的发展思想，紧紧揪住城市大医院“看病难”“看病烦”和基层服务能力弱等“关键小事”，连续三年推出“看病少排队”“付费更便捷”等 35 项具体举措，以“最多跑一次”的理念带动医院改造流程、提升效率、优化服务，推动形成诊疗更安全、就诊更便利、沟通更有效、体验更舒适的医疗卫生服务新模式，切实提升群众看病就医的获得感和满意度，在2019年度全国公立医院综合实力考核中，门诊和住院病人满意度均居全国第一。影像云服务、医后付服务、急诊“五大中心”建设、便民惠民“三大中心”建设、医事服务“三个一”模式、用血服务不用跑、“出生一件事”等多项独具浙江特色的改革举措领跑全国，多个项目被国家有关部门发文推广，浙江逐渐成为全国医疗卫生领域的改革样板。

四　改革经验

（一）坚持系统谋划是推动制度成熟定型的根本之策

依托综合医改试点省的集成优势，突出体制机制改革，加大分级诊疗政策供给和要素集成力度。强化高位推动机制，省委、省政府把推进分级诊疗制度作为高水平建设健康浙江的重要内容，出台一系列政策文件，多次召开现场推进会，压实党委、政府政治责任。强化制度顶层设计，在理念上更加注重系统联动，在手段上更加注重整体智治，在机制上更加注重综合集成，把“单打一招鲜”的改革举措变成巩固定型的制度体系，推动形成“滚雪球”的迭代升级成果。

（二）坚持问题导向是补短板、强弱项的关键一招

始终把破解卫生健康事业不平衡不充分问题作为主攻方向，聚焦高质量发展主题，准确把握城市与乡村、医疗与公卫、中医与西医的协调均衡发展关系，聚焦“高峰不高”、“基层不强”、大医院“大小病通吃”、基层“招人难、留人难”、公共卫生基础薄弱等短板问题，着力树高峰、强基层、优布局、提能力，推动一批重大改革、重大项目、重大平台和重大政策落地，以重点突破带动整体推进，以补短板、拉长板来提升整体发展实力。

 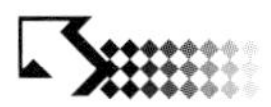

（三）坚持基层首创是推进制度创新的重要一环

发挥基层试点的突破和先导作用，充分放权，鼓励基层锐意进取、因地制宜大胆探索，强化示范推进，形成更多可复制可推广的原创经验。以慢性病医保长处方为例，杭州市下城区率先在全省开展城乡居民医保慢性病门诊保障试点，在杭州市探索实践的基础上，省医保局、省卫生健康委等四部门联合出台《关于建立健全城乡居民医保慢性病门诊保障制度的指导意见》，并列入省政府民生实事项目，在全省全面推广实施，完善了全省医保慢性病门诊保障制度。

（四）坚持数字赋能是优化服务体验的有力支撑

以政府数字化转型和“互联网＋医疗健康”示范省建设为契机，紧紧揪住群众“看病难”、“看病烦”这一“老大难”问题，持续深化医疗卫生服务领域“最多跑一次”改革，按照“顶层设计、整体构架、互联互通、共建共享”的要求，通过流程、资源、机制创新融合，积极推动健康管理服务效能升级，通过数据开放和应用创新，推进场景化、多业务综合协同服务，形成快捷、高效、优质的医疗服务体系和全程、实时、互动的健康管理模式。

五　展望

下一步，浙江将继续按照省委忠实践行“八八战略”、奋力打造“重要窗口”的战略决策部署，坚持以人民为中心的发展思想，聚焦新发展理念，紧扣高质量竞争力现代化主题，以供给侧、制度侧、需求侧集成改革撬动医药卫生体制改革，以数字化改革赋能卫生健康领域治理能力现代化，“一张蓝图绘到底”，久久为功，为分级诊疗制度建设提供更多的“浙江路径”。

（一）以“四个分开”分级诊疗格局为目标，打造“基层首诊、双向转诊、急慢分治、上下联动”新蓝图

以降低省域外转率和提高县域就诊率为重点，以实施常见病、多发病、

慢性病分级诊疗为突破口，完善服务网络、运行机制和激励机制，推动分级诊疗制度更加成熟完善。以病种为抓手，完善各级各类医疗机构的梯度功能定位，科学制定分级诊疗病种目录和转诊标准，健全上下级医院、医共体内外、城市医联体之间的转诊工作机制并拓宽信息共享通道。加快城市三级公立医院转型升级，降低常见病、多发病、慢性病门诊患者占比，逐步提高预约转诊比例。持续深化医防融合工作机制，推进“全专联合”家庭医生团队组合式服务，使家庭医生成为居民健康、资源配置与卫生费用的“守门人”。

（二）以推动优质医疗资源扩容和均衡布局为重点，打造整合型医疗卫生服务体系新标杆

按照提能扩容、扶优扶强的原则，高标准高水平打造国家医学中心和区域医疗中心，推动建设一批相关疑难复杂疾病诊疗能力顶尖、科研能力突出、管理水平高超且具有一定辐射规模的高水平医院，扩容优质医疗资源。按照均衡布局、精准下沉、中西并重的原则，加快推进优质医疗资源在区域间、领域间的科学配置、梯度配置，深化城市医联体和县域医共体建设，提升县域医疗卫生服务能力，持续深化基层医疗卫生机构标准化建设，加强村级卫生服务网点建设，努力实现县域内人人就近享有优质高效的基本医疗卫生服务。

（三）以深化“三医联动”“六医统筹”为纽带，打造分级诊疗协同治理新格局

坚持公益性、积极性、可持续性的价值导向，完善“三医联动”改革机制，遵循“控总量、腾空间、调结构、保衔接、强监管”的改革思路，加大药品耗材采购供应保障、医疗服务价格、医保支付、人事薪酬和综合监管等联动改革力度。建立和完善医疗服务价格动态调整机制，积极推动薪酬制度改革，深化药品耗材领域改革，促进科学合理用药，推进高值医用耗材专项治理。深化医保制度改革，加快构建多层次医疗保障体系，加快基本医保市级统筹，推进医保支付方式改革。落实医保差别化支付政策，进一步拉开统筹区内外和不同等级医疗机构之间的报销比例，构建分级诊疗、合理诊治和有序就医新秩序。

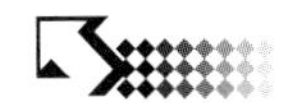

（四）以加快卫生健康数字化转型为支撑，打造全生命周期健康服务“领跑者”

坚持数字引领、整体智治，围绕“互联网 + 医疗健康”示范省建设，推动实施卫生健康“云网”计划，健全权威、统一的省市县三级全民健康信息平台，建设省医疗健康大数据中心，加快卫生健康新基建，以国民医疗健康专区为载体，推进看病就医“一码通”，打造掌上医疗健康服务新生态。推广和做实智慧结算、智慧预约、分时段就诊、分时段检查、影像云建设，推进检查检验互认共享。加快“浙江健康导航”门户和互联网医院平台建设，推动互联网共享医疗发展。以医疗卫生智能监管和绩效评价综合系统构建为重点，建设卫生健康全方位、数字化治理新平台。

参考文献

张平等：《浙江省医疗卫生服务领域深化“最多跑一次”改革实践与探索》，《中国医院管理》2019 年第 4 期。

张平：《强基层改革需要刀刃向内的勇气》，《中国卫生》2020 年第 1 期。

张平：《推进县域医共体　基层卫生的眼前与远方》，《中国卫生》2020 年第 4 期。

张平：《县域医共体建设的浙江承载》，《卫生经济研究》2018 年第 12 期。

俞新乐、姚常房：《“改革走在前”积蓄能量》，《健康报》2020 年 10 月 19 日，第 6 版。

马伟杭等：《浙江省实施三位一体分级诊疗试点的改革实践及思考》，《中国医疗管理科学》2017 年第 1 期。

杨敬等：《浙江省分级诊疗现状及问题分析》，《中华医院管理杂志》2015 年第 12 期。

胡善联：《评价卫生系统绩效的新框架——介绍 2000 年世界卫生报告》，《卫生经济研究》2000 年第 7 期。

付强：《促进分级诊疗模式建立的策略选择》，《中国卫生经济》2015 年第 2 期。

周瑞、赵琨、齐雪然：《我国目前分级诊疗工作中的几个关键环节探讨》，《中国全科医学》2016 年第 10 期。

B.14

天津市以药品集中采购为突破口深化“三医联动”改革

天津市卫生健康委员会*

摘　要： 经过“新医改”10年的探索，我国已确立了以“三医联动”为核心的改革策略，即医药（药品的提供方）、医疗（药品的使用方）、医保（药品的支付方）进行联动式的改革。其中，药品集中采购发挥着基础性的作用。通过集中采购，挤掉了药品流通过程中的灰色费用空间，引导企业转变营销模式，促进医疗机构收入结构“腾笼换鸟”，使医药价格回归合理水平。2019年4月，天津市作为“4+7”国家药品集中采购试点城市全面启动国家药品集中采购和使用工作，在圆满完成了试点工作任务的同时，协调推进人事薪酬、药品流通、医保支付方式等的改革，取得显著成效。

关键词： 药品集中采购　医改　天津市

一　改革背景

天津市位于华北平原东北部、海河流域下游，东临渤海，北依燕山，西靠首都北京，地理环境优越，是中国北方最大的港口城市。全市下辖16个

---

* 执笔人：高辉、叶程。

区，总面积11966.45平方千米，截至2019年末，常住人口1561.83万人，其中城镇人口1303.82万人，城镇化率83.48%。2020年，天津市地区生产总值为14083.73亿元。

在2009年《中共中央国务院关于深化医药卫生体制改革的意见》明确提出要“推进医药分开，积极探索多种有效方式逐步改革以药补医机制”① 后的10年中，全国陆续出台了药品零差率销售、控制药占比、药品采购“两票制”等改革措施，但药品价格虚高问题仍未被彻底解决，医疗行业收取回扣、多开检查检验项目等现象屡见不鲜，导致财政医疗服务支出和患者个人负担持续增加，“三医联动”机制亟须进一步完善和深化。

天津市委、市政府坚持以人民为中心的发展思想，将深化医药卫生体制改革作为贯彻落实习总书记“三个着力”指示批示精神的重要抓手，成立天津市深化医药卫生体制综合改革领导小组，有力有序推动医改工作走进深水区。自2009年起，天津市以药品集中采购为突破口，着力解决人民群众“看病难”“看病贵”难题。2009年，在全市范围内实行医疗机构药品品种的集中选择和价格的集中确认。2015年，在全国率先完成首轮省级药品集中采购，当年药品总体价格平均下降14.15%，节省药品费用14.54亿元。2019年，天津作为首批“4+7”国家药品集中采购试点城市，第一时间研究出台了相关配套政策，切实落实国家药品集中采购试点工作，紧抓药品集中采购契机，充分利用国家药品集中采购和使用试点机遇，系统协调、大胆创新，积极推进医药、医疗、医保联动，各项工作均取得积极进展。

二 主要做法

（一）加强组织领导，细化分工落实

2019年1月，第一时间成立天津市落实国家药品集中采购试点工作小

① 《中共中央国务院关于深化医药卫生体制改革的意见》，中国政府网，2009年4月8日，http：//www.gov.cn/test/2009-04/08/content_1280069.htm。

组，由分管医保工作市领导担任组长，确保各项任务扎实有序推进。2020年3月15日，市政府办公厅正式印发实施方案[①]，全市358家公立医疗机构、16家中选药品生产企业、41家经营企业随即开展业务培训，签订集中采购协议，明确相关单位责任，试点工作迅即铺开执行。

（二）提升支付效率，保障供应有序

试点前期为确保中选药品及时供应，市医保基金按照协议采购金额于2019年4月1日、6月19日分两次及时足额拨付2.15亿元药品采购预付款；同时根据全市工作推进情况，从第二批国家药品集采开始实行医保基金直接支付，由医保经办部门根据定点医药机构采购中选药品数量，直接与药品经营企业结算药款，确保到货确认30个工作日内完成药款拨付工作，减少企业交易成本。

对于定点医药机构待结算药款超过机构当月医保基金结算额的，实行医药机构自行结算。通过按期结算、超量自付的方式，既确保了医保基金安全，又推动了全市医药流通行业的良性运转，极大地缓解了相关医院、药品企业的资金压力，保障集采药品有序供应。

（三）加大执行力度，落实结余留用

首轮“4+7”国家药品集采试点采购周期完成后，天津市迅速启动“结余留用”激励机制，成立专班，在深入调研、充分征求意见、进行数据测算的基础上，印发《关于落实国家组织药品集中采购和使用试点有关工作的通知》（津医保发〔2019〕7号）、《市医保局市卫生健康委关于确定国家组织药品集中采购和使用试点专项预算额度落实医保激励机制有关工作的通知》（津医保办发〔2020〕31号），明确了核算范围、核算方法、清算方法等内容。根据集中采购药品专项预算额度测算口径（不含病种付费和人

---

① 《天津市人民政府办公厅关于印发天津市落实国家组织药品集中采购和使用试点工作实施方案的通知》，天津市人民政府网站，2020年5月19日，http://www.tj.gov.cn/zwgk/szfwj/tjsrmzfbgt/202005/t20200519_2370609.html。

头付费），按照职工医保和居民医保两个险种，以及住院、门诊、门特三个类别，分别提取 2019 年度各试点医疗机构使用集采药品同一通用名下全部药品的数量、发生金额及平均报销比例。同时，对合理使用中选药品、履行采购合同、完成国家组织集中采购和药品定量的定点医疗机构，不因集中采购和使用药品费用下降而降低总额控制指标。

（四）完善考核制度，强化用药规范

一是推进医疗服务精细化监管。制定天津市医疗机构合理用药考核工作方案和考核指标，将全市各级医疗机构纳入考核，从三级医院向下逐步铺开，预计 2023 年实现全市医疗机构考核全覆盖。加强对辅助性、营养性和高价药品的监控与管理。创新出台医疗机构使用异常品种定期评价、合理用药量化分级管理、使用异常品种约谈退出等三项制度，有力促进了合理用药。

二是巩固完善国家基本药物制度。重点围绕基本药物优先配备使用、推动各级医疗机构形成以基本药物为主导的“1 + X”（“1”为国家基本药物目录、“X”为非基本药物）用药模式。优化用药目录和药品处方集，完善基本药物标识，加大医务人员培训力度，促进基本药物优先配备使用。按季度开展处方点评，将基本药物使用比例、重点监控药品收入纳入三级公立医院绩效考核，倒逼医疗机构提升合理用药水平，降低患者用药负担。

三是加强处方审核。新冠肺炎疫情发生以来，为减少患者实体医院就医交叉感染风险，出台了疫情防控常态化时期长期处方医保报销便民政策，对“诊断明确、用药稳定、依从性良好、病情控制平稳的慢性病患者”的长期处方进行最长 12 周报销。加强医疗和医保信息系统建设，在医师（药师）诊疗界面设置药品单剂量、天数等使用情况预警，科学设计监控指标及规则，加强对长期处方费用的监控，杜绝超量开药、分解处方等各类不合理、不合规的医疗行为。

（五）加强政策衔接，推进薪酬改革

一是制定薪酬改革文件。制定《天津市市属公立医院薪酬改革实施方案》及系列配套文件，持续推进市属公立医院薪酬改革工作，充分运用绩效考核结果，动态调整各市属公立医院的薪酬水平。区属公立医院薪酬改革试点已从北辰区扩展到全市范围，截至2020年，已有14个区32家区属公立医院参加改革试点工作。

二是制定绩效分配指导文件。制定印发《天津市市属公立医院内部绩效考核指导意见》，指导各市属公立医院科学合理制定完善内部绩效考核办法，完善考核指标体系，按照管理层级及岗位特点，分级分类精准实施内部绩效考核，强化结果应用，体现多劳多得、优劳优酬、向临床一线和特殊学科倾斜的激励导向作用。

（六）推进支付改革，完善监管机制

积极推进肾透析等按人头付费，开展精神病住院医疗费用按床日付费，按病种付费疾病数量达到207种，在45家二、三级医院推进按疾病诊断相关分组（DRGs）付费国家试点，申报成为按区域点数法总额预算和按病种分值付费试点城市。全面推行医疗保障智能监控和医保基金监管信用评价体系，完善基金监管机制。

（七）发挥主场优势，开展耗材集采

一是建立以天津为主场的“3+N”药品医用耗材采购联盟。为进一步落实北京、天津、河北三地政府共同签署的《京津冀医疗保障协同发展合作协议》的要求，2019年11月份，三地医保部门在津签订了《京津冀药品医用耗材集中采购合作框架协议》，并共同发布了《京津冀医用耗材联合带量采购工作意见》。黑龙江、吉林、辽宁、内蒙古、山西、山东6地医保部门积极跟进。2020年2月，天津牵头成立了“3+N”药品医用耗材采购联盟，初步形成了立足京津冀、覆盖中国北方、引领全国的区域性联盟采购新

机制。应贵州省医保局申请，经“3 + N”药品医用耗材集中采购领导小组批准，7 月份同意其加入采购联盟，成为第 10 个联盟成员。

二是组织开展全国性冠脉支架集中带量采购工作。受国家医保局委派，国家组织高值医用耗材联合采购办公室落地天津。在组织冠脉支架集中带量采购中，坚持招采合一、量价挂钩，明确标的量，给予中选企业稳定的市场预期，中选产品不必再为临床使用而营销，压缩流通环节水分，促进价格回归合理水平。

三　改革成效

（一）患者负担显著降低

截至 2020 年 3 月 31 日，首轮“4 + 7”国家药品集中采购和使用试点涉及的中选药物平均降价 52%，25 个品种（43 个品规）采购量为 42910.63 万片/支（3482.24 万盒），达到合同约定采购量的 2.54 倍。中选品种占同通用名、同剂型药品采购数量的 91.38%，替代效果明显。累计减轻患者负担 3.01 亿元。其中，试点医疗机构患者个人负担较上一年度总体减轻 2.50 亿元，非试点医疗机构减轻 0.51 亿元。试点工作带动非试点医疗机构药品费用进一步下降，患者负担明显减轻，改革取得初步成效。

耗材集采成效初显。在 2020 年 5 月、6 月先后开展的两轮京津冀“3 + N”药品医用耗材采购中，人工晶体中选产品价格平均下降 46.4%，累计每年可节省费用 4.5 亿元。新冠肺炎核酸检测相关试剂联合采购价格处于全国较低水平，实现了联合采购让利于民的目标。2020 年 11 月，以天津为主场的国家心脏冠脉支架集采中选结果公布，涉及的 10 个冠脉支架中选品种均价从 1.3 万元降到 700 元左右，降幅超过 90%，预计节约医保基金 109 亿元。2021 年 1 月 1 日起，天津等 18 个省市已正式执行中选结果，患者就医费用大幅降低。

（二）医疗机构药学服务能力不断提升

一是重点监控药品管控取得成效。通过采用重点监控药品临床使用监测评价、处方点评结果公示、考核结果运用强化等方式，2020 年全市重点监控药品采购机构同比减少 64.5%，采购金额同比下降 84.8%，节约资金 6.06 亿元，重点监控药品药占比从 2016 年的 8.0% 降至 2020 年的 3.9%。

二是“互联网 + 医疗”发展迅速。“健康天津”App 统一预约挂号系统已接入全市 51 家二级及以上医疗机构，先后上线检验检查结果查询、费用清单查询、核酸检测预约和结果查询等功能，极大地满足了市民疫情防控常态化时期的就诊需要。市民可利用“健康天津”App 或微医互联网医院，开展预约用药。截至 2020 年，市级互联网医疗服务监管平台已接入互联网医院 61 家、“互联网 + 护理服务”医疗机构 12 家。累计开展互联网复诊服务 27.61 万人次、开具线上处方 24.52 万人次、开展互联网护理服务 168 人次。线上咨询医疗机构 33 家，注册医师超过 2.4 万名，累计提供咨询量 235.13 万次。

三是基层药学服务能力不断增强。为强化基层医疗卫生机构药品保障，2020 年 4 月起，天津市依托基层数字健共体平台，引入“互联网 + 药品保障”服务模式，建设全市统一的“云药房”平台，使全市基层医疗卫生机构和二、三级医疗机构药品目录有效衔接，通过强化处方点评和监管、处方外流、现代物流配送药品等方式，满足社区慢性病患者多样化用药需求。全市 82 家基层医疗卫生机构逐步开展基层数字健共体业务运营。试点基层医疗卫生机构已在健共体内实现处方流转、智能审核、医保结算、药品统一供应等，共开具“云药房”处方 2.2 万余单。处方审核全过程可追溯，进一步规范合理用药行为；通过线下用药服务窗口和线上物流配送，为居民提供院内取药和送药到家的多样化服务；药学服务团队可为居民提供有针对性的药学信息、用药指导/回访、个体化用药及个人档案等服务。

（三）积极探索医保结余资金合理使用

一是积极落实结余留用政策。按照有关文件要求，为进一步落实对医疗机构的激励效果，天津市首轮“4+7”国家药品集中采购结余资金实行100%结余留用政策。2020年3月31日首轮集采周期结束后，依据试点医疗机构考核情况、集采药品2018年度平均采购价格及经试点医疗机构确认后数据进行测算，天津市首轮国家药品集采结余留用金额约为3.43亿元，并于2020年7月初全部拨付至326家试点医疗机构，对缓解医疗机构资金紧张、助力抗击新冠肺炎疫情、促进医院发展起到积极作用。

二是适时调整医疗服务价格。天津市自2019年以来共调整了63项医疗服务项目的价格。2020年4月份，制定了临床急需的有创血压监测、动脉置管术等14项涉及新冠肺炎诊治医疗服务项目临时价格以及新冠肺炎核酸检测价格和抗体检测价格。2021年2月，调整了5项电子胃镜、骨髓特殊染色等医疗服务项目价格。4月，又利用冠脉支架集中采购降价腾出的空间，适时调整了经皮冠状动脉支架置入术价格，并同步调整了医保支付标准。

三是加大薪酬制度改革创新力度。2018年，市人社局等部门印发了《关于进一步扩大公立医院薪酬制度改革试点工作实施方案的通知》（津人社局〔2018〕7号），并在2020年进一步将符合条件的32家区属公立医院全部纳入改革范围。各区人社、财政、卫健部门可根据本区经济发展和财政状况、公立医院收支情况、绩效考核结果等，合理确定试点医院薪酬水平和绩效工资总量，收入调控线可按其他事业单位年人均收入调控线上浮20%，提高工资增幅，落实试点医院内部分配自主权。

四　改革经验

（一）强化组织领导，形成工作合力

2019年1月，在“4+7”集采启动之初成立了天津市落实国家药品集

中采购试点工作小组，由分管医保工作的市领导担任组长，市人民政府分管副秘书长和市卫生健康委、市医保局主要负责同志任副组长，成员单位包括市委宣传部、市委网信办、市发展改革委等11个部门，各部门通力协作，认真做好中选药品生产、流通、使用等环节工作，保证了各项任务扎实有序推进。

（二）强化政府指导，保障任务实施

一是制定实施方案，明确任务分工。制定《市卫生健康委关于印发落实国家组织药品集中采购和使用试点工作实施方案的通知》，进一步明确了优先配备使用中选药品、加强合理用药指导、做好使用监测、强化绩效考核等10项制度措施，确保中选药品顺利进入医院。

二是发挥专家力量，科学指导使用。凝聚药学、医学、医保等学科专家力量，针对公众关注的问题编写《天津市落实国家组织药品集中采购和使用试点工作百问百答》和《“4+7”集中采购试点工作十问十答》宣传手册，做好政策解读和临床风险评估，加强教育培训，逐步引导群众合理用药。

（三）强化数据监测，严格风险防控

一是建立监测平台，完善奖惩机制。升级改造医药采购平台信息系统。增设针对中选品种的监测功能，在全国率先实现“采购进度、汇款追踪、合理采购、供应保障、质量安全、票据追溯”的实时监测。坚持按量采购、优先使用，确保全市各级公立医疗机构按照约定的采购数量优先采购和使用中选药品。建立完善激励约束机制，奖惩并重，确保试点工作顺利实施。

二是制定监测方案，重点推动落实。出台了《关于印发公立医疗机构落实国家组织药品集中采购和使用试点工作监测方案》，形成信息双向互通互动，推动医疗机构规范采购。建立试点工作运行情况周报告制度，每周汇总中选药品供应、采购、使用情况及工作动态，形成工作简报，上报市专项工作小组和国家医保局。

（四）强化政策配套，确保平稳过渡

一是畅通政策渠道，严格风险防控。按照“一药一策”的原则，组织各医疗机构针对每个中选品种建立了药品替代使用模型，做好数据测算分析、风险防控和模拟演练，确保在药物使用替代过程中有专家指导和解释，保障患者用药安全和疗效。

二是推广典型做法，加强工作交流。印发《国家组织药品集中采购和使用试点专刊》，介绍医疗机构先进做法、公示各级医疗机构患者投诉排行榜及药品采购使用监测等相关数据，实现“横向可参照、纵向可比较、问题得显现、经验可借鉴”，切实保障试点全过程信息畅通。

（五）完善投诉管理，加强约谈公示

一是建立常态化工作机制。实现“4 + 7”用药投诉“日监测收集、周分析汇报、月回访公示”，每天收集汇总全市各医疗机构“4 + 7”用药相关投诉，对相关医疗机构的主要负责人进行约谈。对“4 + 7”用药相关投诉逐条梳理、逐件分析、逐项核查、限期整改、全面回访。

二是加强患者投诉管理。公布各级医疗机构院长值班电话，院领导靠前指挥，并由专人做好患者用药投诉接待。试点期间，群众对“4 + 7”用药保障工作总体反映良好。

五　展望

截至2020年，国家集采已开展四轮，共五批次，集采的规则和政策逐渐完善，药品集中采购工作趋于常态化。2021年1月28日，国务院办公厅印发了《关于推动药品集中带量采购工作常态化制度化开展的意见》（国办发〔2021〕2号），明确了以市场为主导的药品价格形成机制、发挥医保基金战略性购买作用、推动药品集中带量采购工作常态化制度化开展的改革方向。下一步天津市将严格落实国家政策，以药品集中采购为突破口，持续推

动“三医联动”改革。

一是落实“腾空间”，做好药品耗材集中采购工作。严格对接国家医保药品目录，积极扩大药品耗材集中带量采购范围，在国家组织药品耗材集中采购的基础上，对于非国家谈判药品，采取单独或跨区域联盟等方式，按照带量采购、招采合一、质量优先、确保用量、保证回款等要求，进一步降低药品价格。针对临床用量较大、采购金额较高、临床使用较成熟、多家企业生产的高值医用耗材，探索按类别集中采购。发挥好京津冀联盟和“3 + N”联盟的整体合力优势，推动全市所有公立医院全面执行联合采购。

二是落实“调结构”，建立医疗服务价格动态调整机制。及时利用药品耗材价格下降的空间调整医疗技术服务价格，持续改善和优化医院收入结构，支撑公立医院薪酬制度改革。按照设置启动条件、评估触发实施、确定调价空间、遴选调价项目、合理调整价格、医保支付衔接、跟踪监测考核的原则要求，及时调整、切实提升医疗服务收入占医疗收入比例，增加医院可支配收入。

三是落实“保衔接”，保障改革进程政策协调对接。进一步完善符合天津市医疗卫生行业特点的公立医院薪酬制度，逐步实现公立医院收入分配的科学化和规范化。进一步加大医疗机构药品耗材使用监管力度。指导推动各级各类医疗机构及时调整优化用药目录，促进合理用药。落实国家制定的高值医用耗材重点治理清单和有关工作要求，全面加强耗材使用治理。持续推进医保支付方式改革，推行按区域点数法总额预算管理下的多元复合式医保支付方式，以及按疾病诊断相关分组付费试点，增加按病种付费的疾病数量并扩大实施范围，加快推广肾透析等按人头付费改革。

B.15
贵州省遵义市推动县域医疗卫生服务资源提质增效的探索和实践

贵州省卫生健康委员会　遵义市卫生健康局*

摘　要：　坚持以基层为重点是新时期卫生与健康工作方针的重要内容，强基层是深化医药卫生体制改革的基本原则，也是贵州卫生健康工作的重点。对此，遵义市高度重视，按照贵州省委、省政府统一部署，与全省同步实施“五个全覆盖”“基层医疗卫生服务能力三年提升计划”“卫生健康服务能力提升‘八大工程’行动计划”等强基提质、扩能增效系列重大举措，同时，以改革创新为动力，创新深入实施县域综合医改，以“强”龙头为切入点，推进牵头医院能力建设，以“活”枢纽为突破点，推动“全面共建”向“突出中心”转变，以“稳”网底为着力点，筑牢村级服务保障平台，推动医疗卫生工作重心下移、医疗卫生资源下沉，大力提升基层医疗卫生的职业吸引力和服务能力，形成了遵义市县强、乡活、村稳整合型医疗卫生服务体系发展新格局。

关键词：　基层　改革创新　医疗卫生服务资源

一　改革背景

习近平总书记强调，没有全民健康，就没有全面小康。要推动医疗

---

* 执笔人：张玉琼、刘勇、王天培、董黎、胡宗兰、杜君莉。

卫生工作重心下移、医疗卫生服务资源下沉，推动城乡基本公共卫生服务均等化，为群众提供安全有效、方便价廉的公共卫生和基本医疗服务，真正解决好基层群众看病难、看病贵问题。贵州省委、省政府深入贯彻落实习近平总书记重要讲话精神，坚持以基层为重点，推动实施了“五个全覆盖”[①]“基层医疗卫生服务能力三年提升计划”[②]“加快构建山地紧急医学救援体系”[③]“卫生健康服务能力提升‘八大工程’行动计划”[④]等系列重大举措。

遵义市作为第一批公立医院改革国家联系试点城市，勇于探索、先行先试，在贵州省率先实现公立医院改革全覆盖、率先实现县级公立医院二甲全覆盖、率先在市县级公立医院全面推进去行政化改革、率先启动薪酬制度改革，取得了一定的成效。余庆县、遵义市先后被国务院办公厅通报表彰为公立医院综合改革真抓实干成效明显地方。但在推进改革的过程中，特别是在县域医疗服务体系中仍存在一些短板和不足[⑤]。一是县级带不起。截至2016年底，遵义市达到三级医院标准的县级医院仅2家，整体数量不足、自身能力有限，在县域医共体建设中平均1家县级医院需牵头管理9家乡镇卫生院，面临“小马拉大车”的局面。二是乡镇运不转。乡镇卫生院服务能力整体薄弱，人力资源匮乏，招不进，留不住，医疗服务水平、运行效率不高。2016年，基层医疗卫生机构（指乡镇卫生院、社区卫生服务中心，下同）中高级及以上职称人员为475人，占比为6.29%；本科及以上学历人员为870人，占比为11.98%；医疗服务收入占医疗收入比例为25.87%。

---

① 《中共贵州省委贵州省人民政府关于大力推动医疗卫生事业改革发展的意见》，2015年9月。

② 《贵州省人民政府办公厅关于印发〈贵州省基层医疗卫生服务能力三年提升计划（2016—2018）〉的通知》，2016年10月8日。

③ 《省人民政府办公厅关于转发省卫生健康委卫生健康服务能力提升“八大工程”行动计划（2019—2022年）的通知》，贵州省人民政府网站，2019年2月1日，http://www.guizhou.gov.cn/zwgk/zcfg/szfwj_8191/qfbh_8197/201902/t20190201_2234698.html。

④ 《省人民政府办公厅关于转发省卫生健康委卫生健康服务能力提升“八大工程”行动计划（2019—2022年）的通知》，贵州省人民政府网站，2019年2月1日，http://www.guizhou.gov.cn/zwgk/zcfg/szfwj_8191/qfbh_8197/201902/t20190201_2234698.html。

⑤ 《遵义市人民政府关于深化医药卫生体制改革自查情况的报告》，2018年6月。

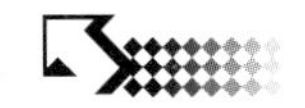

三是村级兜不住。村级队伍不稳、学历偏低、能力不强、干劲不足，兜不住脱贫攻坚与乡村振兴的健康网底。

二　主要做法

遵义市坚持以问题为导向，以基层为重点，以县域医疗卫生服务能力提升为目标，以深化医改为引擎，厘清县、乡、村“三点一线”发展思路，打通县、乡、村三级发展堵点，全面形成了“县强、乡活、村稳、上下联、信息通”的新时期遵义整合型医疗卫生服务体系发展格局①。

（一）以“强”龙头为切入点，推进牵头医院能力建设

遵义市紧紧围绕县级牵头医院“重点承担急危重症患者的救治和疑难复杂疾病向上转诊服务”的功能定位，夯基础、壮队伍、强专科、提内涵，全面提升牵头医院疾病诊断治疗能力，实现县级“强”，解决“县级带不起”问题。

1. 夯基础

一是加大政府投入，实施“百院大战”，全面推进医疗卫生基础设施标准化建设，实现县级医院建设达标率100%。二是以硬件设备建设为依托，着力配备以CT、核磁共振为主的必备的医疗设备，全力提升医疗服务支撑能力。三是以县域为单位统筹县级医院资源建成远程医疗会诊中心、远程影像诊断中心、远程心电诊断中心和远程检验质控中心，负责区域内疑难杂症会诊和远程影像、心电诊断。充分利用信息化手段，以牵头医院为枢纽，市、县、乡上下联系贯通，推动优质医疗资源下沉，全面提升县域医疗机构疾病诊断能力②。四是以全民健康信息平台建设为支撑，健全完善医疗机构

① 《贵州省遵义市：打造县域医共体　提升乡镇医疗卫生服务能力》，贵州省卫生健康委员会网站，2020年11月12日，http://www.gzhfpc.gov.cn/xwzx_500663/sndt/202011/t20201112_65178724.html。

② 《2016年贵州省远程医疗服务体系建设项目实施方案的通知》，2016年3月14日。

院内信息系统，强化区域市、县、乡、村四级医疗数据汇聚融合和互联共享，实现区域电子健康档案信息调阅应用全覆盖。

2. 壮队伍

强化“内育外引”，积极搭建医疗卫生人才交流平台，通过政策吸才、主动揽才、以才聚才、借力引才等方式，做大人才增量，做优人才资源。在高层次人才方面，实施“黔医人才计划”，培养学科带头人和医院管理人才34名，实施“银龄计划”，引进高水平退休医生75名，实施“骨干计划”，培养专业技术骨干医师164名，实施“精英计划”，培养优秀管理人才18名。累计培育和引进人才291名。在基础性人才方面，大力实施人才引进学历提升、岗位轮训、骨干培训、全科医生培养、千人支医等五大计划，累计培育和引进人才4200名；创新开展“青苗计划”，组织341名本科生学员赴北京、上海等地规培基地规培。

3. 强专科

大力推进“组团式”对口帮扶，支援单位向受援医院派驻不少于5人的行政人员、临床医生、护理人员、医技人员开展团队帮扶，有力地促进学科建设，全面提升综合医院“2+5”（重症医学和急诊急救科+当地疾病谱中发病率靠前的5个专科）、中医医院“2+3+N”（强化治未病科和中医康复科+3个自选专科+拓展急诊急救科和重症医学科等专科）、妇幼保健院妇幼专科能力。2020年底，遵义市所有政府办县级公立医院建成重点专科175个并全部投入使用。坚持中西医并重，注重打造中医特色专科，实施国家农村医疗机构针灸理疗康复特色专科建设项目13个、中医特色专科（专病）建设项目18个，以及省级中医重点专科建设项目26个。

4. 提内涵

进一步健全完善医院内部治理体系，提升现代化管理水平。所有公立医院全面落实党委领导下的院长负责制，实现公立医院党建“五好”（班子建设好、制度建设好、支部建设好、医德医风好、引领作用好）目标。落实“两个允许”，全面推开公立医院薪酬制度改革，建立公立医院工资总额管

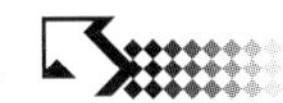

理、医院绩效考核制度，提取不低于医疗收支结余的50%用于人员激励，全面实行院长（书记）年薪制并由财政全额保障。所有公立医院推行“最多跑一次”服务[①]，设立一站式服务中心，实施13项医疗服务改革，进一步优化挂号、检验检查、入院出院、费用结算、药品配送等服务流程，大力推进医疗机构诊间支付，改善群众就医体验。

（二）以“活”枢纽为突破点，推动“全面共建”向“突出中心”转变

作为国家紧密型县域医共体建设整体推进试点市，遵义市从规划改革路径、创新体制机制、推动资源贯通、改革医保支付方式等方面入手[②]，“县级带中心、中心带一般”，“突出中心、梯次发展”，创新推进医共体建设，解决“乡镇运不转”的问题。

1. 规划改革路径

坚持市级统筹、县级主导，在充分考虑医疗资源布局、地理条件、人员、交通条件等因素的基础上，打破原有中心乡镇卫生院布局，重新规划中心乡镇卫生院并将其作为县域区域医疗中心设置。县域区域医疗中心按照二级综合医院的服务内涵要求进行建设，进一步拓展医疗业务范围，提高急危重症的判断和初步抢救能力，并作为向上联系县级牵头医院、向下辐射带动一般乡镇卫生院的中心枢纽。抓住县域区域医疗中心这个关键节点，医疗资源重点配置，推动服务能力快速提升，利用区域医疗中心的能力提升有效辐射服务周边乡镇，推动县级医疗资源有序有效下沉。

2. 创新体制机制

一是改革编制管理制度。市委、市政府出台县域医共体内编制统筹使用

---

① 《遵义市人民政府办公室关于印发〈遵义市全面推进改善医疗服务行动计划工作方案〉的通知》，2020年4月3日。

② 《遵义市人民政府关于全面推进紧密型县域医疗卫生共同体建设的实施意见》，遵义市人民政府网站，2019年8月19日，http：//www.zunyi.gov.cn/ztzl/gzhgfxwjsjk/gfxwjsjk/srmzf/202012/t20201221_68718841.html。

政策，推进医共体内人员编制统筹使用管理、人员统一招聘流动。同步实施公立医院人员控制数改革，实行动态管理，并重新设置岗位，着力解决公立医院编制总量不足问题，有效增加县域医共体编制使用效益。通过实行人员控制数管理，各县（市、区）可用编制数增幅普遍超过100%，最高达到191%。二是改革管理运行机制。县级制定了政府、卫生健康部门、医共体三方权责清单，进一步厘清三方管理的责任，构建起权责清晰的运行机制。县级卫生健康部门将人财物管理权限下放到县域医共体牵头医院，在医共体内实行党委领导下的行政、人员、财务、业务、药械、绩效统一管理的运行机制。三是建立县域医共体内部人才柔性流动机制。在医共体内，牵头医院下派班子领导、管理人才、业务骨干到区域医疗中心任院长、班子成员、科室负责人；一般乡镇卫生院具备临床麻醉、手术执业资格的医生调整到区域医疗中心，盘活乡镇医疗资源；区域医疗中心管理骨干下派到一般乡镇卫生院任院长，在医共体内促进人才“下得去、上得来”。四是探索建立符合基层和医疗卫生行业特点的薪酬激励制度。探索实施基层医疗卫生机构“公益一类保障、公益二类管理”政策，在保障医务人员全额工资的基础上，将医疗服务收入收支节余的50%用于医务人员绩效再分配；对在乡镇就业的医学类高级职称、硕士以及取得全科医师资格的本科生每月补助1500元，取得执业资格的全日制本科生每月补贴1000元，稳步提高基层医务人员薪酬，极大增强基层岗位吸引力。

3. 推动资源贯通

一是建立医疗资源流动机制。有效整合县乡医疗资源，建立人才、技术、设备等优质资源有序向县域区域医疗中心流动的工作机制，通过对牵头医院院长、书记的绩效考核促进县级牵头医院有针对性地配置医疗资源，整体提高县域医疗资源的使用效率。二是全面实现远程医疗县县通、乡乡通。在医共体内采取远程医疗服务由牵头医院明确专人负责及时响应、统一出具报告明确诊断、组织专家会诊提供诊疗方案等方式，提高基层医疗卫生疾病诊断治疗能力。三是拓展医疗服务。按照“一中心一方案”的要求，结合区域疾病谱、外转病种等情况，由县级牵头医院统筹帮助区域医疗中心规划增设临床科室、打造特色科室、开展新项目新技术，通过人才引进、统筹派驻专家团队和学科带头人、投放医疗设备等方式，增强基层医疗专科能力。四是建立基层人员常态化培训制度。全面实施基层医疗机构“大培训、大提升、大服务”工程。通过委托专业协会、聘请专家、集中现场教学等方式，每年常态化分批次开展培训。自2019年启动该项目，共培训乡村医生8400余人次，确保乡镇卫生院（社区卫生服务中心）医护人员掌握7类10项中医适宜技术和4类5项急救技术；村卫生室（社区卫生服务站）医生掌握6项中医适宜技术和4类5项急救技术①。

4. 改革医保支付方式

一是部门联动推进县域医共体建设医保基金打包付费改革，实行“统一预算、总额预付、超支不补、结余留用”。市级统筹扣除5%的质保金、县域内未加入医共体医疗机构预算基金等费用后，确定医共体年度支出预算总额，将医共体成员单位的医保基金打包给医共体牵头医院，由牵头医院根据成员单位的预算额度，按月预拨到医共体成员单位，年度实施考核后结算。二是建立医疗服务价格动态调整机制，逐步理顺医疗服务价格的比价关系。2020年，抓住取消医用耗材加成、药品耗材集中采购窗口期，调整乡镇社区级收费项目1891项（全市调整6953项），其中206项一、二级手术医疗服务项目收费上调10%，541项三级手术医疗服务项目收费上调20%。

（三）以“稳”网底为着力点，筑牢村级服务保障平台

遵义市以“四大保障政策”（在岗村医缴纳养老保险、新进乡村医生纳入编制内管理、村卫生室优化结构布局、药品供应保障）为支撑，全面扎紧筑牢基层卫生服务网底。在体系建设、能力建设、队伍建设、运行机制建设等方面制定更务实管用的政策举措，不断提升村级服务能力，解决“村

---

① 《市人民政府办公室关于印发〈遵义市支持中医药事业发展的若干意见〉的通知》，《遵义市人民政府公报》2018年第12期。

级兜不住”问题。

1. 全面推动村医参加职工养老保险

市卫生健康局、市人力资源和社会保障局联合出台了做好乡村医生社会保险工作的政策，把落实乡村医生社会保险政策作为完善基层医疗卫生服务体系的重要举措，建立健全乡村医生城镇企业职工基本养老保险参保制度①。

2. 创新实施新进乡村医生纳入编制内管理

市卫生健康局与市委编办、市人力资源和社会保障局联合印发出台了加强乡村医生队伍建设的指导意见②，进一步从合理配置乡村医生、完善乡村医生人事制度、强化乡村医生能力建设、落实乡村医生各项待遇、加强乡村医生监督考核5个方面强化乡村医生规范管理和能力、待遇提升等制度。重点对“进”和“退”进行了政策拓展、机制创新，建立了乡村医生退出机制及多渠道补充机制，加强村医岗位培训和提升学历教育，落实乡村医生各项待遇，使乡村医生队伍补得进、留得住。实行乡村一体化管理，由乡镇卫生院对乡村医生实行统一管理、调配和考核。稳步推进“县招乡管村用”管理模式，合理调配和用活现有乡镇卫生院空编资源，公开招聘乡村医生并将其纳入编制内管理，逐步实现1个行政村至少有1名编制内乡村医生。未完成招聘任务的，县级人民政府采取购买服务方式招聘派遣制乡村医生。

3. 全面调整村卫生室设置布局

一是规范村卫生室设置。所有村卫生室由乡镇卫生院统一管理，实现资产公有化。各县结合地域条件、服务人口、服务半径及卫生室现状等因素，通过重建、维修、整合等方式，合理规划设置，1个行政村至少设置1个规范化村卫生室，并按规定配备足额的合格执业（助理）医师或乡村医生，

① 《遵义市卫生健康局、市人力资源和社会保障局联合印发〈关于做好乡村医生社会保险工作的通知〉》，2020年2月26日。

② 《遵义市卫生健康局、市委编委办、市人力资源和社会保障局〈关于加强乡村医生队伍建设的指导意见〉》，2020年3月24日。

 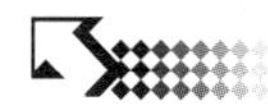

满足群众就近就医需求[1]。二是规范村卫生室医疗服务。由各县统一制定村卫生室医疗质量管理、医疗安全、人员岗位责任、门诊登记、法定传染病疫情报告、医疗废物管理等相关制度，并按规范制作上墙，规范执业行为，提高医疗卫生服务的安全性和有效性。

4. 强化基层医疗卫生机构药品供应保障

医共体内实行统一药品管理、统一用药目录、统一采购配送、统一支付货款。由县域医共体牵头医院具体负责药品集中配送工作，拟定基础药品配送目录，并根据相关要求制定配送企业评定项目和评分标准，坚持公平、公正、公开的原则，严格按照程序遴选配送质量和效率较高的企业实施药品集中配送工作，确保基层医疗卫生机构所需药品能够及时、足量配送到位。

三　改革成效

通过改革实践，遵义市县乡村一体化改革发展取得了一定成效，县域综合服务能力得到明显提升，有序就医格局基本形成，基本医疗卫生服务的公平性和可及性明显提高。

（一）改革积极性得到明显增强，医疗资源实现有序有效下沉

遵义市探索的“县级带中心、中心带一般”“突出中心、梯次发展”改革路径，既有效解决了县级医疗资源总量不足、部分乡镇基础薄弱、“小马拉大车”的现实问题，又增加了县级牵头医院、基层医疗机构的改革积极性，从而找到了有序推进县级优质医疗资源下沉的有效改革路径。截至2020年底，全市共组建紧密型县域医共体29个，规划布局县域区域医疗中心51个。县级医疗资源实现有序有效下沉，2020年与2016年相比，牵头

---

① 《遵义市卫生健康局印发〈关于进一步优化村级卫生室布局和设置的通知〉》，2020年2月25日。

医院累计向县域区域医疗中心下派临床类专业技术人员532名，增加460名，其中中高级及以上职称人员426名，占比达到80.08%；基层医疗机构开展新技术、新项目从62项上升至135项，增加了117.74%。

（二）服务能力、服务效能得到明显提升，有序就医格局逐步形成

从医疗资源总量看，遵义市基层基础建设日臻完善，人才队伍更加优化。一是遵义市基层基础建设进一步完善，2020年与2016年相比，遵义市基层医疗卫生机构房屋建筑面积达到986409平方米，累计增加189747平方米（见图1）；累计增加新建项目136个；累计增加固定资产24849万元；千人拥有床位数达到1.64张，增加0.25张；万元以上设备台数由2276台增加至3844台，累计增加1568台（见图2），其中，10~49万元设备增加301台，主要投放到基层医疗卫生机构。二是人才队伍建设进一步加强。2020年与2016年相比，基层医疗卫生机构卫生技术人员从7546人增加到8436人，其中本科及以上学历人员增加1222人，占比由11.53%增加到24.80%（见图3），中高级及以上职称人员增加225人，占比由6.30%增加到8.30%（见图4）；每万人全科医师由0.66人增加到2.70人。

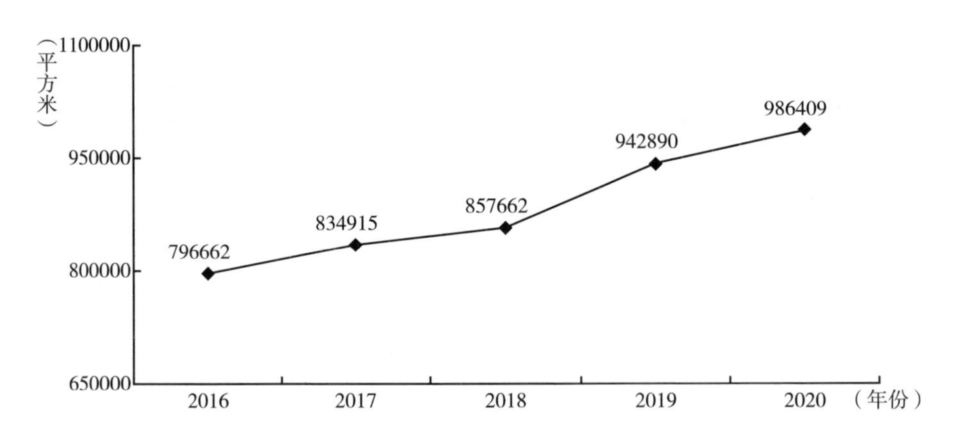

图1　遵义市基层医疗卫生机构2016~2020年房屋建筑面积情况

资料来源：国家卫生统计信息网络直报系统。

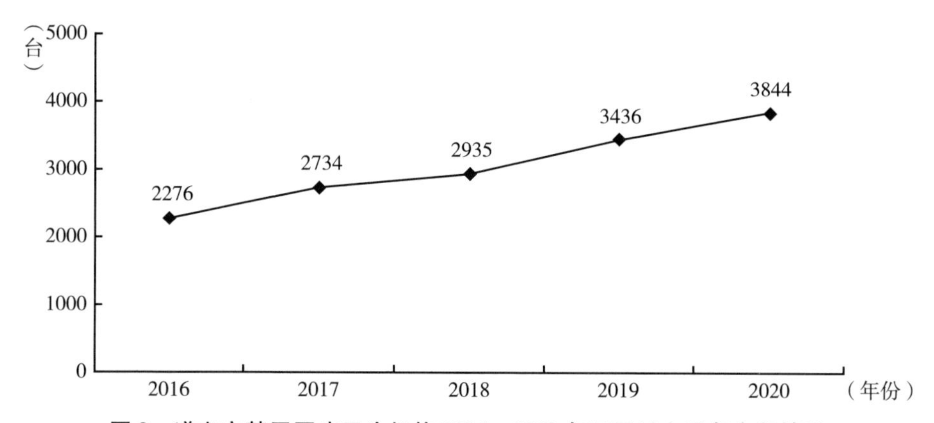

图 2　遵义市基层医疗卫生机构 2016～2020 年万元以上设备台数情况

资料来源：国家卫生统计信息网络直报系统。

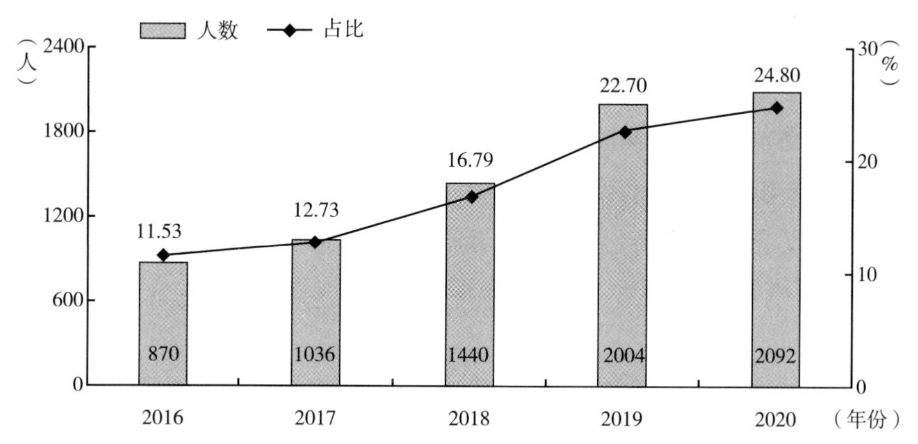

图 3　遵义市基层医疗卫生机构 2016～2020 年卫技人员本科及以上学历人数及其占比情况

资料来源：国家卫生统计信息网络直报系统。

从落实功能定位看，遵义市有序就医格局正在逐步形成。一是牵头医院更加注重危急重症、疑难杂症的诊疗服务，2020 年与 2018 年（2018 年前无数据）相比，出院患者三、四级手术占比由 38.43% 增加到 45.90%，增加了 7.47 个百分点，2020 年与 2016 年相比，达到三级医院标准的县级医院为 4 家，增加 2 家。二是 2016～2019 年基层服务量逐年稳定增长，2019 年与 2016 年相比，基层医疗卫生机构医疗服务总人次从 7167185 人次增加至 8979058 人

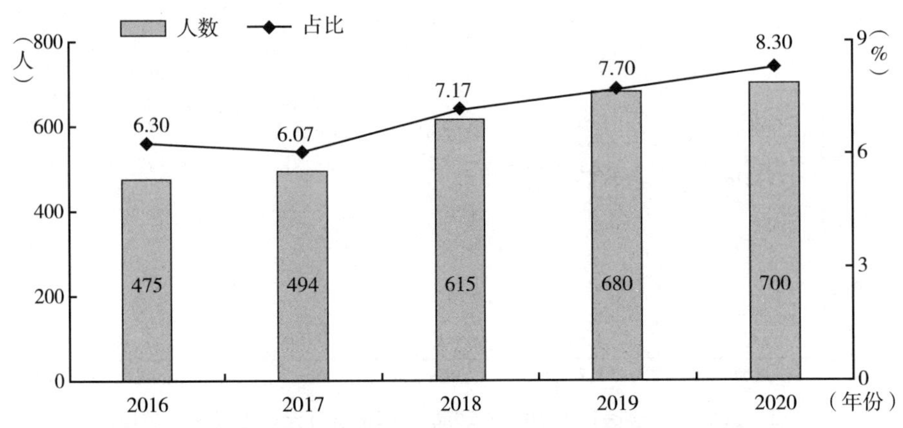

图4　遵义市基层医疗卫生机构2016～2020年卫技人员中高级及以上职称人数及其占比情况

资料来源：国家卫生统计信息网络直报系统。

次，2020年总人次为7199228人次，较2019年下降，其主要原因为2020年上半年受疫情防控影响，基层医疗卫生机构基本没有开展医疗服务。三是牵头医院下转患者人次大体上呈增加趋势，2020年与2016年相比，从2868人次增加到7939人次（见图5）。四是县域就诊率逐年增加，2020年与2016年相比，从88.20%增加至90.22%，并稳定在90%以上（见图6）。

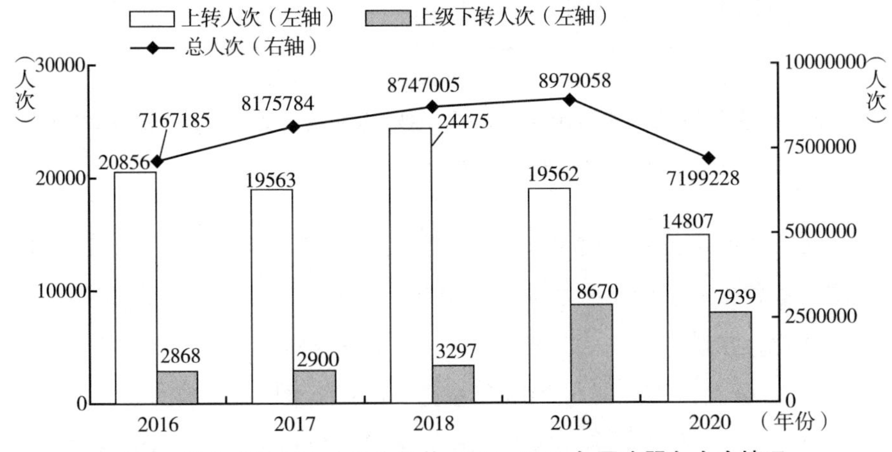

图5　遵义市基层医疗卫生机构2016～2020年医疗服务人次情况

资料来源：国家卫生统计信息网络直报系统。

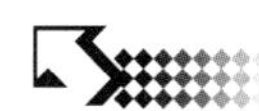

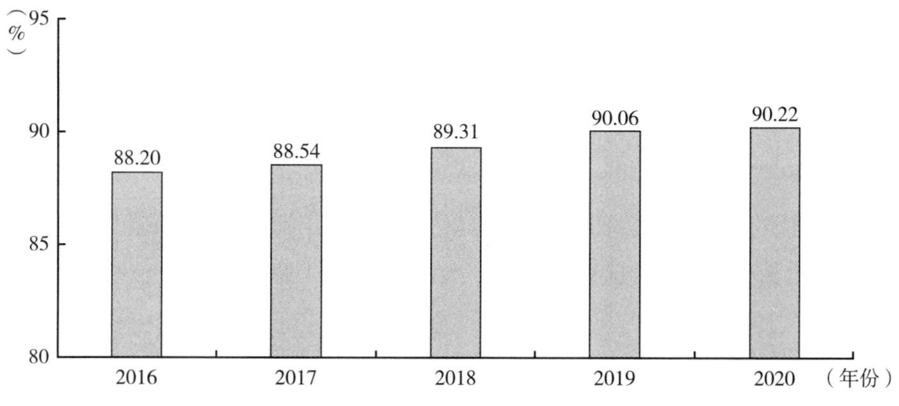

图 6　遵义市 2016～2020 年县域就诊率情况

资料来源：市医疗保障局信息系统。

从医疗服务效能看，县乡医疗卫生机构医疗收入结构不断优化，用于落实“两个允许”政策的可支配收入进一步增加。2020 年与 2016 年相比，县级公立医院医务性收入占医疗收入的比例由 31.47% 提高到 37.76%，提高了 6.29 个百分点，人员支出占业务支出的比例由 46.91% 提高到 49.91%，提高了 3 个百分点（见图 7）；基层医疗卫生机构医务性收入占医疗收入的比例由 25.87% 提高至 27.41%，提高了 1.54 个百分点，人员支出占业务支出的比例由 45.71% 提高到 46.99%，提高了 1.28 个百分点（见图 8）。

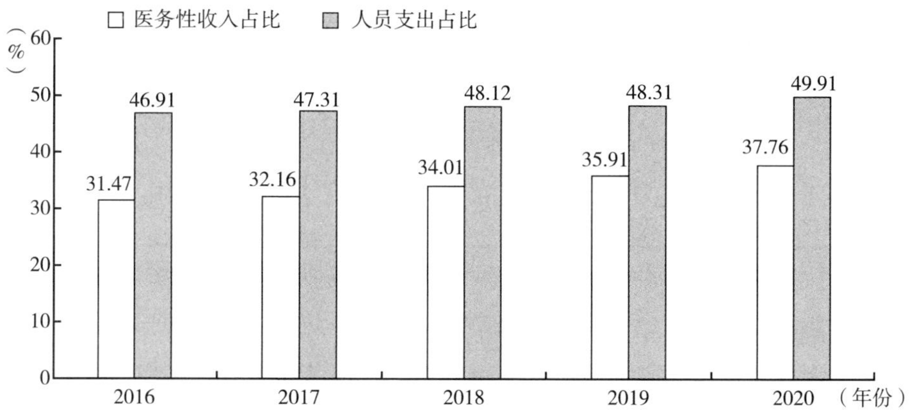

图 7　遵义市县级公立医院 2016～2020 年医务性收入占比、人员支出占比情况

资料来源：国家卫生统计信息网络直报系统。

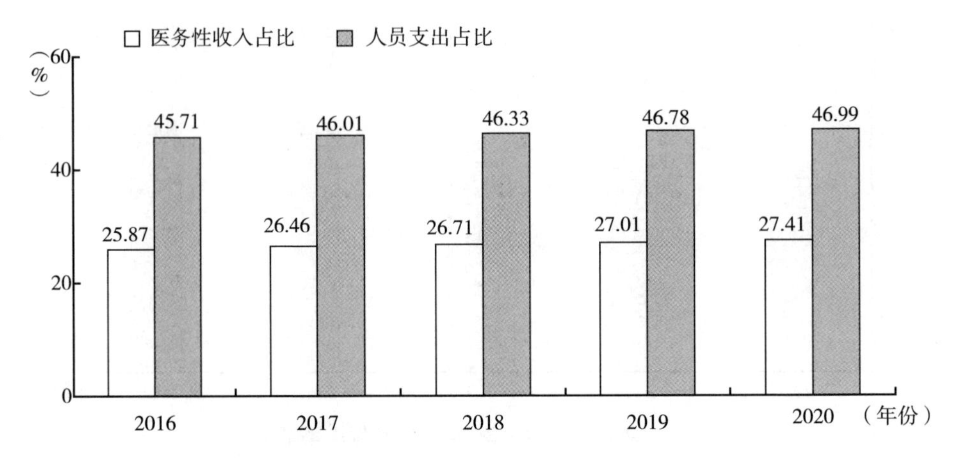

图8　遵义市基层医疗卫生机构 2016～2020 年医务性收入占比、人员支出占比情况

资料来源：国家卫生统计信息网络直报系统。

（三）医保基金安全得到进一步保障，医保支付方式改革持续向好推进

通过实施医共体总额付费管理，建立了医共体内部利益共享机制，激发了县域医共体主动控制不合理医疗费用的内生动力，保障了城乡居民医保基金安全运行。2020 年，遵义市城乡居民医保当期结余医保资金 5.8 亿元，医保基金支出率为 88.9%。2021 年遵义市作为全国 DIP 付费（区域点数法总额预算和按病种分值付费）试点，积极以医保支付方式改革为抓手，促进分级诊疗制度落地见效。

（四）基层队伍得到全面保障，村级网底进一步筑牢扎实

坚持以人为本，推动以治疗为中心向以健康为中心转变，既在稳定上做文章又在优化上下功夫，健康网底进一步筑牢扎实。一是实现乡村医生养老保险应缴尽缴。截至 2020 年底，除因超龄等个人特殊因素不符合缴纳条件外，遵义市 14 个县（市、区）4479 名村医缴纳了城镇企业职工基本养老保险，占总数的 91.35%；242 名村医缴纳了城镇灵活就业

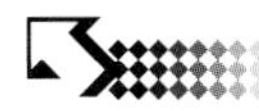

人员养老保险，占总数的4.94%；182名村医参加了城乡居民养老保险等，占总数的3.71%。率先在全省实现在岗村医社会保险应缴尽缴。同时，对离岗村医实施生活补助也在同步推进。二是实现村卫生室结构布局应优尽优。遵义市行政村卫生室有1447个，一般卫生室（延伸网点）有1397个，实现乡镇卫生院管好行政村卫生室、行政村卫生室管好一般卫生室（延伸网点）网络管理模式。三是探索乡村医生应编尽编。遵义市14个县（市、区）已全面制定加强乡村医生队伍建设的实施方案，截至2020年，已有3个县调剂537个事业编制用于村医招聘并实施招录，其余11个县（市、区）正积极推进有关工作。四是基层医疗卫生机构所需药品应配尽配。截至2020年底，遵义市基层医疗卫生机构药品配送量完成率81.34%，较2018年提高13.22个百分点，配送金额完成率82.31%，较2018年提高4.77个百分点，确保了基层医疗机构用药需求。

四 改革启示

（一）坚持以人民为中心，推进改革向纵深发展

群众关心什么、期盼什么，改革就要抓住什么、推进什么。遵义市牢固树立以人民为中心的改革理念，坚持目标导向、问题导向、民生导向，补短板、强弱项、破难题，始终把破解县乡村卫生健康事业发展不平衡、不充分问题作为主攻方向，聚焦老百姓就近能看病、看得出病、看得好病的需求问题，更加深刻分析县乡村一体化改革发展的现状，更加全面厘清这一系统工程的复杂性、长期性、艰巨性，紧扣县级资源不优重点学科专科薄弱、乡镇整体薄弱缺乏活力、村级队伍不稳干劲不足等短板问题，多措并举强县、活乡、稳村，实施系列改革，推动大批项目建设，出台系列政策措施，加快补短板、强弱项，推进整体发展、整体提升。

（二）坚持高位统筹，推动改革责任落实

全面推进县乡村一体化发展，是复杂的系统工程，综合性强，涉及面广，需要市级进行顶层设计并给予政策保障，也需要各有关单位的齐心协力，共谋良策，特别要坚持市级整体统筹谋划，市、县、乡、村联合推动，否则改革就不系统，会呈现碎片化的状态，就不能达到预期目的。遵义市充分发挥国家紧密型县域医共体建设整体推进试点市的集成优势，强化高位推动机制，将推进县域医共体建设作为遵义市全面深化改革的重点任务统筹推进，多次召开专题会，压实党委、政府的责任。强化部门联动、政策设计，立足政策供给和要素保障，创新机制体制，推动一体化改革发展。坚持问题导向，统筹解决共性问题，立足遵义市卫生健康事业发展现状，反复调研论证统一规划路径，明确思路，充分调动和发挥县域各级各类医疗卫生机构参与改革的积极性。

（三）坚持县级主导，确保改革因地制宜

试点先行是改革突破的关键一招。推进县乡村一体化发展是以县域为单位推进的改革，各地情况不一，涉及各方利益和资源的调整布局，市级不能“一刀切”，只有坚持县级主导，落实当地政府的改革责任，才能扎实推进改革。遵义市坚持效果导向，既强调做实规定动作也强调做优自选动作，充分赋予县级更大的改革空间和改革权限，鼓励县级因地制宜大胆探索。以县域医共体组建形式为例，各地围绕主线百花齐放，形成了“县域医共体管理中心—县级医疗卫生机构—县域区域医疗中心—一般乡镇卫生院—村级医疗卫生机构”“县级医疗集团—县级医疗卫生机构—县域区域医疗中心—一般乡镇卫生院—村级医疗卫生机构”“县级牵头医院—县域区域医疗中心—一般乡镇卫生院—村级医疗卫生机构”等多种模式，更加符合各县实际，利于县域资源配置，进一步激发了基层改革创新的动能。

（四）坚持体制机制创新，为改革提供不竭动力

医改进入深水区，只有进行时，没有完成时，特别是对于试点城市遵义

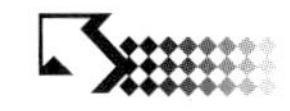

市来说，无论改革的事项推进到什么程度，都必须立足新发展阶段、贯彻新发展理念、融入新发展格局，将体制机制创新贯穿医改工作的始终，落实到各个环节，为改革向纵深推进提供有力保障。针对此，遵义市紧紧围绕“县强、乡活、村稳”的总要求，立足改革现状，从路径建设上求突破统一规划布局、从融合发展上求突破改革人事编制薪酬制度、从利益共享上求突破改革医保支付政策，为推进县乡村均衡协调发展提供了有力保障，逐步让改革的综合效益与红利持续释放，让人们拥有更多获得感、幸福感、安全感。

五　未来展望

坚持以习近平新时代中国特色社会主义思想为指导，认真贯彻党的十九届五中全会精神，深入贯彻习近平总书记视察贵州重要讲话精神和对卫生健康工作的重要指示精神，坚持以改革创新为动力、以高质量发展为主题，继续按照“县强、乡活、村稳、上下联、信息通”的总体思路，加快推进县域综合医改，形成“县、乡、村”三点一线层次突出、重点明晰、错位发展、资源整合的卫生健康“天网”，让群众在遵义医改样板中实实在在提升就医获得感。

（一）全面贯彻新发展理念，主动融入新发展格局，推动高质量发展

要更加注重预防为主和医防协同、更加注重资源扩容和均衡布局、更加注重中西医并重和协调发展、更加注重产业发展和服务创新，实现更高质量的发展。坚持整体谋划、系统重塑、全面提升，不断健全公共卫生体系，改革完善疾病预防控制体系，强化重大疫情防控救治体系，实现防控更精准更有效。促进优质医疗资源扩容和均衡布局，推动重心下移、资源下沉，切实提升医疗救治服务质量。坚持基本医疗卫生事业公益属性，推动公立医院强化内部管理，完善运行机制，提高管理效能，转变服务供给模式，推进公立医院高质量发展。在持续深化医药卫生体制改革中，重点加强城市医疗集团、紧密型县域医共体建设，建立三级医院连接社区卫生服务中心机制。强化三级医院建设，以满足重大疾病临床需求为导向，加强临床专科建设，重

点发展重症、呼吸、儿科、麻醉、感染等学科。坚持中西医并重，充分发挥贵州省中医药资源优势，健全完善中医药管理机制，着力构建集预防、保健、疾病治疗和康复于一体的中医药服务体系，推动中医药与西医药相互补充、协调发展。

（二）坚持创新机制，强化群众受益，推动构建县域整合型医疗卫生服务体系

坚持以改革创新为动力，继续在体系建设、能力建设、队伍建设、运行机制等方面制定务实管用的政策举措，继续强化组织领导和部门协同、优化整合服务体系、同步转变管理和治理机制、统筹推进运行机制改革、共同提升服务能力和创新改善服务模式，提高县域整体服务效能，推进县域医疗卫生资源共享，真正把基层强起来。探索推进市内三甲医院组团式帮扶县域区域医疗中心的模式，遴选一批基础条件较好、人员居住密度高的县域区域中心作为帮扶对象，通过市级帮扶在短期内实现服务能力大幅提升。通过 2 年时间 51 个县域区域医疗中心“优质服务基层行”活动达到基本标准和推荐标准；50% 以上的县域区域医疗中心服务能力达到二级综合医院标准，对周边一般乡镇的辐射带动作用充分显现，县域医疗卫生服务体系进一步完善。

（三）继续探索改革，着力扎实网底，全面提高村级医疗卫生服务能力

大胆探索编制村医管理问题。打破现有村医的“县招乡管村用”的模式，探索建立村医“县招县管、统筹使用、合理流动”的创新模式。通过“退一进一”途径，最终实现行政村卫生室编制村医（含人员控制数）全覆盖。完善村医管理机制，合理保障乡村医生待遇，分类不断提高村医收入水平，建立薪酬上浮制度，强化对村医的激励，增强村级岗位吸引力。打通上升渠道和畅顺退出机制，推进村医“能上能下”。建立入职培训常态化工作机制，重点培训提升村医岗位职能职责所需能力。建立乡村医生学历资格提升常态化机制，鼓励和支持村医学历提升和执业资格晋升。

B.16 发挥党建引领作用，建立健全现代医院管理制度

中日友好医院*

摘　要：建立健全现代医院管理制度是新时期公立医院综合改革的重要内容之一。中日友好医院作为国家卫生健康委直属大型综合性三甲医院，在深化医改进程中，站稳立场、找准定位，坚持党委领导下的院长负责制，加强公立医院党建，改革完善医疗管理整体运行模式，健全现代医院管理制度，落实分级诊疗、推动远程医疗，加强医疗技术创新和国际交流合作，大大改善医院运营状况，提升了医疗服务水平，进入了高质量发展的新时代，为推进公立医院综合改革，建立健全现代医院管理制度，推动公立医院高质量发展，提供了良好借鉴。

关键词：党建引领　医院管理制度　智慧医院　国际交流

中日友好医院（以下简称“中日医院”）创建于1984年10月23日，集医疗、教学、科研和预防保健等多项功能为一体，承担中央保健医疗、国家紧急医学救援队任务，附设中日友好临床医学研究所。2020年，在委党组的坚强领导下，在应对新冠肺炎疫情“大考”中，中日医院领导班子和

* 执笔人：宋树立、刘勇、贾存波、王燕森、潘君。

全院职工一起，克服疫情影响，攻坚克难，奋力拼搏，统筹推进疫情防控和复工复产，各项工作取得较好成绩，为疫情防控中取得阶段性胜利发挥了国家级医院的责任与担当。在36载的发展历程中，医院努力践行科学和人道精神，不断追踪现代医学发展。近年来，中日医院高度重视医改工作，对照改革的各项目标任务，建立健全现代医院管理制度，提高服务能力，积极探索、创新，推动医改各项措施在中日医院落地生根、开花结果。

一　改革背景

（一）外部医改形势任务推动医院改革

2018年12月，为贯彻落实《国务院办公厅关于建立现代医院管理制度的指导意见》（国办发〔2017〕67号）等文件要求，六部委联合印发《关于开展建立健全现代医院管理制度试点的通知》（卫体改发〔2018〕50号），决定开展建立健全现代医院管理制度试点工作，通知明确了试点范围时间和重点任务，中日医院成为试点医院之一。

2017年4月8日和2019年6月15日，北京市分别实施医药分开综合改革和医耗联动综合改革。药品加成及耗材加成先后被取消，医院原有的收入补偿机制完全被打破，中日医院的医疗指标情况、收入规模及结构都受到了一定的冲击。即将到来的医保支付方式改革，同样会对医院管理理念和运行机制产生颠覆性的影响，为谋求长期、稳定发展，医院要积极做好改革工作。

（二）内部运营问题挑战激发医院创新

医院30多年的发展取得了长足的进步，但医院上下清醒认识到自身发展存在多方面问题与挑战。医院空间存量不足制约发展，管理体系建设还有待完善，学科发展和人才队伍建设尚有不足，从医院规模、职工人数和所创造的社会和经济效益以及运营现状来看，医院亟须健全现代医院管理体系，进行由粗放式管理向精细化管理的战略调整。

 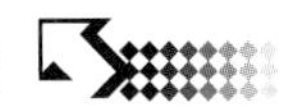

二　改革的主要做法

（一）党建引领，赋能医改各项目标任务落实

1. 党委领导，坚定医改方向

中日医院深入贯彻《中共中央关于加强党的政治建设的意见》和国家卫生健康委党组实施措施，深化政治意识教育，严格落实党委领导下的院长负责制，发挥党委在医院建设发展和医改中把方向、管大局、做决策、促改革、保落实的领导作用。把方向强调公益性，管大局实现精细化管理，促改革打造一支队伍，做决策一加、两增、三意识（即加强成本管控；提高医疗质量和运行效率；要有风险防范意识、创新管理意识、信息化意识），保落实调整部门、细化责任、完善制度、规范程序、优化组织、应建尽建，不折不扣贯彻落实党中央重大决策部署和习近平总书记重要指示批示精神。加强对党员干部的思想淬炼、政治历练、实践锻炼、专业训练，不断提高政治判断力、政治领悟力、政治执行力。将党建引领作为医院发展的关键，全面落实党建责任制，从根本上提升党组织对医院的领导力、凝聚力、战斗力，以高质量党建推进医院高质量发展，确保医改顺利进行。

2. 党旗引领，勇挑“战疫”重任

新冠肺炎疫情发生以来，中日医院坚决执行中央指导组和国家卫生健康委统一部署，全面发挥医院党委统筹指挥作用，第一时间组建国家医疗队驰援武汉，从1月23日起，党委书记带队，先后组建6批164人医疗队，投入物资设备1500万元，承担武汉同济医院中法新城分院重症病区、方舱医院医疗救治及临床科研攻关任务。医院党委发扬“支部建在连上”的光荣传统，建立“临时党支部+攻坚组”的“1+X”医疗救治机制，实行书记“一对一”联系包保责任制度，支部书记、副书记，必须到一线病区掌握病情、亲自解决病患、亲临一线督导指导的“三个亲临一线”，以上率下全面落实医疗救援任务。医疗队历经72天，在重症病区累计救治危重症患者

100名，累计成功实施人工膜肺4例。方舱医院收治患者3643人次，实现零死亡、零感染、零复发。

3. 党建赋能，完胜扶贫攻坚

举全院之力，做好定点扶贫、援疆、援藏等对口支援任务，坚决打赢脱贫攻坚战。每年向定点扶贫单位安徽省金寨县人民医院派驻专家，协助该医院新建临床专科8个并开展新适宜技术6个、新项目48项，超额完成既定指标，该院已获批三级综合医院，并成为安徽省第一家县级新冠病毒核酸检测医疗机构。实施“3+X”模式组团式援藏，与拉萨市八廓街社区卫生服务中心开展“落实援藏工作、推动健康扶贫”联合党建活动，派遣护理、心内、消化共10名专家，捐赠医疗设备及药品，开展新技术5项，业务培训95次，并持续做好远程会诊、培训，该卫生服务中心已争创成为全区示范单位。同时，持续支持山西省永和县孙家庄村党建广场、党建书屋的建设。根据陕西省子洲县人民医院和清涧县人民医院需求，选派专业技术骨干开展贫困地区巡回帮扶工作，在学科建设、硬件设施、人才培养方面进行具体帮扶。

4. 支部塑品，提升工作质量

以“五心”党建工作法为指导，提升党建工作质量。一是紧抓支部建设和制度落实。严格党支部组织生活制度落实，连续6年印发《中日医院支部工作手册》明确“三会一课”等各项组织生活制度的具体要求，设置专职党总支书记并加大其对基层党支部的指导力度。二是树立党建品牌，做好亮点塑造。连续18年组织开展基层党组织主题实践活动，连续11年开展“读书与实践”征文，连续5年开展微党课比赛活动、手抄党章党规硬笔书法比赛。同时，以“青年讲坛”“青年读书会”等活动为载体，加强青年理论武装。党建品牌活动质量不断提升，进一步筑牢全院党员、职工医者初心，强化“患者至上”的核心价值观，坚持狠抓群团工作不放松，汇聚医院发展强大力量，扎实推进医改任务落实。

5. 全局谋划，描绘发展蓝图

医院党委认真落实国家卫生健康委党组批示指示精神，研究制定医院

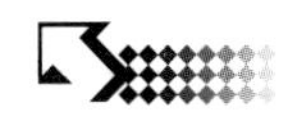

“十四五”规划，为实现医院高质量跨越式发展提供指导方针和目标任务。医院党委第一时间成立起草组，书记、院长牵头，由其他班子成员和相关部门负责人组成文件起草小组。先后召开 8 次党委常委会，逐条讨论“十四五”规划具体内容，明确了“十四五”时期医院发展的基本思路、重点任务，提出要以加强学科建设为核心，多措并举、统筹谋划，实现医院高质量发展并建成现代化医院。先后召开 7 场“十四五”规划专题座谈会，发布为“十四五”规划建言的公告，广泛听取意见建议，群策群力共绘医院改革发展美好蓝图。

6. 思想汇聚，共促改革发展

2020 年 12 月 11 日，中共中日友好医院第五次代表大会胜利召开，进一步达成了全院共识，形成奋进力量，选举产生的中日医院新一届党委、纪委将团结带领全院党员干部职工，坚持以习近平新时代中国特色社会主义思想为指导，以高质量党建引领医院高质量发展，继续深化改革，促进中日医院全面实现高质量发展，开启医院跨越发展的新征程，开创党建工作和事业发展的新局面。充分发挥党委把方向、管大局、做决策、促改革、保落实的作用，坚持民主集中制原则，集体研究决定医院重大问题，并按照分工抓好组织实施，支持院长依法依规独立负责地行使职权。持续深化模范单位创建成效，发挥示范引领作用，落实好医院“十四五”规划，开好局，起好步，为医院的高质量发展提供坚强的政治保证。

（二）系统完善，建立精细规范运营管理机制

1. 全面实施医疗管理制度变革

2016 年 8 月起，中日医院全面实施包括主诊医师负责制、护理垂直管理、床位调配中心、绩效改革等在内的整体管理制度变革。

一是实施主诊医师负责制。医院在院科两级负责制管理基础上，完善科主任负责制，在此基础上引入主诊医师负责制。建立主诊医师准入管理，明确遴选标准，注重主诊医师临床工作经历与技术能力的评定，对重点业务工作确定量化指标。将科室主诊医师负责制的执行情况纳入科主任年度考核项

目。在三级医师查房制度的基础上，医院对主诊医师查房做出了更严格的要求。严格主诊医师定期考核，由主诊医师资格审查委员会制定主诊医师年度考核细则。通过以上工作，医院逐渐建立了主诊医师准入审核机制、日常管理机制及年度考核机制，形成了较为完善的主诊医师管理体系。

二是变革护理管理模式。医院打破传统的科室一体化管理模式，实行医护分开，建立以护理部—科护士长—护士长管理为主线，使人、财、物与责、权、利相统一的护理垂直管理模式，构建了三级护理垂直管理架构；融入扁平化管理理念，护理部下设护理管理委员会、护理质量与安全委员会等8个工作委员会，辅助改进意见和建议，研究拟定或修订规章制度、工作规范和实施方案，形成行政管理和业务指导双路并进的管理模式；注重拓展护理垂直管理职能，包括护理人力资源、护理绩效考核分配、护理教育培训、护理成本管控等，依托职能深化护理垂直管理内涵，提升护士满意度，提升护理管理效能，提高护理质量和服务水平。

三是建立床位调配中心。全院床位统一调配是医院医疗管理制度整体改革的重要配套措施，是主任医师负责制和护理垂直管理的有力组合拳，打破了床位横向壁垒，激活有限床位资源，提高床位使用效率，病房床位不再受科室限制，床位也不再是医生个人资源，只要有空床就可以收病人，基本形成了“医生跟着病人走”“床位随着病人走”的跨科收治模式，出台了《床位管理办法》《跨科收治管理办法》，配套完善医疗、护理、医护沟通、绩效奖励、文化等多项制度，大幅提高了医院的运营效率，达到了更好地服务于更多患者的目的。

四是突出绩效考核指挥作用。探索建立以医院目标为导向，以成本管控、提升质量、提高效率、可持续发展为重点的绩效考核体系。医院根据考核周期，区分不同的考核重点，选取适宜的考核指标，设定了月度、季度、年度考核体系。在考核方式上，实行二次分配到组、医护绩效分开。医院的绩效调整密切结合医改形势，将与DRGs相关的指标，如反映疾病疑难复杂程度的CMI和各类消耗指数，以及药占比、耗占比等与医改相关的关键指标引入绩效考核及评价中。通过DRGs指标进行横向比较，通过自身指标变

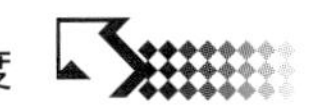

化进行纵向比较，考核中实行纵横相结合，并适时调整各类各项指标权重，逐步增强考核的科学性，形成越来越清晰的激励导向。

2. 加快现代医院管理制度改革

一是制定医院章程，完善各项规章制度。以章程为引领，进一步建立健全内部管理机构、制度，规范内部治理结构和权力运行规则，推动医院管理规范化、精细化、科学化；制定《党委常委会议事决策规则》《院办公会议事决策规则》以及配套实施办法和清单目录，提高医院科学决策、依法决策水平。

二是完善诊疗流程，改善患者就医体验。医院整合病案、医保、出入院、检查预约、住院预约等职能，建立患者服务中心，实现“一站式服务”，让患者少跑路；实现自助机门诊条码打印、签到单打印、B 超结果自助打印、C13 报告打印等功能，大大减少了患者等候的时间。“病历本自助售卖机”投入使用，二代身份证读卡器投入使用，方便实名制就医管理。与科室合作，增加设备、加强监管，进一步理顺患者检查预约流程，所有患者检查项目的等待时间大大缩短，尤其是等待时间较长的超声预约检查时间，由 1 周缩短至 2 天以内。

三是加强成本控制，提高医院管理效率。开展医院面积、设备资产核查，实行全院水电节能化改造。利用信息技术手段，加强精细化管理。利用互联网思维和物联网技术，提质增效、降本控费。建立医疗设备全生命周期管理信息化平台，在资产管理、效率效益管理等方面开展 16 项试点工作。借助信息手段，实行全院呼吸机共享，呼吸机使用效率大幅提升，使用成本有效降低。加大对 20 万元以上设备使用效率的监管力度，并将其作为合理配置设备的重要依据，成立“一站式”后勤服务中心，实现打一次电话就能解决一个后勤服务问题。

四是建设美丽医院，打造绿色低碳医院。加强医院景观设计和花园综合设计修缮，南花园、樱花园、鉴真花园景色宜人，美丽医院初步形成。建立建筑节能监管平台，加强对医院水、电能耗实时监控，制订能耗管理计划，及时发现能耗异常情况，做好节能保障，通过优化管理有效改善了能源浪费现象。

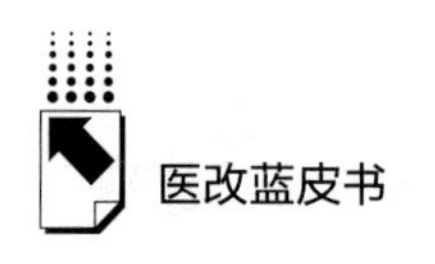

（三）深化分级诊疗和远程医疗，提升基层医疗服务能力

1. 推动区域医联体建设，提升基层服务水平

医院早在2013年就牵头组建了中日友好医院医疗联合体（朝阳区东部医联体），由4家三级医院、2家二级医院、15家社区卫生服务中心组成。十几年来，区域医联体建立了门诊网络预约转诊平台，开展远程会诊；组织专科业务培训，实施全科医师能力提升项目；派驻责任主任和出诊专家定期到社区查房、带教、出诊，开展社区卫生服务中心基本医疗考核；协助基层社区开设科室病房、诊疗中心等；开展慢阻肺社区分级诊疗试点和基层戒烟干预项目；开通三级医院转诊绿色通道，初步形成了“首诊在社区、慢病在社区、康复回社区”的急慢分治、双向转诊的分级诊疗模式。

2. 创新专科医联体模式，扩大资源辐射能力

针对我国优质医疗资源总量不足、碎片化、分布不均衡、水平不同质等特点，中日医院提出专科医联体建设的构想，旨在发挥中日医院学科优势特色和技术辐射作用，统筹、优化、合理配置专科医疗资源。自2016年8月，国家呼吸临床研究中心·中日医院呼吸专科医联体成立以来，医院充分发挥呼吸、疼痛、中西医结合肿瘤等学科优势和技术辐射作用，集合国内相关医院，成立专科医联体近20个，成员及合作单位覆盖全国31个省市、超过2000家医疗机构。主要开展分级诊疗与双向转诊、疑难危重症会诊、专科人才培养、专科适宜技术推广、临床科研合作等工作，通过专科医联体项目使基层医院与当地二、三级医疗机构建立了通畅的双向转诊和远程会诊路径。

3. 聚焦远程互联网优势，拓展优质服务范围

作为国家远程医疗与互联网医学中心、国家卫健委基层远程医疗发展指导中心，已经连通全国31个省区市的5400余家医院，其中有24个省级远程医疗中心及100余家城市医联体，建立了辐射全国的远程医疗协同网络。同时，借助“互联网+”医疗的优势，为全国4000余家医养结合机构开通“互联网+”医疗平台。整合全国的优质专科医疗资源，对接到医养结合机

构中的全科医生，建立了专病管理和大病救助协同体系。此外，在疫情防控常态化时期，医院承担了建设“新冠肺炎重症与危重症国家级远程会诊中心”的任务，发挥远程医疗平台优势，为全国定点收治新冠肺炎重症的医院开展远程会诊和防控技能培训。其间王辰院士、中医肺病晁恩祥国医大师为武汉、深圳、石家庄、新疆等地开展了远程会诊，疫情严重期，面向全国新冠肺炎患者远程会诊160余例，海外会诊5场。

（四）开展信息技术融合创新应用，助力医院高质量发展

1. 加强信息应用，打造智慧医院

中日医院借助互联网信息技术，推动以医疗质量和患者安全为底线的智慧管理。在App、公众号和自助机上实现了包括预约、挂号、缴费、查询和分时段就诊等全流程信息化管理。建设质量管理云平台系统，提升医疗质量管理的系统性、及时性和全面性，真正实现医疗质量PDCA闭环管理。率先在北京启动互联网诊疗，实现与医院HIS互联互通，借助手机App和微信小程序等，复诊患者在家用手机就可以与医师开通复诊，获得医师的指导和电子处方。率先开通医保直付，符合条件的北京市医保患者的在线诊察费可以在线获得医保直接报销。率先开通互联网药房，患者可以自行选择电子处方的取药方式，自主选择在线配送药品到家。

2. 发展人工智能，助力智慧医疗

医院整合智慧医疗的资源，在多个领域开展人工智能科技研发。多个系统已经开始临床应用。例如，皮肤影像人工智能系统，建立了能辅助识别良恶性肿瘤的智能辅助系统，识别率远高于欧美同类系统，借助互联网平台，开展皮肤病筛查，发挥良好的效果。数字听诊智能分析系统通过数字传感器采集人体生理音（肺音、心音等）数据，客观记录了患者肺音及心音等数据，并可原声回放。CT影像智能分析辅助系统筛查严重病情，改善患者基层首诊的医疗质量。

3. 开展政策研究，创新应用示范

中日医院积极参与国家政策性文件起草制定和论证工作，开展“互联

网诊疗在线支付体系研究”“5G 技术在医疗卫生行业应用的标准需求研究”“国家老龄健康医养结合远程协同服务项目”等政策课题研究，结合政策研究项目的实施，首先开展应用示范，并进行示范推广，整合外部资源，联合开发新的创新技术。牵头制定《基于 5G 技术的医院网络建设标准》，并公开发布无线接入网络分册，作为国家远程医疗与互联网医学中心团体标准，在全国范围内发挥带头作用。

（五）推动医疗新技术应用，打造国际合作平台

1. 积极寻找，促进科技创新成果转化

医院持续打造国家级大器官移植中心，肺移植技术居全国前列，肾移植开展情况居北京前列，获批心脏移植、肝脏移植资质。大力支持发展临床新技术，毛发移植术、眼科屈光手术、介入超声、先天性心脏病介入治疗技术、放射性粒子植入治疗等多项新技术得到成功应用，服务患者手段更多、方法更新。医院在促进医学科技创新和成果转化方面，一方面加大机制创新力度，建立内部保障，拟成立成果转化办公室，统筹院内成果转化相关工作；另一方面加强外部保障，联合合作伙伴发起成立成果转化联盟，协调院外创新资源。逐步构建起以机制为保障，从开拓创新视野、营造创新氛围、挖掘创新项目，到搭建项目成果转化落地平台的成果转化系统，以更好地服务于院内创新成果转化工作。

2. 主动作为，搭建国际交流合作平台

医院着力打造国际知名医院，通过国际医学交流合作助推医院学科发展，进一步提升医疗服务水平。作为中日两国友好合作的成功范例，医院与日本驻华大使馆、日本国际协力机构（JICA）、日本著名大学、医疗机构、日中医学交流中心、日本医疗协会等政府机构、组织在医学领域开展了广泛而有深度的交流，在高、精、尖医疗领域建立起全面交往关系。其中，中日医院同日本国际协力机构（JICA）共同举办的卫生技术人员培训班与归国人员同学会义诊项目更是为中西部地区改善就医条件、缩小地区差异、培养高素质卫生技术人才做出了贡献。此外，中日医院与国外知名大学和医疗机构

深入对接，签署各项协议256项，聘请了162位外籍知名医学专家学者担任名誉教授和客座教授，引进脂微球载体靶向技术等多项世界领先医疗技术。

三　改革成效

中日医院在深化医药卫生体制改革方面，主动作为，乘势而上，采取多项有效措施，取得了显著的成绩。

（一）学科能力和水平持续提升

经过几年的改革实践，医院各方面工作质量效率持续提升，文化发展从多元集合到形成医院文化，现代医院管理制度体系初步形成，各项管理更加精细化、规范化。主要学科、特色学科逐渐形成，人才队伍不断发展壮大，临床新技术持续发展，科技创新机制不断巩固。国家呼吸医学中心落户医院，承担国家呼吸疾病诊疗能力提升任务，在医、教、研、防和管理上都发挥示范引领作用；持续打造国家级大器官移植中心，组建医院人体器官捐献管理中心、人体器官移植技术临床应用与管理委员会和人体器官移植中心，肺移植中心跻身全国第二、世界第八，肾移植在新冠肺炎疫情影响下仍突破全年100例，肝移植等器官移植、器官捐献等同步开展；成立中西医结合医学中心，建设中医传承工作室，打造综合医院中西医结合工作示范。

（二）医院品牌和声誉持续跃升

复旦版中国医院排行榜中，中日医院连续三年成为进步最快医院之一；中国医院科技量值（STEM）中，中日医院排名连续进步，四年内跃升35位，医院品牌声誉和影响力持续跃升（见表1）。医院先后荣获“全国先进基层党组织”“全国文明单位”“全国抗击新冠肺炎先进集体”“抗击新冠肺炎疫情全国三八红旗集体”“中国青年五四奖章集体”“首都文明单位标兵”“全国卫生系统创先争优先进集体”等多项荣誉。

表1　2016～2019年医院排行榜排名情况

单位：位

排行榜	2016年	2017年	2018年	2019年
复旦版排行榜排名	70	48	42	42
STEM排名	71	48	50	36

资料来源：中国医院排行榜（复旦大学医院管理研究所）和中国医院科技量值STEM（中国医学科学院），2016～2019年。

（三）运营质量和效益持续优化

以患者为中心，从挂号、导诊，到交费、取药、入出院办理等，医疗服务全流程得到不断改革优化，优质医疗服务供给能力、医疗质量与安全持续提升，医疗运营状况持续优化。2017～2019年医院的总诊疗人次数（门诊、急诊量）持续增加，2017年因受北京市医药分开综合改革影响有所下降；四级手术量逐年上升，充分调动科室收治疑难危重患者的积极性；平均住院日指标持续下降，病床资源持续保持高效利用，床位使用率达95%以上，出院人数增多，具体见表2。

表2　2017～2019年医疗效率指标变化情况

单位：%

项目	2017年	2018年	2019年
门急诊人次数(同比减少)	8.9	1.4	5.8
四级手术量占比(同比增长)	3.1	3.7	10.5
出院人数(同比增长)	14.3	15.4	7.4
平均住院日(同比减少)	3.8	8.7	10.5
床位使用率(实际值)	95.8	99.3	98.2

资料来源：中日友好医院内部统计，2017～2019年。

医务性收入占比持续上升，医疗收入结构得到有效优化；医院药品、耗材成本明显下降，有效改变了以药养医的现状，逐步缓解了“看病贵”的问题。具体见表3。

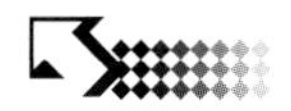

表 3　2017～2019 年经济效率指标变化情况

单位：%

项目	2017 年	2018 年	2019 年
医务性收入占比(同比增长)	5.2	1.0	0.5
药占比(同比减少)	6.8	2.8	0.1
百元医疗收入消耗的卫生材料(同比下降)	1.5	3.1	2.1

资料来源：中日友好医院内部统计，2017～2019 年。

（四）职工薪酬和满意度持续改善

医务人员薪酬持续增长，有效地调动了职工积极性。2019 年人员支出占业务支出比例较 2017 年增长近 1 个百分点，职工满意度逐年大幅攀升，具体见表 4。

表 4　2017～2019 年医务人员薪酬变化情况

项目	2017 年	2018 年	2019 年
绩效金额(同比增长)(%)	34.9	38.2	21.0
人员支出占业务支出比重增加	—	—	较 2017 年增加 1 个百分点

资料来源：中日友好医院内部统计，2017～2019 年。

四　改革经验

公立医院综合改革是医改工作的重中之重，中日医院在近几年的改革创新中就建立健全现代医院管理制度，推动医院高质量发展做出了值得借鉴的探索与实践。

（一）把党建与业务融合，激发党员职工工作动力、热情

把公立医院党建工作与业务做实、融合，党建工作才不会偏离实际，

医改工作的推进才更加有主心骨。把党建工作充分地融入重点工作各领域，把重点工作纳入党建管理中显得尤为重要。业务优劣、关键在党、核心在人。要创造领先的业绩，就是要通过积极调动基层党员干部干事创新激情，让党员干部成为部门业务发展的中坚力量。实践表明，只有始终把人的因素放在首位，充分激活党员干部的内在动力，党建工作才能落地生根、充满活力。

（二）医疗管理模式改革是系统工程，要充分筹划、理顺流程

为确保医疗管理模式改革顺利实施，医院前期多次组织赴外院调研，深入学习其他医院情况；撰写调研报告与医院实施可行性方案，征求多方意见并拟定相关制度；通过组织各类培训工作，使全院职工在思想上达到高度统一，在行动上做到心中有数、步调一致。同时，医院对职能部门分工进行统一调整，加强成本管理及绩效管理功能，成立运营办；强化医院床位管理，成立床位调配中心；完善信息部建设，整合人事、医疗、财务数据，统一数据口径。从整体改革中发现，主诊医师制是变革的核心及原动力；护理垂直管理是细化管理、细化责任、细化考核的必需；床位调配中心的建立打破了内部围墙，实现了资源更高效利用；绩效分配，则是这次变革的指挥棒和助推器，也是重要的落地手段。

（三）医联体建设与远程医疗携手并进，提升基层医疗服务水平

医联体是组织形式，远程医疗协同是工具和技术手段。专科医联体是中日医院在医联体模式的有益探索。中日医院专科医联体建设模式获得卫生主管部门的肯定，为国家制定政策提供实践依据，有效解决我国专科疾病患者的就医问题，探索专科疾病的新型防治模式。远程医疗技术一方面使得专家能远程诊治疑难病人，另一方面可以对基层医务人员进行培训和指导，提升基层医疗机构的诊疗水平，使得优质医疗技术下沉。常见病和多发病人在基层能得到很好的诊治，大医院才可以集中精力救治疑难危重病人，再依托医联体体系和远程医疗协同网络进行双向转诊，实现病人的合理分流，从而推

进分级诊疗制度的实施，降低患者直接和间接的医疗负担，在一定程度上缓解“看病难”“看病贵”的问题。

（四）公立医院应践行宗旨，在改革中主动担当作为

中日医院在医改工作中，站稳立场，牢记使命，坚持改革创新推动高质量发展，坚持公益性，坚持“从患者最不满意的地方改起，从职工最需要的地方做起”，响亮地回答了“为了谁、依靠谁”这一根本命题，让患者和医务人员在改革中拥有更多的获得感、幸福感和安全感，确保了改革的顺利进行。

五　工作展望

在波澜壮阔的医改浪潮中，中日医院找准定位，乘势而上，改革完善医疗管理整体运行模式，健全现代医院管理制度，落实分级诊疗，推动远程医疗，提升了医疗服务水平，进入了发展的新时代。但其清醒地认识到医院发展面临的问题和挑战，空间存量不足、优势学科集群尚未形成、人才队伍建设亟待加强等不足制约着医院进一步发展。

对此，医院上下凝心聚力，将根据国家高质量发展战略的总体部署，按照马晓伟主任对医院发展提出的实现“弯道超车”、跨越式发展和医疗技术升级换代4.0的明确要求，在国家卫生健康委党组的坚强领导下，结合医院“十四五”规划编制工作，围绕提质、扩容两大战略，以学科建设为重点，加强内部管理，理顺外部治理，不断推进国家医学中心建设，推动优质医疗新技术发展，继续加强分级诊疗和医联体建设，继续健全完善现代医院管理制度，实现院内院外“双循环”，推动医院高质量发展，把医院真正建成现代化医院的示范、中西医结合的基地和对外交流合作的窗口。

医改路漫漫，责任重如山。展望未来，特别是这次打赢新冠肺炎疫情防控阻击战，大型公立医院起到了中流砥柱的作用，这也是对多年来医改成果的一次全面检验和检阅。未来，在持续深化医改中要进一步坚持把医院作为

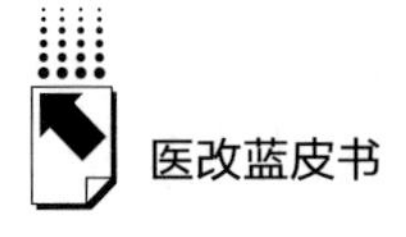

医疗卫生体系建设的重要部分，坚持以公立医院为主导，坚持公立医院公益性，应继续加大对公立医院投入，确保公立医院公共、公立、公益属性的充分体现；深入推进医院扩容提质，积极申报国家中西医结合医学中心，建设中日医学交流合作平台和大器官移植中心，实现弯道超车，推动医院高质量发展。要不断提高医务人员待遇，持续营造尊医重卫的良好氛围，维护和谐互动的医患关系，让医务人员成为新时代骄傲的守护者。我们坚信，有党中央、国务院的坚强领导和医务人员的积极参与，医改的既定目标一定能够实现。

参考文献

《国务院办公厅关于加强三级公立医院绩效考核工作的意见》，中国政府网，2019年1月30日，http：//www.gov.cn/zhengce/content/2019-01/30/content_5362266.htm。

《中办印发〈关于加强公立医院党的建设工作的意见〉》，中国共产党新闻网，2018年6月26日，http：//dangjian.people.com.cn/n1/2018/0626/c117092-30085336.html。

胡敏：《党建引领医改　践行“以人民健康为中心”》，《人民论坛》2019年第25期。

《〈进一步改善医疗服务行动计划（2018—2020年）〉发布》，新浪医药新闻网，2018年1月5日，https：//med.sina.com/article_detail_103_1_39377.html。

《国务院办公厅关于促进“互联网+医疗健康”发展的意见》，中国政府网，2018年4月28日，http：//www.gov.cn/zhengce/content/2018-04/28/content_5286645.htm?isappinstalled=0。

Abstract

Chinese Academy of Medical Sciences continues to compile this report in accordance with the principle of scientificness, rigor and representativeness. The main contents of this report include progress of medical reform in 2020, and key issues in the key areas of health reform at current stage. This book objectively analyses the health reform, puts forward policy recommendations and provides useful strategies for further deepening health reform on the basis of factual evidence.

In 2020, the health reform has adhered to regard the people's health as the center, and followed the principles of "maintaining the basics, strengthening the grassroots and building mechanisms", to coordinate the epidemic prevention and control with the focus on prevention, key areas and parts while promoting the reform of key system mechanism and leading the construction of new systems, grasping the demonstration and leading role of pilot areas as well as advancing the construction of the basic medical and health system. In addition, the resource homogenization and service efficiency continued to improve within the region, the construction of modern hospital management system steadily advanced under the leadership of the party committee, the overall reform framework of medical security system was formulated, the mechanism for rational supply and use of drugs was improved, the institutionalization and standardization of comprehensive supervision system was advanced, and the national health information standard system was initially formed. Nevertheless, the deepening of medical reform is still facing new situations, tasks, and requirements in the 14th Five-Year Plan period. We should further advance the comprehensiveness, integration, and effectiveness of the medical and health system, promote the establishment of a more efficient health care system with higher quality of care, and continuously improve the modernization level of health management to gradually form a new pattern for the development of multi-level disease prevention and control and medical treatment, and draw a vision for the development of high-quality health care in the new stage.

This report includes a general report, a special report and local experience and cases. The general report summarizes the progress of health reform in 2020, analyzes the positive role of health reform outcomes on epidemic prevention and control as well as health poverty alleviation, and proposes prospects for reforms in the period of the 14th Five-Year Plan. The special report conducts a systematic analysis from the perspective of experts, which mainly focus on key areas and issues of health reform at current stage, such as public health system, basic medical and health system, health care personnel and remuneration system. The local experience and cases section selects places where the reform is rolled out effectively and efficiently as representatives, and summarizes their practical experience to provide inspiration and to promote the development of health reform in depth.

Keywords: Health Reform; Basic Medical and Health System; Medical Security System; Healthy China

Contents

Ⅰ General Report

Abstract: COVID – 19 brought great challenges to the health system in 2020. The Party and the state adhered to the concept "people first", protected people's life and health to the maximum extent. The concept "Health comes the first" of the Health Reform contributed to the unified leadership in the epidemic prevention and control. The deepening of medical reform always adhered to the people-centered philosophy of development in 2020. The reform showed three characteristics: strengthening the concept of people's health as the center while coordinating the regular epidemic prevention and control, focusing on key areas and parts while promoting the reform of key system mechanisms and leading the construction of new systems and grasping the demonstration and leading role of pilot areas. The core parts of medical reform made key progress: the resources homogenization and service efficiency continued to improve in the region, the construction of modern hospital management system steadily advanced under the leadership of the party committee, the overall reform framework of the medical security system was formulated, the ability to maintain the supply and price of drugs was improved, the mechanism for rational use of drugs was constructed, the institutionalization and standardization of comprehensive supervision of the medical and health industry was advanced and the national health information standard system was initially formatted. Facing the requirements of high-quality development in the 14th Five-Year Plan period, the deepening of medical reform is still facing new situations, new tasks and new requirements. We should further improve the level of comprehensiveness, integration and effectiveness of the medical and health care system reform, promote the establishment of a more high-quality and efficient health service system, continuously improve the modernization level of health management, gradually form a new multi-level development pattern for disease prevention and medical treatment and draw a vision for the high-quality development of health care in the new stage.

Keywords: Health Reform; High-quality Development; Basic Health System

Ⅱ Special Topics

Abstract: The outbreak of COVID −19 was the most serious public health crisis in nearly a century, with devastating effects on global public health, society and the economy. Based on the fully understand the significance of strengthening the safety net of national public health, this paper summarizes the development of China's public health system and its contribution to the national health improvement, and deeply analyses the main problems existing in our national public health system, including the lagging development of the public health system, unclear function orientation of the disease prevention and control institutions, imperfection of the epidemic monitoring and early warning and emergency response capabilities, lacking integration of the public health system and the medical service system, and the imperfection of the incentive and restraint mechanism within the public health system. And then problem oriented, this paper puts forward six overall goals for knitting up national public health system, involving the establishment and improvement of the "national basic public health system", the implementation of "health into all policies", the definition of the function of public health institutions at all levels, the improvement of the coverage and level of public health services, the improvement of the capacity of community-level health services and the strengthening of the guarantee mechanism for the construction of public health system, as well as five main tasks at hand, containing the reforming and improving the disease prevention and control system, strengthening the capacity for monitoring, early warning and emergency response, improving the system for treating major epidemics, improving public health laws and regulations, and giving full play to the supporting role of science and technology in preventing and controlling major epidemics, in order to lay the foundation for building a healthy China and effectively safeguard national health.

Keywords: Public Health System; Safety Net; Healthy China

Abstract: The orientation, framework and goals of the essential health care system has been defined in the new round of health reform. With development in three stages, the task of establishing the framework of essential health care system has been basically completed. The policy framework for the essential health care system has been upgraded into a legal framework. Systems, schemes and mechanisms under the essential health care system have been improved day by day. In the meantime, key schemes such as hierarchical health care, modern hospital management, universal health insurance, pharmaceutic supply and comprehensive supervisor have achieved breakthroughs, as well as essential health care services enhanced and the increasing health demand met steadily. However, there is a lack of consensus over the connotation of the system. Along with the deepening of the health reform, imbalance and in-coordination in the essential health care system emerged. There is still a gap between the true effectiveness of the essential health care system and the ideal situation. The changing of external and internal circumstances proposed new requirements for the system. The essential health care system to achieve tangible results by becoming more mature and well-established, there should be consensus built over the connotation of the system, key schemes further developed and well implemented, prominent weakness addressed and clusters of schemes formed to tackle critical problems so as to grantee people's physical and mental health and public health security.

Keywords: Essential Health Care System; Essential Health Care Service; Health Reform

B.4 Layinga Solid Foundation for Health Service System by Strengthening the Primary Care

Wang Fang, Tian Miaomiao and Jia Meng / 090

Abstract: Primary healthcare is the crucial component of basic health care system in China. It has the fundamental attributes of taking residents' health as the center, family as the unit, and community as the scope. The new round of health system reform adheres to the principle of "maintaining basics, strengthening the primary care, and building mechanisms", and takes the primary care reform as an important work content. Facing the main social contradictions in different periods, the comprehensive reform of the primary care has continuously adjusted its focus, and the health work at the primary level has made new progress and accumulated a large number of typical experiences. While the goal of "strengthening the primary care" has achieved initial results, it still faces the contradiction between insufficient service capacity and the general health needs of residents. The problem that causes this contradiction in development is concentrated in the quality of health care. In response to the current challenges faced by primary health work, and facing the long-term goals of the 14th Five-Year Plan, we must firmly grasp the strategic opportunities of "Healthy China" and rural revitalization, accelerate system and mechanism innovation, and continuously improve primary health care with high-quality development as the core. The service system will continue to consolidate and strengthen the foundation and strategic position of primary health care, and further weave a health insurance network that secures access to basic health services for urban and rural residents, and promotes the construction of a "Healthy China" and a modern socialist country.

Keywords: Primary Care; Health Policy; Health Service System; Referral System

Abstract: Public hospital is the main body of Chinese healthcare system. It is the principal site for people to seek medical services, and the key force to achieve healthcare high-quality development as well. The role of performance appraisal system in public medical care is not only a test and a baton to governmental healthcare reform and development, but also a strong grip to improve the management of public health facilities. By focusing on its designing thoughts, performance indicators system itself and its matching policies, this article described a normal path of promoting high quality management of public hospitals by implementing Key Performance Indicators (KPIs). The performance management, including professional guidance, accurate guidance, and performance appraisal, contributes to the high quality development of public hospitals. The performance indicators system, based on its functions of standardization, improvement and integration, provides a management path of high quality development of public hospitals. Policies that regarding the performance appraisal system have initially played their roles as "rulers" and "batons" . To describe and analyze the relation between KPIs and high quality development of public hospitals, which is a guidance for more output from matching policies and further improvements on management. In this way, could it provide references to reinforce? benefits? of? the? matching policies and improve governance capacity of public hospitals. The specific KPIs of the performance appraisal system meet people's needs and policy requirements to public medical reform and development, and provide positive guidance as well as a management approach to high quality development of public hospitals.

Keywords: Public Hospital; Performance Assessment; High-quality Development

Abstract: Appropriate salary system is an important component of health system to guarantee the attracting and retaining of health workers, improving work performance, and ultimately promoting health care development. Establishing a compensation system that adapts to the characteristics of the health sector is one of the key tasks of China's health system reform. The main challenges of China's health personnel compensation system include: low level of salary, excessive difference of income between different types of health personnel, linkage of health personnel income to hospital revenue, and distortion of incentive mechanisms. Since 2009, China's health system reform has significantly changed the financing mechanism of health facilities through the implementation of zero markup policy and performance-based salary. The connection between health facilities' income and drug revenue has been cut, therefore their heavy reliance on drug revenue has been changed. Local provinces and counties have actively explored salary reform measures such as optimizing the salary structure of public hospitals, determining the salary level of public hospitals, advancing the salary reform of public hospital directors, improving public hospitals' autonomy in using surplus of revenue to motivate health staff, and improving the performance evaluation mechanism to promote public interests. The future health personnel compensation system reform should continue to increase the salary level of health workers, strengthen long-term incentives, and weaken short-term incentives.

Keywords: Salary System; Motivation; Human Resources for Health

B.7 The Connotation of Strategic Purchase of the Healthcare Security Fund With Chinese Characteristics

Li Zhen, Wang Hongbo and Chen Jinyang / 136

Abstract: The Communist Party of China (CPC) Central Committee and the State Council issued a guideline on deepening reform in the healthcare security system, which gives a high functional positioning to the strategic purchase of the healthcare security fund but the existing literature has not yet made a comprehensive and systematic explanation about it. Domestic and foreign research shows that health insurance has changed from a simple third-party payer to a strategic purchaser, but the understanding of strategic purchasing is a historical and dynamic process that must consider the internal and external environment of the healthcare security system. The connotation of strategic purchasing with Chinese characteristics is different from that of foreign countries, and which should be combined with the actual situation of China's health resource allocation and medical service utilization. Therefore, this paper makes a preliminary explanation of the connotation of strategic purchasing with Chinese characteristics from five purchase elements including "who will buy", "for whom to buy", "what to buy", "how to buy" and "how to pay". This paper argues that the National Healthcare Security Administration (NHSA) and its agencies, as strategic purchasers, should strive to improve the fair use of medical services of different income-level people and purchase "all medical expenses" for the insured people and promote the optimal allocation of medical resources through purchasing integrated healthcare system. At the same time, improving the strategic purchasing tools and reforming payment mechanisms to achieve the goal of healthy China.

Keywords: Strategic Purchasing of the Healthcare Security Fund; Healthcare Security System; Fair Use of Medical Services

B.8 Establish a Stable and Sustainable Drug Supply Guarantee System

Fu Wei, *Zhao Rui* / 152

Abstract: Since the deepening of medical reform, the top-level design of the national drug policy system has been further improved, the national essential drug system has been further consolidated, the drug price management system in line with the characteristics of China's drug market has been gradually established, the reform of drug supply has been gradually deepened, the reform of drug circulation system has achieved remarkable results, and the centralized drug procurement system has been established In addition, the negotiation mechanism of national medical insurance drug catalog access price was gradually established, and the comprehensive clinical evaluation mechanism of drugs was gradually established. To improve the reform of drug supply guarantee system in China, we should turn to high-quality development, focus on quality and rational use, and strengthen multi-party participation and collaborative governance. Based on the national essential drug system, we should strengthen the reform coordination of the drug supply guarantee system, continuously guarantee the drug accessibility, improve the quality of domestic generic drugs, and promote the rational use of drugs as the main contents, so as to establish a stable and sustainable drug supply guarantee system.

Keywords: Medical Reform; Drug Supply Guarantee System; Medicine Industry

Abstract: Focusing on the key tasks of traditional Chinese medicine in 2020, the contribution of traditional Chinese medicine to the prevention and control of the novel coronavirus epidemic has been sorted out from the prevention and control of novel coronavirus epidemic and normalized epidemic prevention and control. Revitalization and development of Chinese medicine, healthy china campaign, grading diagnosis and treatment system, the hospital management system, reform of medical insurance payment methods, drug supply guarantee, informatization construction, health poverty alleviation, etc. summarized the medical reform of traditional Chinese medicine.

Keywords: Traditional Chinese Medicine; Medical Reform; Epidemic Prevention and Control

Ⅲ Local Experience and Cases

Abstract: The provincial-level comprehensive medical reform pilot work is an important institutional arrangement made by the State Council's medical reform leading group to implement the Party Central Committee and the State Council's deployment requirements for deepening medical reform, to further strengthen local reforms, and to explore and summarize medical reform experience and models. In

2015, the State Council's Medical Reform Leading Group decided to launch provincial-level comprehensive medical reform pilot projects in 4 provinces including Jiangsu, Anhui, Fujian, and Qinghai; in 2016, 7 provinces including Shanghai, Zhejiang, Hunan, Chongqing, Sichuan, Shanxi, and Ningxia were added, and the two batches were determined in total 11 pilot provinces for comprehensive medical reform. In the past five years, the pilot provinces have taken the province as a unit, proceeded from the actual conditions of the province, paid attention to the top-level reform design and overall promotion, and focused on key areas and key links. They have the courage to overcome difficulties, innovate and make breakthroughs, and deepen the medical reform to achieve positive progress and significant results. Deepening the medical reform in general provides many useful experiences for reference and promotion.

Keywords: Comprehensive Medical Reform; Pilot Provinces; Medical and Health Servive System

B.11 Exploration and Practice of Constructing an Integrated Healthcare System in Fujian Province

Fujian Provincial Health Commission / 203

Abstract: Promoting the balanced allocation and sharing of medical resources, and building a medical and health service system with clear positioning and clear division of labor is an important basis for the formation of a reasonable and orderly hierarchical diagnosis and treatment pattern, as well as important contents for deepening the current reform of the medical and health system. During the 13th Five Year Plan period, Fujian province as the first national comprehensive reform pilot provinces, based on the actual medical resources development, Focusing on strengthening areas of weakness, strengthening areas of strength, and building mechanisms, implemented a series of reform measures, the province has been a steady rise in total health resources, gradually optimized resource structure and distribution, the construction of county medical confederates has covered all counties in the province, and urban medical confederates have made steady progress, the medical and health service system is becoming more integrated and grid oriented, the overall efficiency of resource utilization is gradually increasing, and basic medical and health service for the people have been improved.

Keywords: Hierarchical Diagnosis and Treatment; Medical and Health Service System; Fujian

Abstract: The public health system is closely related to national security, social stability and people's health and welfare. For a long time attaching great importance to public health, Shanghai took the development and reform of the public health system as an important task of healthcare system reform, highlighted the government's leadership, strengthened the reform and innovation of public health management and service models, and consolidated the supports of legal system, fiscal investment, public health discipline and human resource development, and informationization. Significant results have been achieved. Shanghai's practical experience shows that, as to the construction and reform of the public health system, leadership attention is the prerequisite, integration of clinical and preventive medicine is the keystone, capacity building is the core element, human resource is the fundamental, and informationization is the basic support. In the next step, Shanghai will thoroughly implement "Health in All Policy". By seizing the historical opportunities, Shanghai will accelerate the modernization of the public health system, build a high-quality public health human resource, strengthen the application of new-generation information technology such as big data and artificial intelligence, and create an intelligence public health system.

Keywords: Public Health System; Medical Reform; Shanghai

B.13 Hierarchical Medical System in Zhejiang Province: Local Experience and its Evaluation

Zhejiang Provincial Health Commission / 237

Abstract: Hierarchical Medical System (HMS) is one of the core systems of China's medical reform. The paper took HMS of Zhejiang Province as a typical case to describe the framework, key policies and main measures under the guidance of holistic view with the aim proposed by the state. We also evaluated the HMS from five dimensions including accessibility, efficiency, fairness, quality and responsiveness according to the health system performance evaluation framework from the World Health Organization. The enlightenment of Zhejiang province's case is: HMS should be systematically planned focusing on problem, demand and effect. We also suggested deepening supply-side structural reform as the main task, facilitating reform and innovation as the main driver, implementing the common diseases, frequently-occurring, chronic disease as a breakthrough, strengthening the closed-loop digital system as empowerment to promote more mature and established HMS integrating with service network, operation mechanism and incentive mechanism.

Keywords: Hierarchical Diagnosis and Treatment System; Supply-Side Structural Reform; Performance Evaluation; Zhejiang

B.14 Taking Centralized Procurement of Drugs as a Breakthrough of Health Reform by Medical Insurance, Hospital and Drug Industry Co-development in Tianjin

Tianjin Municipal Health Committee / 256

Abstract: After ten years of exploration, a reform strategy centered on the "tripartite system reform" has been established by pharmaceutical circulation (drug providers), medical institutions (drug users), and medical insurance (drug payers) to carry out medical reforms. Drug centralized bid procurement plays a fundamental role in the reform, which squeezed out the shady incentives in the drug sales, changed the marketing models of pharmaceutical enterprise, overhauled the income structure of medical institutions, and lower the price of medicine to a reasonable level. Tianjin, as a pilot city of "4 +7" national drug centralized bid procurement, had fully launched the national centralized drug procurement in April 2019, and was completed the tasks successfully. The reforms of compensation systems in medical institution, drug circulation, and medical payment has been coordinated and promoted.

Keywords: Centralized Procurement of Drugs; Health Care Reform; Tianjin

Abstract: It is an important content of the work policy in new area to insist on taking the grass-roots as the focus, and strengthening the grass-roots is the basic principle of deepening the reform of the medical and health system, as well as the work focus and the weakness of Guizhou. In this regard, the party committee and government at all levels in Zunyi City attach great importance to it. Zunyi City and the whole province simultaneously implement a series of major measures, such as "five full coverage", "three-year plan for improving the ability of primary medical and health service", "eight-project action plan for improving the ability of health services" and so on. At the same time, we should take reform and innovation as the driving force, innovate and deeply implement the county comprehensive health care reform, take "strong" as the breakthrough point, promote the capacity building of leading hospitals, take "live" hub as the breakthrough point, promote the transformation from "comprehensive construction" to "prominent center", take "stable" network as the focus, build a strong service guarantee platform at the village level, and promote the downward shift of the focus of medical and health work with the sinking of medical and health resources, the occupational attraction and service ability of primary medical and health care have been greatly improved, and the development pattern of Zunyi integrated medical and health service system with strong county, living Township and stable village has been formed.

Keywords: Grassroots; Revolution Innovation; Medical and Health Integrated System and Mechanism

Abstract: The establishment and improvement of modern hospital management system is indispensable to the comprehensive reform of public hospitals when entering the new era. As a large comprehensive first-tier hospital directly affiliated to the National Health Commission, China-Japan Friendship Hospital makes great efforts to deepen medical reform. Firstly, it stands firm and finds the right position, adheres to the system of president responsibility under the leadership of the Party committee, and strengthens the party building as a public hospital. Secondly, it reforms and refines the overall operation mode of medical management, improves the modern hospital management system, and implements hierarchical diagnosis and treatment, and promote remote medicine. Thirdly, strengthening medical technology innovation and facilitating international exchanges and cooperation has greatly contributed to the operation of the hospital, improving the level of medical services, thus entering a new era of high-quality development. In conclusion, it provides a good reference for promoting the comprehensive reform of public hospitals, establishing and improving the modern hospital management system, and promoting the high-quality development of public hospitals.

Keywords: Guidance of Chinese Community Party Building; Reform of Medical Management System; Smart Hospital; International Exchange

皮 书

智库报告的主要形式
同一主题智库报告的聚合

❖ 皮书定义 ❖

皮书是对中国与世界发展状况和热点问题进行年度监测，以专业的角度、专家的视野和实证研究方法，针对某一领域或区域现状与发展态势展开分析和预测，具备前沿性、原创性、实证性、连续性、时效性等特点的公开出版物，由一系列权威研究报告组成。

❖ 皮书作者 ❖

皮书系列报告作者以国内外一流研究机构、知名高校等重点智库的研究人员为主，多为相关领域一流专家学者，他们的观点代表了当下学界对中国与世界的现实和未来最高水平的解读与分析。截至 2021 年，皮书研创机构有近千家，报告作者累计超过 7 万人。

❖ 皮书荣誉 ❖

皮书系列已成为社会科学文献出版社的著名图书品牌和中国社会科学院的知名学术品牌。2016 年皮书系列正式列入“十三五”国家重点出版规划项目；2013~2021 年，重点皮书列入中国社会科学院承担的国家哲学社会科学创新工程项目。

中国皮书网

（网址：www.pishu.cn）

发布皮书研创资讯，传播皮书精彩内容

引领皮书出版潮流，打造皮书服务平台

栏目设置

◆ **关于皮书**

何谓皮书、皮书分类、皮书大事记、
皮书荣誉、皮书出版第一人、皮书编辑部

◆ **最新资讯**

通知公告、新闻动态、媒体聚焦、
网站专题、视频直播、下载专区

◆ **皮书研创**

皮书规范、皮书选题、皮书出版、
皮书研究、研创团队

◆ **皮书评奖评价**

指标体系、皮书评价、皮书评奖

◆ **皮书研究院理事会**

理事会章程、理事单位、个人理事、高级研究员、理事会秘书处、入会指南

◆ **互动专区**

皮书说、社科数托邦、皮书微博、留言板

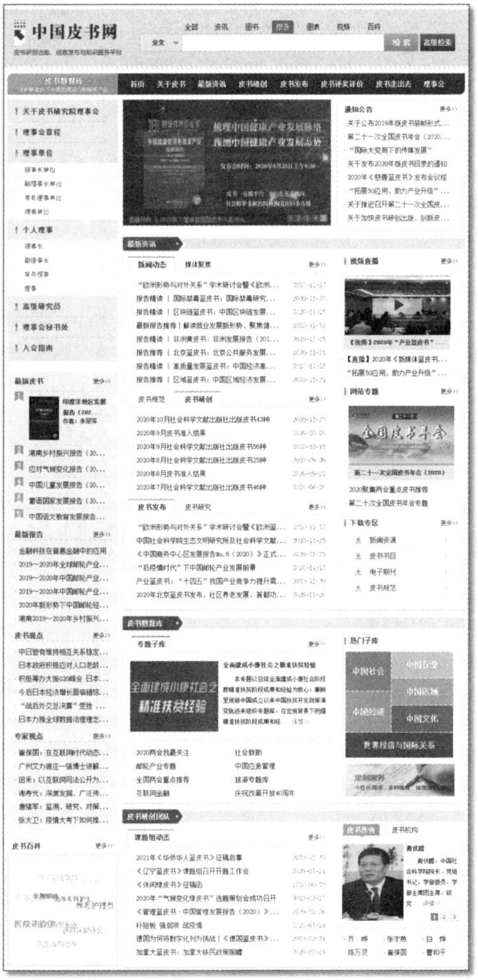

所获荣誉

◆ 2008 年、2011 年、2014 年，中国皮书网均在全国新闻出版业网站荣誉评选中获得“最具商业价值网站”称号；

◆ 2012 年，获得“出版业网站百强”称号。

网库合一

2014年，中国皮书网与皮书数据库端口合一，实现资源共享。

中国皮书网

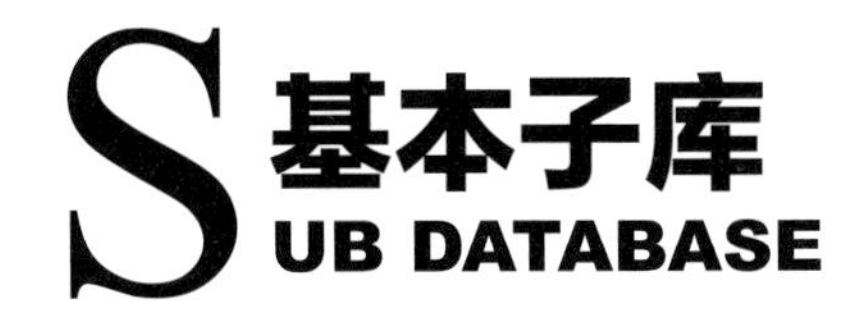

中国社会发展数据库（下设 12 个子库）

整合国内外中国社会发展研究成果，汇聚独家统计数据、深度分析报告，涉及社会、人口、政治、教育、法律等 12 个领域，为了解中国社会发展动态、跟踪社会核心热点、分析社会发展趋势提供一站式资源搜索和数据服务。

中国经济发展数据库（下设 12 个子库）

围绕国内外中国经济发展主题研究报告、学术资讯、基础数据等资料构建，内容涵盖宏观经济、农业经济、工业经济、产业经济等 12 个重点经济领域，为实时掌控经济运行态势、把握经济发展规律、洞察经济形势、进行经济决策提供参考和依据。

中国行业发展数据库（下设 17 个子库）

以中国国民经济行业分类为依据，覆盖金融业、旅游、医疗卫生、交通运输、能源矿产等 100 多个行业，跟踪分析国民经济相关行业市场运行状况和政策导向，汇集行业发展前沿资讯，为投资、从业及各种经济决策提供理论基础和实践指导。

中国区域发展数据库（下设 6 个子库）

对中国特定区域内的经济、社会、文化等领域现状与发展情况进行深度分析和预测，研究层级至县及县以下行政区，涉及省份、区域经济体、城市、农村等不同维度，为地方经济社会宏观态势研究、发展经验研究、案例分析提供数据服务。

中国文化传媒数据库（下设 18 个子库）

汇聚文化传媒领域专家观点、热点资讯，梳理国内外中国文化发展相关学术研究成果、一手统计数据，涵盖文化产业、新闻传播、电影娱乐、文学艺术、群众文化等 18 个重点研究领域。为文化传媒研究提供相关数据、研究报告和综合分析服务。

世界经济与国际关系数据库（下设 6 个子库）

立足“皮书系列”世界经济、国际关系相关学术资源，整合世界经济、国际政治、世界文化与科技、全球性问题、国际组织与国际法、区域研究 6 大领域研究成果，为世界经济与国际关系研究提供全方位数据分析，为决策和形势研判提供参考。